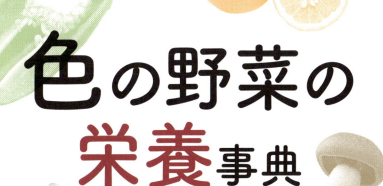

色の野菜の
栄養事典

監修：女子栄養大学名誉教授
吉田企世子

———————————————

野菜のすべては"色"でわかる！

色とりどりの野菜の色には、
理由があることを知っていましたか？
おいしく食べて、日々を健やかに過ごすための
野菜を楽しむ、いくつもの知恵をお贈りします。

———————————————

目次

野菜の色と機能性成分——ファイトケミカルとは？ …… 4

緑の野菜

アーティチョーク	12
あさつき	13
あしたば	14
アスパラガス	15
アボカド	16
アロエ	17
イタリアンパセリ	18
いんげん豆	19
うめ	20
えだ豆	21
エンダイブ	22
えんどう豆	23
おかひじき	24
オクラ	25
オリーブ	26
かぼす	27
からしな	28
寒締めほうれんそう	29
キウイフルーツ	30
キャベツ	31
きゅうり	32
ぎょうじゃにんにく（アイヌネギ）	33
キンサイ（スープセロリ）	34
くうしんさい	35
グリンピース	36
クレソン	37
ケール	38
香菜	39
コスレタス（ロメインレタス）	40
こまつな	41
サニーレタス	42
さやいんげん	43
さやえんどう	44
サラダな	45
さんしょう	46
サンチュ	47
しそ	48
ししとうがらし	49
じゅうろくささげ	50
しゅんぎく	51
じゅんさい	52
すだち	53
ズッキーニ	54
スナップえんどう	55
セージ	56
せり	57
セロリー	58
ぜんまい	59
そら豆	60
タアサイ	61
タイム	62
たかな	63
たらのめ	64
チンゲンサイ	65
つまみな	66
つるな（はまぢしゃ）	67
つるむらさき	68
つわぶき	69
とうがん	70
トウミョウ	71
なずな	72
なばな	73
にがうり	74
にら	75
ねぎ	76
のざわな	77
のびる	78
パクチョイ	79
バジル	80
パセリ	81
葉たまねぎ	82
ひのな	83
ピーマン	84
ふき	85
ふきのとう	86
ふだんそう	87
ブロッコリー	88
へちま	89
ほうれんそう	90
みずな	91
みつば	92
みぶな	93
めキャベツ	94
メロン	95
モロヘイヤ	96
よもぎ	97
ライム	98
リーキ	99
リーフレタス	100
ルッコラ	101
レタス	102
わけぎ	103
わさび	104
わらび	105

赤・紫の野菜

赤たまねぎ	108
あけび	109
あずき	110
アセロラ	111
いちご	112
いちじく	113
コールラビ	114
さつまいも	115
すいか	116
すもも	117
セレベス	118
とうがらし	119
トマト	120
トレビス	121
なす	122
はつかだいこん	123
パッションフルーツ	124
パプリカ	125
ビート	126
ぶどう	127
ブルーベリー	128
べいなす	129
ミニトマト	130
みょうが	131
むらさきいも	132
もも	133
ラズベリー	134
りんご	135
ルバーブ	136
レッドキャベツ	137

オレンジ・黄の野菜

- かき — 140
- かぼちゃ — 141
- きく — 142
- きんかん — 143
- ぎんなん — 144
- 五穀 — 145
- とうもろこし — 146
- なし — 147
- 夏みかん — 148
- にんじん — 149
- パイナップル — 150
- バナナ — 151
- パパイア — 152
- びわ — 153
- まくわうり — 154
- マンゴー — 155
- みかん — 156
- ミニキャロット — 157
- ゆず — 158
- レモン — 159

白の野菜

- アルファルファ — 162
- うど — 163
- エシャロット — 164
- えのきたけ — 165
- エリンギ — 166
- かいわれだいこん — 167
- かぶ — 168
- カリフラワー — 169
- かんぴょう — 170
- 切干しだいこん — 171
- さといも — 172
- しょうが — 173
- しろうり — 174
- すぐきな — 175
- だいこん — 176
- 大豆 — 177
- チコリー — 178
- ながいも — 179
- にんにく — 180
- はくさい — 181
- 発芽玄米 — 182
- ひよこ豆 — 183
- ひらたけ — 184
- ブロッコリースプラウト（ブロッコリー芽生え） — 185
- マッシュルーム — 186
- もやし — 187
- ヤーコン — 188
- やまうど — 189
- やまといも — 190
- ゆりね — 191
- らっきょう — 192
- れんこん — 193

茶・黒の野菜

- きくいも — 196
- きくらげ — 197
- くり — 198
- くわい — 199
- ごぼう — 200
- ごま — 201
- こんにゃく — 202
- ザーサイ — 203
- しいたけ — 204
- じねんじょ — 205
- じゃがいも — 206
- しめじ — 207
- ずいき — 208
- たけのこ — 209
- たけのこいも — 210
- たまねぎ — 211
- つくし — 212
- とんぶり（ホウキギ、ホウキグサ） — 213
- なめこ — 214
- ぶなしめじ — 215
- ホースラディッシュ — 216
- まいたけ — 217
- まつたけ — 218
- むかご — 219
- やまごぼう — 220
- レンズ豆 — 221

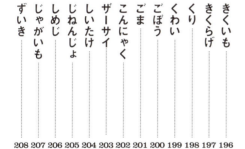

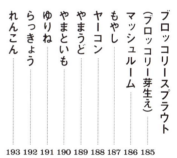
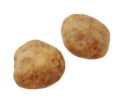

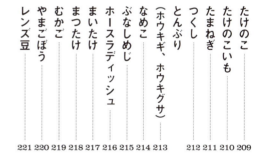

【STAFF】

編集協力：西田めぐみ（エックスワン）、北得貴之（エックスワン）
装丁・本文デザイン：鈴木あづさ（細山田デザイン事務所）
デザイン：浅野実子（いきデザイン）、畑温（エックスワン）
写真撮影：尾木 司、中川朋和（ミノワスタジオ）、佐藤日登美
写真提供：株式会社アマナイメージズ、タキイ種苗株式会社、フォトリア、ピクスタ、Shutterstock
本文イラスト：フジマツミキ

【本書をお読みになる前に】

本書に掲載されているファイトケミカル（機能性成分）は、β-カロテンなど一部摂取時にビタミンに変換される成分を含みます。また「旬の季節」は、特別な表記がない限り、自然栽培された場合の収穫時期です。

糖質についての記載は、あくまで摂取時の目安としてお楽しみいただくためのもので、過剰な摂取制限を推奨するものではありません。栄養値はすべて『日本食品標準成分表2015年度版（七訂）』に基づく調査によるものです。ビタミンAはカロテンのレチノール活性当量、Eはα-トコフェロールの含有量を記載しています。糖質量は、同書に掲載されている炭水化物の数値から食物繊維総量の数値を引いたものを目安として示しました。

上記、あらかじめご了承ください。

野菜は「色」で選べば健康になる！若返る！病を防ぐ！
ファイトケミカル

色とりどりの野菜や果物の色には、理由があるんです！実は、野菜から得られる成分や効能を見極めるポイントは「色」でした。ここでは、野菜の持つ色＝ファイトケミカルのパワーについてお教えしましょう。

野菜は色で効能がわかるって、知ってましたか？

美しい野菜の味や色は、食欲をそそり、彩りとして食卓を楽しませてくれます。実は、野菜の色は栄養面でも大切な役割を担っていることを、ご存知でしょうか。

野菜の色は、"ファイトケミカル"という、さまざまな機能性成分に由来します。ファイトケミカルは強い抗酸化作用をはじめ抗がん作用、免疫力アップや、エネルギー代謝の促進、血中コレステロール値や中性脂肪値の上昇抑制などの、成分によって、体の健康維持によい効果をもたらしてくれます。

秘密は機能性成分"ファイトケミカル"です

"ファイト"＝"植物" "ケミカル"＝"化学物質"です

ファイトケミカルという言葉をはじめて聞く人でも、ぶどうのポリフェノールや、にんじんのカロテノイド、β-カロテンやリコピン、紫や青色などのアントシアニンなどです。

野菜や果物に含まれる味や色の成分は、健康維持に大きな役割を果たすのはもちろん、複雑な生活環境や不規則な食生活、ストレスが誘発するさまざまな病気に対しての予防効果も期待できます。

ファイト（phyto）とはギリシャ語で植物、ケミカルは英語で化学という意味。つまり、ファイトケミカルとは、植物に含まれる化学成分（機能性成分）を意味します。

たとえば、視覚低下を予防するといわれるブルーベリーのアントシアニンなどは、コンピュータのディスプレイなどを長時間見つめることが多い現代人にとっては、必要な成分だと考えられています。

野菜の色は健康の色

代表的な色の成分としてあげられるのは、緑色のクロロフィル、赤・黄・オレンジの色素となるカロテノイド、β-カロテンやリコピンこれらの味や色の成分を効果的

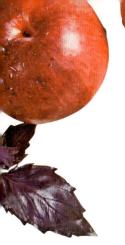

に摂取するためには、ビタミンやミネラルなどと同様、摂取するバランスに気を配ることが大切なのです。

抗酸化作用、免疫力アップや抗がん効果などにも有効

食品に含まれる栄養の機能は、大きく3つに大分されます。必要な栄養素とエネルギーを供給する「一次機能」、味わいや香りなどの嗜好性を満たす「二次機能」、そして食品による免疫力増強、老化抑制、肥満予防といった、生体機能の調節作用に着目した「三次機能」です。これは1984年、当時の文部省特定研究として進められていたプロジェクトのなかで、新たに設けられた食品についての区分です。

このうちの三次機能を満たす成分を、総称として"機能性成分"と呼び、特に野菜や果物に含まれる植物性で、三次機能を満たす成分を"ファイトケミカル"と呼んでいます。

機能性成分は、五大栄養素(たんぱく質、脂質、炭水化物、無機質、ビタミン)のように生命維持に必要な物質というわけではありません。ファイトケミカルを含む食品は抗がん作用や発がん予防、殺菌・抗菌作用、芳香作用などがあり、免疫力アップや美容効果といわれるほど多種多様に存在し、今日でも次々と新しい生理機能成分が発見されています。

野菜や果物などの植物に含まれる機能性成分は、一説には数万種の効果を引き出すものと考えられた、私たちが健康に生き抜くため肥満予防、ストレスの抑制といっ

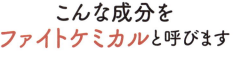

こんな成分をファイトケミカルと呼びます

カロテノイド類

緑黄色野菜に含まれます。おおよそ、緑色の色素、クロロフィルと共存しています。にんじん、かぼちゃなどに豊富なβ-カロテンは、植物性カロテノイドの代表的存在。ほかには、トマトやすいかに含まれるリコピン、かんきつ類に多いβ-クリプトキサンチンなどがおなじみです。カロテノイドが豊富なにんじん、トマト、ほうれんそう、かぼちゃなどの野菜は、いずれもがん予防に有効な緑黄色野菜として知られます。

ポリフェノール類

天然には1000種類以上あるとされ、野菜なら色の濃い葉や茎、果物は果肉をはじめ、皮や種の近くに多くの成分が含まれます。代表的なのは、赤ワインやブルーベリーで有名な色素成分アントシアニン、緑茶に含まれるカテキン、チョコレートに含まれるカカオマスポリフェノール、更年期障害に必須とされる大豆イソフラボン、ダイエット効果の高い大豆サポニンなど。いずれも、優れた抗酸化作用で活性酸素の働きを抑えがん細胞の発生を抑制したり、悪玉コレステロールの酸化を抑制して動脈硬化を防ぐなど、生活習慣病全般の予防に有効な成分を多く含む点が特徴です。そのほか、ブルーベリーのアントシアニンには視力回復などの働きもあります。

イソフラボン

大豆などに含まれるポリフェノール類の一種です。更年期障害の緩和、骨粗しょう症の予防などに有効です。また、女性ホルモンと似た作用があり注目されています。

アントシアニン

ポリフェノール類の一種。ブルーベリーやりんご、なす、ぶどうなどに含まれる赤や紫色の色素成分です。視力低下の予防や眼病予防、血圧の安定、肝機能の改善に働くとされます。

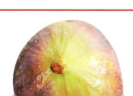

10分でわかる！
女子栄養大学名誉教授・吉田企世子先生が教える "ファイトケミカル" って何ですか？

耳慣れない「ファイトケミカル」という言葉。一体どんなものなのか、吉田先生に素朴な疑問に応えていただきました。

吉田企世子先生
日本女子大学大学院終了。農学博士（東京大学）。専門は食品学、食品加工学。主な研究分野は、野菜・果実の品質に関するもの、野菜の栄養成分や収穫後の品質変化など。

Q 最近、「カラダによい」と耳にするファイトケミカルって何？

A 野菜や植物に含まれる成分です。

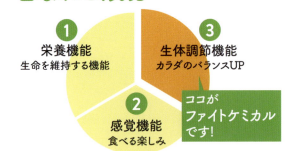

1. 栄養機能 — 生命を維持する機能
2. 感覚機能 — 食べる楽しみ
3. 生体調節機能 — カラダのバランスUP

ココがファイトケミカルです！

栄養学ではたんぱく質、炭水化物、脂質、ビタミン、ミネラルがヒトの生命維持に必要な五大栄養素と位置づけられています。しかし、健やかに生きていくためには、もちろんそれ以外の機能性成分も不可欠。主として病気の予防や、身体機能を整える働きをするのが、機能性成分。とりわけ、植物の持つ成分をファイトケミカルと呼びます。

Q どうして色がポイントなの？

A 身近なファイトケミカルの多くが、色素成分なんです！

ファイトケミカルはその多くが色素成分。にんじんのカロテン、ほうれん草のクロロフィルなど、色として判別するのが直感的にわかりやすい方法です。効率よく摂取したいのなら、指針として異なる色味（主成分）の野菜を組み合わせ、バランスよく摂ることが効果的。成分の持つ性質がわかれば、体調にあわせ、意識的に摂ることも可能です。他にも、香り、辛み、苦味など、数万種にも及ぶ機能性成分が発見されています。

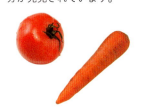

※黄色い部分が色素成分

ポリフェノール類	アントシアニン
	カテキン
	ケルセチン
	ルテオリン
	イソフラボン
	リグナン
	クロロゲン酸
	ロズマリン酸
	エラグ酸
カロテノイド類	α-カロテン
	β-カロテン
	リコピン
	ルテイン
	ゼアキサンチン
	カプサンチン
	β-クリプトキサンチン
イオウ化合物	カプサイシン
	アリシン
	硫化アリル
	スルフォラファン
	イソチオシアネート
その他	クロロフィル
	テルペン類など

Q. 摂るとどんな効果があるの?

A 強力な抗酸化力アップ、免疫力アップのほか、約数万種以上※が発見されており、効果はさまざまです。

※日々めざましく研究が進みつつある分野ということもあり、新たな発見が相次いでいる

代表的なのは、β−カロテンやリコピンを含むカロテノイド、ポリフェノールなどが持つ各種の抗酸化成分です。体内に活性酸素が過剰に発生すると、体の酵素や細胞膜を錆びつかせ、がんや動脈硬化、生活習慣病、老化などの原因となります。この活性酸素の働きを抑制するのが、抗酸化作用です。他にも、性質は成分によって異なりますが、いずれも体の健康維持によい効果をもたらします。

成分によって効果はいろいろ!

- 抗がん ▼ β−カロテン
- 血液サラサラ ▼ ポリフェノール
- 視力低下予防 ▼ アントシアニン
- コレステロール値上昇抑制 ▼ クロロフィル

Q どうやって食べるのが効果的?

A 成分によっては加熱で失われたり、水に溶けるものも。適した調理法で食べましょう。

れんこんを切ったら、すぐ酢水にさらして褐変を防ぎ色白にする……という人も多いはず。おいしく食べるには必要な調理ですが、実は酢水にさらすことでポリフェノールや、水溶性のカリウムなどは一部、水に溶け出してしまいます。切ったら素早く料理するほうが、栄養の損失は少ないでしょう。水溶性の成分を摂るときはスープなど汁物に、脂溶性の成分は炒め物やオイル漬けにするのがよいでしょう。栄養成分を余さずおいしく食べるには、本書の以下の部分をご参考に。

本書のこの部分を参考にして下さい!

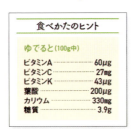

食べかたのヒント
ゆでると(100g中)
- ビタミンA —— 60μg
- ビタミンC —— 27mg
- ビタミンK —— 43μg
- 葉酸 —— 200μg
- カリウム —— 330mg
- 糖質 —— 3.9g

調理と食べ合わせのコツ

細胞をこわしてアリシンを摂取しやすく

生の状態で細かく刻むなどし細胞をこわすと、アリシンを生成しやすい。栄養素を摂取しやすくするため、ビタミンB1が豊富な肉や魚と組み合わせ食べるとよい。

Q 変色したり、色違いの野菜は成分も変わる?

A 状態によって変化します

変色で成分は変化します。青ピーマンのように完熟により、クロロフィルの緑色が抜け、含まれていた赤いカプサンチンの色素で赤ピーマンに変化することもあります。野菜の切り口が酸化して褐色になるのも、色素成分の変化によるものです。

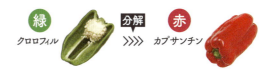

緑 クロロフィル 分解 >>>> 赤 カプサンチン

Q 色が濃いもののほうが成分は豊富?

A 基本的に色素成分は濃いほうが豊富です

色素成分のファイトケミカルは見分けがつきやすく、色の濃い部分に豊富です。例えばにんじんは見た目にもβ−カロテンの黄色に、リコピンの赤色が混ざって色鮮やか。白菜の白など、肉眼で白く見えてもファイトケミカルとして働く色素成分は含まれています。ただし、香り成分や辛み成分など、色素以外はこの限りではありません。

"色"別の主な成分を大公開！
ファイトケミカル5分類

本書では、ファイトケミカルをバランスよく食べる指針として、緑、赤・紫、オレンジ・黄、白、茶・黒5つの分類に分けて紹介しています。毎日の食事でも、まずは5つの色をバランスよく組み合わせてみることからはじめてみてください。身体の調子が気になるときには、不足しがちなファイトケミカルを意識的に補うのもよいでしょう。

野菜の色別に代表的なファイトケミカルを公開

ここでは、色別に代表的なファイトケミカルを紹介していきます。バランスよく栄養成分を摂る指針として、ぜひ参考にしてください。

ファイトケミカルは種類が多く、分類がなかなか難しいのですが、おおよそのことは色でわかります。野菜の色素成分は、ファイトケミカルのなかでも代表的なもの。緑色のクロロフィル（β-カロテンが共存）は、多くの野菜に含まれています。他にも、わさびやにんにくなど、独特の辛みや香りが強

美容やアンチエイジングに

赤

アントシアニン
・視力低下予防
・血圧の安定
・生活習慣病予防

主な野菜
なす、ブルーベリー、トレビス

リコピン
・抗酸化作用
・消化器系がんの予防
・アンチエイジング

主な野菜
トマト、すいか

カプサンチン
・風邪予防
・殺菌作用
・肥満予防効果

主な野菜
とうがらし、パプリカ

紫

強い抗酸化作用を持つ

緑

クロロフィル
・抗酸化作用
・コレステロール値の上昇抑制
・抗がん作用

主な野菜
ほうれん草、ピーマン

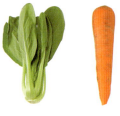
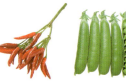
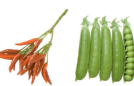

免疫力をアップさせる	がん予防に効果的	視力低下予防・美肌づくりに
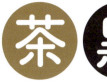		

クロロゲン酸
- 抗酸化作用
- 糖尿病予防
- コレステロール値抑制

主な野菜
ヤーコン、じゃがいも

イソフラボン
- 乳がん予防
- 更年期障害の緩和
- 骨粗しょう症の予防

主な野菜
大豆、アルファルファ、ひよこ豆

β-カロテン
- 抗酸化作用
- 抗がん作用
- 皮膚や粘膜の保護

主な野菜
にんじん、かぼちゃ、ミニキャロット

β-グルカン
- 抗がん作用
- 免疫力アップ
- コレステロール値抑制

主な野菜
きくらげ、しめじ、なめこ

硫化アリル
- 抗がん作用
- 免疫力アップ
- 殺菌作用

主な野菜
にんにく、らっきょう、エシャロット

ゼアキサンチン
- 視力低下防止
- 眼病、目の老化予防

主な野菜
とうもろこし

β-クリプトキサンチン
- 抗がん作用
- 免疫力アップ
- 美肌効果

主な野菜
みかん

5色野菜生活のススメ

Rule 1　5色をバランスよく食べる。
まずは彩りよく、色々な種類の野菜を摂ることを意識してみてください。色が濃い野菜のほうが色素成分は豊富に含まれていますが、一般的に淡色野菜（色の薄い野菜）のほうがくせがなく、たくさん食べやすいというメリットがあります。

Rule 2　1日350gを目安に食べる。
「おいしさ」だけを追求しすぎて栄養成分のバランスをおろそかにしないよう、体調に耳を澄ませ、ファイトケミカルを補うつもりで野菜をたくさん食べましょう。淡色野菜を含め、1日350gが摂取の目標量。栄養など各成分の性質にも注目しましょう。

Rule 3　栄養も余すことなく頂く。
ファイトケミカルだけでなく、本書では栄養素についても記載しています。可食部100gあたりに含まれる主な栄養素のほか、後述してカッコ内に成人女性の1日の摂取推奨量、または目安量で各年齢層別の最大値を記載しています。ぜひ体調管理にお役立てを。

いものは、香味成分のファイトケミカルを多く含むことがわかります。

本書では、特にその野菜の特徴的な成分をピックアップして紹介しています。複数のファイトケミカルを併せ持つ野菜がほとんどなので、色以外の栄養成分にも注目してみましょう。

緑

色の野菜・果物は強い抗酸化作用と

クロロフィル

ほうれんそうなどの、葉緑体に含まれる緑色の色素成分です。野菜が緑色をしているのは、このクロロフィルが緑色の光だけを反射するから。強い抗酸化作用があり、がん予防にも効果があるとされるほか、血中のコレステロール値の上昇を抑制する働きもあるとされています。また、クロロフィルを含む野菜にはβ-カロテンも共存しています。

β-カロテン

「緑黄色野菜」とは、このβ-カロテンが豊富に含まれている野菜が主です。色の濃い小松菜などは、立派な緑黄色野菜です。強力な抗酸化作用があり、抗がん作用のほか、目や皮膚、粘膜全般の機能を健やかに保ちます。とりわけ油と一緒に摂ると吸収率が高まるので、炒め物にしていただくのも一興でしょう。

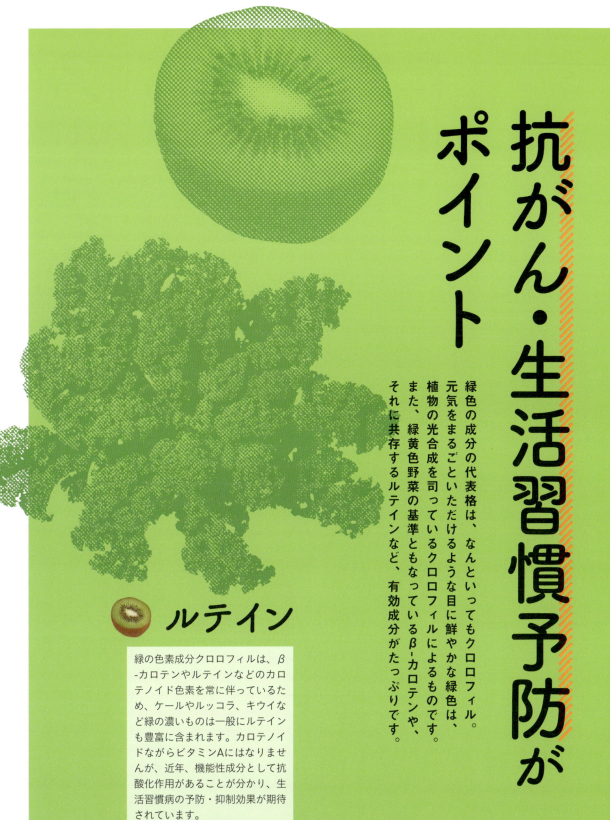

抗がん・生活習慣予防がポイント

緑色の成分の代表格は、なんといってもクロロフィル。元気をまるごといただけるような目に鮮やかな緑色は、植物の光合成を司っているクロロフィルによるものです。また、緑黄色野菜の基準ともなっているβ-カロテンや、それに共存するルテインなど、有効成分がたっぷりです。

ルテイン

緑の色素成分クロロフィルは、β-カロテンやルテインなどのカロテノイド色素を常に伴っているため、ケールやルッコラ、キウイなど緑の濃いものは一般にルテインも豊富に含まれます。カロテノイドながらビタミンAにはなりませんが、近年、機能性成分として抗酸化作用があることが分かり、生活習慣病の予防・抑制効果が期待されています。

緑の野菜

アーティチョーク

ポリフェノール効果で認知症防止に効果的 免疫力アップにも期待

旬の時期：春

― 緑の野菜 ― 赤・紫色の野菜 ― オレンジ・黄色の野菜 ― 白の野菜 ― 茶・黒の野菜 ―

保存方法

残ったものはオリーブオイルで長期保存

鮮度が落ちるにつれて紫に変色していくので、つぼみの付け根が緑色の状態で食べきりたい。また、あまり日持ちしないので残ったものはオリーブオイルなどに漬けて保存をするとよい。

色とファイトケミカルのパワー

ポリフェノール

- ●認知症予防
- ●免疫力アップ
- ●コレステロールのコントロール

強い抗酸化作用により認知症の予防に。含まれるポリフェノールの一種ルテオリンは免疫力向上にも期待できる。

調理と食べ合わせのコツ

蒸すと効果的に栄養素を摂取できる

つぼみをゆで、がくを1枚ずつはがし、バターソースなどにつけながら食べる。ただし、カリウムは水溶性なので、ゆでるより蒸すほうが栄養素の摂取にはより効果的。

主な栄養成分

ビタミンC	15mg (100mg)
カリウム	430mg (2000mg)
カルシウム	52mg (650mg)
マグネシウム	50mg (290mg)
食物繊維	8.7g (18g)
糖質	2.6g

食べかたのヒント

ゆでると（100g中）

ビタミンC	11mg
カリウム	380mg
カルシウム	47mg
マグネシウム	46mg
食物繊維	8.6g
糖質	2.2g

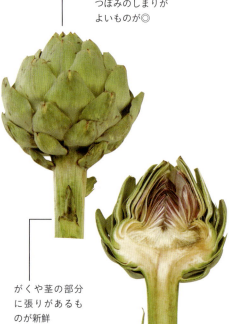

ふっくらと肉厚で、つぼみのしまりがよいものが◎

がくや茎の部分に張りがあるものが新鮮

アーティチョークは「朝鮮あざみ」とも呼ばれ、葉や根の部分が古くから薬草として利用されてきました。ファイトケミカルとしてはポリフェノールを含みます。ポリフェノールの一種ルテオリンは肝臓の解毒作用を高め、免疫力を向上。また、近年はその抗酸化力により、認知症を改善するとして期待が高まっています。

また、野菜としては珍しくでんぷんが含まれ、水溶性食物繊維やミネラルを含有します。水溶性食物繊維は、水分を吸収して膨張し、摂取した食品を長く胃で滞留。糖分が消化酵素と接しにくくなるので、吸収にともなう血糖値やコレステロールの上昇が抑制されます。ミネラルのうち特に多く含むカリウムは、過剰なナトリウムを排出して血圧を安定。塩分を摂り過ぎて高血圧になるのを予防します。

あさつき【浅葱】

旬の時期：春

エネルギー代謝を活発にし
免疫力アップ、脳梗塞予防に効果を発揮

ビタミンAの量ではアスパラガスをしのぐ、緑黄色野菜です。「浅葱」「糸ねぎ」「草らっきょう」などの別名があり、にんにくと共通する含硫化合物のアリシン（アリイン）を辛味成分として含んでいます。この成分を加熱すると生じるアジョエンは、血液をサラサラにして脳梗塞を防いだり、血圧の上昇を抑えるなどの効果があります。アリシンはビタミンB_1と結合して、その吸収率を高める役割も果たします。ビタミンB_1の吸収がよくなれば、エネルギー代謝が活発になるので、免疫力アップや疲労回復に役立ちます。葉酸を多く含むことも特徴のひとつ。葉酸は貧血予防効果があるビタミンで、赤血球の形成に欠かせない栄養素です。動脈硬化の危険因子とされる血清ホモシステインの増加を抑えます。

保存方法

水分切れに注意して冷蔵庫で保存

すぐに使わない場合、まず水で湿らせたキッチンペーパーなどで包むか、ポリ袋に入れた状態で、冷蔵庫で保存すると長持ちさせることができる。極力、縦の状態で保存するとなおよし。

調理と食べ合わせのコツ

細かく刻めばアリシンを摂取しやすい

生の状態で細かく刻むなどし細胞をこわすと、アリシンを生成しやすい。ビタミンB_1の吸収を助けるので、その含量の多い肉や魚と組み合わせ食べるとよい。

主な栄養成分

ビタミンA	62µg	(700µg)
ビタミンC	26mg	(100mg)
ビタミンK	50µg	(150µg)
葉酸	210µg	(240µg)
カリウム	330mg	(2000mg)
糖質	2.3g	

食べかたのヒント

ゆでると（100g中）

ビタミンA	60µg
ビタミンC	27mg
ビタミンK	43µg
葉酸	200µg
カリウム	330mg
糖質	3.9g

色とファイトケミカルのパワー

アリシン（硫化アリル）

- 免疫力アップ
- 疲労回復
- 脳梗塞予防

強力な抗菌・殺菌力をもつアリシン。がんや脳梗塞の予防のほか、免疫力や代謝をアップし疲労回復にも効果的。

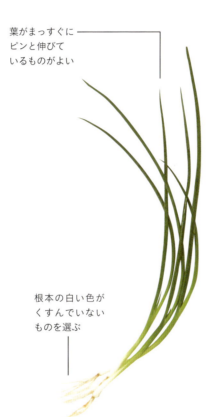

葉がまっすぐにピンと伸びているものがよい

根本の白い色がくすんでいないものを選ぶ

緑の野菜

あしたば【明日葉】

旬の時期：冬

がん予防のクロロフィルと豊富なビタミン、ミネラルを摂取できる

保存方法

湿らせた紙にくるみ立てた状態で保存

強いアクが苦手な人は、柔らかい色の若葉を選んで食べるとよい。あしたばは乾燥を嫌うので、水で湿らせたキッチンペーパーなどで包み、葉が傷まないよう冷蔵庫に立てた状態で保存したい。

色とファイトケミカルのパワー

クロロフィル

- 抗がん作用
- 口臭予防
- 認知症予防

緑色色素であるクロロフィルは、消臭効果や抗酸化作用を期待できる。抗がんや認知症予防に◎。

調理と食べ合わせのコツ

天ぷらでβ-カロテンを効果的に摂取

油で吸収がよくなるβ-カロテンなど、豊富な栄養素を逃さずに摂取するなら、天ぷらがおすすめ。独特なクセがあるが、揚げ物にするとえぐみも気にならない。

主な栄養成分

- ビタミンA ……… 440μg (770μg)
- ビタミンB₂ ……… 0.24mg (1.2mg)
- ビタミンC ……… 41mg (100mg)
- ビタミンE ……… 2.6mg (6.0mg)
- カリウム ……… 540mg (2000mg)
- 糖質 ……… 1.1g

食べかたのヒント

ゆでると (100g中)

- ビタミンA ……… 440μg
- ビタミンB₂ ……… 0.16mg
- ビタミンC ……… 23mg
- ビタミンE ……… 2.7mg
- カリウム ……… 390mg
- 糖質 ……… 1.3g

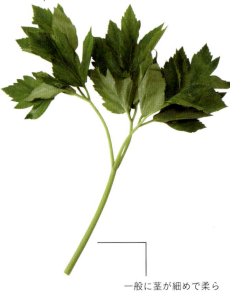

葉の緑色が鮮やかで、茎はしなやかで折れにくいものを

一般に茎が細めで柔らかいほうが、繊維が少なく食べやすい

あしたばの名前は、葉を摘んでも明日になればまた生えてくると言われるほどの生命力の強さに由来します。あしたばが含むクロロフィルは、光合成を成す成分として有名。「緑の血液」とも言われ、植物の免疫機能を担っていますが、摂取することで消臭や殺菌効果など人もその恩恵を受けることができます。また、クロロフィルでは抗酸化作用にも要注目。体内の酸化ストレスを抑制するため、肌の老化や認知症防止、ダイエットにも効果があるとされています。

さらに、緑黄色野菜のなかでもトップレベルのビタミン、ミネラルを含むことも魅力。エネルギー代謝の鍵を握るビタミンB群のほか、過剰なナトリウムの一部を体外に排出する働きのあるカリウムも多く、高血圧予防に役立ちます。

緑の野菜 | 赤・紫色の野菜 | オレンジ・黄色の野菜 | 白の野菜 | 茶・黒の野菜

アスパラガス

旬の時期：春

ポリフェノールの一種である ルチン効果で高血圧や動脈硬化を予防！

保存方法

冷凍保存では2〜3カ月は長持ち

2〜3日中に食べきる予定がなければ、早めにゆでてしまって冷蔵庫で保存するのがよい。また、固めにゆでて保存容器や袋に入れ、冷凍庫で保存すれば2〜3カ月は長持ちするというタフな一面も。

調理と食べ合わせのコツ

油炒めにして栄養を効率よく吸収

ビタミンA・Kは、脂溶性の栄養素なので、油炒めにすることで吸収率が高まる。水溶性のビタミンB_1などの損失を防ぐためには、あまりゆですぎないことが肝心。

主な栄養成分

ビタミンA	31μg（700μg）
ビタミンB_2	0.15mg（1.2mg）
ビタミンK	43μg（150μg）
葉酸	190μg（240μg）
カリウム	270mg（2000mg）
糖質	2.1g

食べかたのヒント

ゆでると（100g中）

ビタミンA	30μg
ビタミンB_2	0.14mg
ビタミンK	46μg
葉酸	180μg
カリウム	260mg
糖質	2.5g

色とファイトケミカルのパワー

ルチン（ポリフェノール）

- 血流促進
- 抗酸化作用
- 毛細血管強化

血流を促進し、毛細血管を強化。高血圧や、動脈硬化を予防する。また、脳細胞の酸化を防ぐため記憶力アップにも。

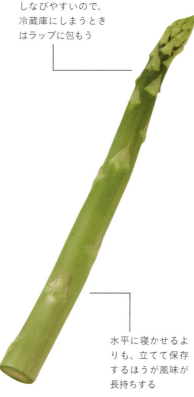

しなびやすいので、冷蔵庫にしまうときはラップに包もう

水平に寝かせるよりも、立てて保存するほうが風味が長持ちする

グリーンのほかホワイトアスパラもありますが、栄養成分が多いのはグリーンで、ルチンを含んでいるのが特徴です。ルチンは血流を促進するため、高血圧など生活習慣病の予防に効果的です。加えて脳細胞を酸化から守り、活性化する機能も併せもっているので、記憶力を高め、認知症の予防も期待できます。

またアスパラガスはアスパラギン酸というアミノ酸を多く含んでおり、体が疲れたとき補給したいカリウムやマグネシウムを、細胞内に効率よく取り込むとされています。アスパラギン酸は排泄を促すため、古代エジプト時代には利尿薬としても利用されていました。抗酸化作用に優れるビタミンA、貧血や認知症予防に効果的な葉酸なども含むので、アンチエイジングを目指す女性に最適です。

緑の野菜

アボカド

旬の時期：周年

β-カロテンでがんや老化をブロック
トマトと一緒に摂ればリコピンの効果も増幅

色とファイトケミカルのパワー

β-カロテン
- 抗がん作用
- 心臓病予防
- 老化防止

β-カロテンを含み、がんや心臓病の予防に。ファイトケミカルの一種リコピンの吸収を助ける働きも。

保存方法

高温による痛みに注意しよう
保存環境下が27℃以上になると、傷みが出てきてしまうので注意が必要。熟したアボカドの場合は、そのままではなく、ポリ袋で包んだ状態で冷蔵庫へ入れ、1～2日をめどに食べきるようにしたい。

調理と食べ合わせのコツ

ビタミンEとCを掛け合わせ効能アップ
ビタミンEは、同じ抗酸化パワーをもつビタミンCとの協働で効果アップ。スライスした実にレモンをふり、オリーブオイルでマリネした小海老などを添えカクテルにしたい。

主な栄養成分

ビタミンB1	0.1mg (1.1mg)
ビタミンB2	0.21mg (1.2mg)
ビタミンE	3.3mg (6.5mg)
カリウム	720mg (2000mg)
食物繊維	5.3g (18g)
糖質	0.9g

食べかたのヒント

レモンやしょうゆを振りかけ、生で
脂質も栄養もたっぷりの健康果物。とろりとした食感が味わえる生でサラダや刺身と一緒に。

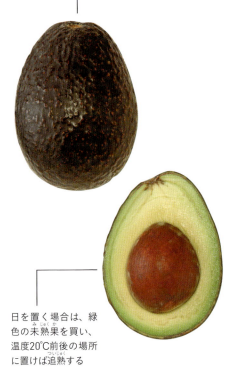

すぐに食べるなら、完熟して皮が黒くなっているものを

日を置く場合は、緑色の未熟果を買い、温度20℃前後の場所に置けば追熟する

植物とは思えないほど脂質が高く、ねっとりとしたクリーミーな口当たりがあることから「森のバター」と呼ばれる果物。脂質の70％以上を占めるのは、オレイン酸やリノール酸、リノレン酸などの不飽和脂肪酸。悪玉コレステロールを減らし、善玉コレステロールを増やす働きをもつことから、動脈硬化や脳梗塞の予防に有効とされます。

ファイトケミカルとしてはβ-カロテンを含んでおり、がんや老化予防に効果的とされています。また、多量に含まれる脂質は、リコピンやビタミンEの吸収を助けます。リコピンは老化防止や体脂肪燃焼、ビタミンEは新陳代謝を促すなどの効能をもつとされているので、これらを多く含むトマトなどと合わせサラダにするのもおすすめです。

アロエ

旬の時期：夏

排便を促すアロインで体の内側からきれいに

保存方法

切り口を拭いてキッチンペーパーで包む

葉の切り口から酸化がはじまるので、切り口をよくふいてからキッチンペーパーなどで包み、冷蔵庫の野菜室へ入れておく。できるだけ空気に触れないように保存しておくことが長持ちの秘訣。

調理と食べ合わせのコツ

ゆでたあと冷やすとシャリシャリに

とげを除き、表皮をはがして食べる。表面のぬめりが気になるなら水洗いするか、食べやすい大きさに刻み、お湯で数分ゆでてもよい。ゆでたら冷やすと食感がよくなる。

主な栄養成分

葉酸	4μg (240μg)
ビタミンC	1mg (100mg)
カリウム	43mg (2000mg)
カルシウム	56mg (650mg)
糖質	0.3g

食べかたのヒント

ジュースなどにも

ヨーグルトなどと混ぜてスムージーにしたり、ほかの野菜と一緒にジューサーにかけても。

色とファイトケミカルのパワー

アロイン

- 健胃効果
- 解毒作用（二日酔い予防）
- 便秘解消

下剤作用をもつアロインは、腸の運動を活性化し排便を促す。解毒作用もあるため二日酔いにも効果的。

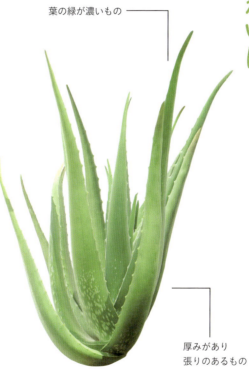

葉の緑が濃いもの

厚みがあり張りのあるもの

アロエは南アフリカなどの砂漠や高地に自生する植物。日本では、キダチアロエやアロエベラなどが栽培されています。

食用は、主にアロエベラです。成長すると70〜80センチほどになり、主に肉厚な表皮の内側にあるゼリー状の部分を食べます。

アロエに含まれるファイトケミカルは、アロイン。便通を促す効果があるため、便秘解消に効果を発揮します。また、胃壁や十二指腸の粘膜を保護することで、胃腸を健康に保つ効果もあります。

古くから民間療法などに使用されてきたのは主にキダチアロエです。ちょっとした傷ややけどなどに効果があるとされるのは、アロエに含まれるアロエライドなどの成分に収れん作用や消炎作用、抗菌作用などがあるためと言われています。

イタリアンパセリ

緑の野菜

コレステロールの上昇を抑え高血圧や動脈硬化を予防

旬の時期：**周年**

保存方法
細かく刻んでから冷凍庫へ
ドライのままでも使うことができるが、細かく刻んだ状態で冷凍にしたほうが、本来の香りや風味を損なわずに保存することができる。また、冷凍状態の方が手軽に扱えるため調理時に便利。

色とファイトケミカルのパワー
クロロフィル
- 抗酸化作用
- コレステロールのコントロール
- 動脈硬化予防

クロロフィルに加えて、β-カロテンを含み、血中のコレステロールを抑え、高い抗酸化作用を期待できる。

調理と食べ合わせのコツ
甘くない料理ならどんなものにも
みじん切りはよく水気を切ってから。また、長時間加熱すると香りが消えるため、調理の仕上げに加えることが大切。甘くない料理ならどんなものにも合うのが魅力。

主な栄養成分
- ビタミンA
- ビタミンB群
- ビタミンC
- カルシウム

食べかたのヒント
調理の仕上げに香草として使おう
一般的なのは、調理の仕上げに添える香草としての使い方。香りが引き立ち、美しい緑色も料理によく映える。

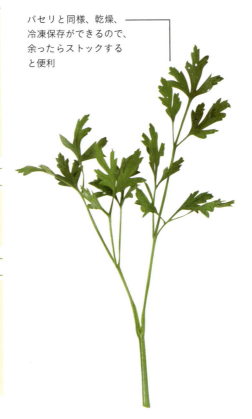

パセリと同様、乾燥、冷凍保存ができるので、余ったらストックすると便利

日本でなじみのあるパセリは、葉が縮れているので「カーリーパセリ」とも呼ばれます。対して、ヨーロッパで一般的なのは、葉の平たい「イタリアンパセリ」。日本のパセリに比べると苦味が少なく、強い野性的な芳香を放つのが特徴です。どちらの品種もビタミンA・B群・Cをはじめ、鉄、カルシウムなどのミネラルを多く含み、消化促進、利尿、血行促進、健胃作用があると言われています。また、ファイトケミカルであるクロロフィルを含んでいるため血中のコレステロールの上昇を抑える働きを持ち、高血圧・動脈硬化の予防にも効果的です。

独特の芳香は、肉や魚介の臭みを消し、鉄の多い赤身の肉や魚、貝類と合わせて食べると味も栄養上でも効果的。食後に食べれば、口臭予防にもなります。

いんげん豆【隠元豆】

老化防止からがん予防、糖尿病予防まで多様な効用をもつ

旬の時期：夏

保存方法

高温多湿を避け冷暗所で保存

古いものは風味が落ちてしまい、火の通りも悪くなる。保存は密閉容器などに入れて、高温多湿を避けて冷暗所に置くのが基本。また、古くなると柔らかくなりにくいので、早く食べきろう。

調理と食べ合わせのコツ

煮豆にしてビタミンBを効率的に摂取しよう

水溶性のビタミンB群を効率的に摂取するため、煮豆は極めて理にかなった調理法。白いんげん豆は、水に十分浸して沸騰状態で柔らかくなるまで煮て食べよう。

主な栄養成分

- たんぱく質 …… 19.9g (50g)
- ビタミンB₁ …… 0.5mg (1.1mg)
- カリウム …… 1500mg (2000mg)
- カルシウム …… 130mg (650mg)
- 食物繊維 …… 19.3g (18g)
- 糖質 …… 38.5g

食べかたのヒント

ゆでると(100g中)

- たんぱく質 …… 8.5g
- ビタミンB₁ …… 0.18mg
- カリウム …… 470mg
- カルシウム …… 60mg
- 食物繊維 …… 13.3g
- 糖質 …… 11.5g

色とファイトケミカルのパワー

ポリフェノール

- ●抗酸化作用
- ●老化防止
- ●糖尿病予防

細胞の老化を防ぐ抗酸化作用をもつポリフェノール。糖尿病をはじめとする生活習慣病にも効果を発揮する。

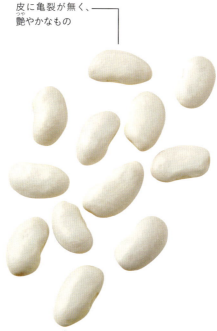

皮に亀裂が無く、艶やかなもの

手に入るようであれば、「新物」と呼ばれるその年に採れた新しい豆を

いんげん豆は世界中に膨大な品種がありますが、主に日本で煮豆に使われるのは赤紫色の金時豆、白色のてぼ豆や大福豆、斑紋の入ったうずら豆やとら豆など。いずれも主成分はでんぷん。

また、共通してビタミンB群やミネラルではカリウム、カルシウム、リン、鉄、マグネシウム、亜鉛など多種類の栄養素を豊富に含んでいます。

いんげん豆が含むポリフェノールは抗酸化作用が特徴。活性酸素を除去する働きをもつとされており、期待される効用も、体内の老化やがん、糖尿病をはじめとする生活習慣病の予防など多岐にわたります。さらに、豆類のなかでも豊富な食物繊維には、一般的な野菜には少ない水溶性食物繊維が多く含まれ、特にコレステロールの上昇を抑える働きがあります。

緑の野菜

うめ【梅】
旬の時期：夏

クエン酸の疲労回復が忙しい人の強い味方に

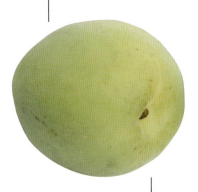

梅酒用には青い未熟果を、梅干しや梅酢用には、熟度がやや進んだものを選ぶ

完熟して黄色くなっているものは、砂糖と一緒に煮て梅ジャムに

保存方法

加工はできるだけ早めに済ませる

梅酒用の青梅はしばらく水に漬けてアクを抜き、水気をよく拭き取って、ヘタを取り除いてから漬け込もう。なお、うめは収穫したあとも熟成が続くのでできるだけ早めに加工するのが望ましい。

色とファイトケミカルのパワー

クエン酸
- ●疲労回復
- ●抗酸化作用
- ●生活習慣病予防

酸っぱさの成分。疲れの原因となる乳酸の蓄積を防ぎ、疲労回復効果がある。動脈硬化など生活習慣病の予防にも。

調理と食べ合わせのコツ

料理には梅干しや梅酢を使って

クエン酸はミネラルの吸収を高めるため、小魚や豆腐との食べ合わせがおすすめ。あしたばなどの野菜をゆで、梅和あえにするとビタミンEの抗酸化力が高まる。

主な栄養成分

- ビタミンA ……… 20μg (700μg)
- ビタミンE ……… 3.3mg (6.0mg)
- カリウム ……… 240mg (2000mg)
- 鉄 ……… 0.6mg (10.5mg)
- 食物繊維 ……… 2.5g (18g)
- 糖質 ……… 5.4g

※生果の数値

食べかたのヒント

梅干し（塩漬）にすると
（100g中）
- ビタミンA ……… 7μg
- ビタミンE ……… 0.3mg
- カリウム ……… 440mg
- 鉄 ……… 1.0mg
- 食物繊維 ……… 3.6g
- 糖質 ……… 6.9g

カリウム、ビタミンEを豊富に含み、有機酸も多い梅は「三毒（食べ物の毒、血液の毒、水の毒）を断つ」とされ殺菌力の高い果実です。未熟果はアミグダリンという有害物質を含むため、必ず加工して食べます。

健康食品とされる理由は、クエン酸を主成分とする多様な有機酸の作用によるもの。クエン酸は、疲れの原因物質である乳酸を蓄積させずにエネルギー代謝をスムーズにするため、疲労回復を早める作用があります。カルシウムなどのミネラルの吸収を助け、活性酸素の酸化作用を防いで動脈硬化や心筋梗塞を防ぐ働きも。また、カテキン酸やピクリン酸の強力な殺菌力が食べ物の腐敗を防ぎ、食あたりや食中毒の回避にも効力を発揮します。梅酢をおにぎりに入れると、保存性がよくなります。

えだ豆【枝豆】

旬の時期：夏

抜群の栄養価値を誇るえだ豆はファイトケミカルの宝庫！

保存方法

冷凍保存するときもゆでてからがよい

育ちすぎているえだ豆は、香りが薄いことがある。鮮度が落ちやすいので、買ったらすぐにゆでてしまうとよい。長持ちさせるため冷凍保存もいいが、その際もゆでてから冷凍庫に入れよう。

調理と食べ合わせのコツ

ビールのお供に食べて肝臓の機能性アップ

「ビールと枝豆」は、優れた組み合わせ。アルコールから肝臓を守るメチオニンなどが作用し、肝臓への負担を減らす。レバーなど肝臓の働きを促す食品と合せるのも一案。

主な栄養成分

たんぱく質	11.7g (50g)
ビタミンB_1	0.31mg (1.1mg)
ビタミンC	27.0mg (100mg)
葉酸	320μg (240μg)
カリウム	590mg (2000mg)
糖質	3.8g

食べかたのヒント

ゆでると (100g中)

たんぱく質	11.5g
ビタミンB_1	0.24mg
ビタミンC	15.0mg
葉酸	260μg
カリウム	490mg
糖質	4.3g

色とファイトケミカルのパワー

β-カロテン

- 抗がん作用
- 心臓病予防
- 老化防止

がんや認知症などの老化を防止するとされるβ-カロテン。強い抗酸化作用により、細胞を健康に保つ。

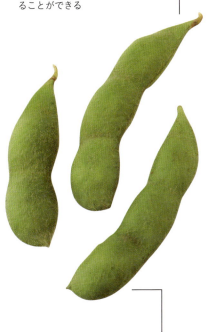

ネット包装と枝付きでは、枝付きのほうが鮮度を保てることができる

どちらも緑色が鮮やかで、ほどよいふくらみのあるものを選ぶ

夏の風物詩とも言えるえだ豆は、大豆の未熟な種子を味わうもの。大豆と同様、良質なたんぱく質を含み、ビタミンB_1や葉酸、カリウム、カルシウム、鉄、食物繊維などが豊富です。加えて、大豆には無いビタミンCも含み、抜群の栄養価値を誇ります。

抗酸化作用をもつ栄養成分β-カロテンをはじめ、老化や動脈硬化を予防し、女性ホルモンの代役として作用するイソフラボン、そのほか大豆サポニンなどファイトケミカルも非常に豊富。更年期障害の緩和も期待できるとされており、老若男女問わず積極的に食べたい野菜です。また、えだ豆といえばビールですが、必須アミノ酸の一種メチオニンは、ビタミンB_1・Cとともに肝臓のアルコール分解を促します。飲みすぎが気になる人には心強い存在でしょう。

緑の野菜

エンダイブ

旬の時期：冬

β-カロテンが老化による肌トラブルを解消し美肌に導く

保存方法

乾燥させないよう野菜室で保存する

保存は、冷蔵庫の野菜室がベスト。野菜室に入れる際は、水で湿らせてたキッチンペーパーで包むかポリ袋に入れよう。なお保存の際は茎を下にして立てておくと鮮度が長持ちする。

色とファイトケミカルのパワー

β-カロテン

- 抗がん作用
- 美肌効果
- 老化防止

がん予防や、細胞の老化を防ぐことで認知症に加え、ビタミンEとの相乗効果で肌トラブルなどに効果を発揮。

調理と食べ合わせのコツ

スープにする際は煮汁ごと一緒に食べて

β-カロテンは油と摂ることで吸収率が高まる。また鮮度の落ちかけたものは、バター少々を加え、スープや蒸し煮に仕立て、煮汁ごと一緒に食べると栄養素を損なわない。

主な栄養成分

ビタミンA …… 140μg（700μg）
ビタミンE …… 0.8mg（6.0mg）
ビタミンK …… 120μg（150μg）
カリウム …… 270mg（2000mg）
食物繊維 …… 2.2g（18g）
糖質 …… 0.7g

食べかたのヒント

サラダや肉の付け合わせに

サラダで食べるときは、油を使ったドレッシングを用いるとよい。ルッコラやトレビスと合わせて肉料理の付け合わせにも。

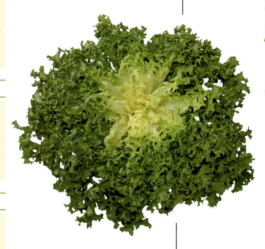

1株が大きく、しっかりと葉が巻いているもの、葉全体にボリュームがあるものがよい

茎の切り口がみずみずしいものを選ぼう

ヨーロッパでポピュラーな葉野菜ですが、現在は日本でも多く出回っています。ちりちりと細かく縮れた葉形で、シャリッとした歯ごたえがあり、特有のほろ苦さと香味があります。

葉の部分には、β-カロテンを含みます。抗酸化作用でがん予防や細胞の老化、あるいは動脈硬化を抑制するほか、体内でビタミンAに変わって皮膚や粘膜を健康に保ちます。抗酸化力に優れるビタミンEとの相乗作用で、老化による皮膚のトラブルを解消し、美肌づくりにも効果的です。ミネラルでは、体の水分を調整する働きをもつカリウムが豊富。利尿作用を高めて、余分なナトリウムの一部を一緒に排出させるため、血圧を安定させるうえで有効です。丈夫な骨づくりに欠かせないカルシウムも、野菜としては多く含みます。

緑の野菜｜赤・紫色の野菜｜オレンジ・黄色の野菜｜白の野菜｜茶・黒の野菜

えんどう豆【豌豆】

旬の時期：夏

老化防止のほか生活習慣病を予防するサポニンがたっぷり

原産地は中近東です。一般的には、未熟な豆をさやごと食べる「さやえんどう」、成熟した生の実を取り出す「グリンピース」、完熟した実を乾燥させた「えんどう」と呼び分けています。

炭水化物が約60％以上を占めますが、良質なたんぱく質の含有量も、大豆に次ぐレベル。また、大豆ほどではありませんが、生活習慣病予防や抗がん作用、動脈硬化を予防する働きをもつことで注目されるサポニンも含んでいます。

サポニンはアクの原因となるファイトケミカルですが、水に溶けやすくアク抜きをすることで消失してしまいます。えんどう豆をおいしく食べるために、アク抜きは必須ですが、サポニンを効果的に摂取するためにも、過剰なアク抜きは避けて調理をする必要があります。

色とファイトケミカルのパワー

サポニン
- 抗酸化作用
- 生活習慣病予防
- 動脈硬化予防

さまざまな健康増進作用があり、生活習慣病に効果がある。また抗酸化作用ももつため老化予防にも。

保存方法

密閉容器に入れて冷暗所へ

使い残したえんどう豆は、きっちりとふたの閉まる密閉容器に入れてから、冷暗所で保存するとよい。放置しておくとどんどん風味が落ちてしまうので、早めに食べきることが望ましい。

調理と食べ合わせのコツ

サポニンを摂るなら過剰なアク抜きはNG

サポニンはアクの成分。味を落とさずおいしく食べるためにアク抜きをするのが一般的。しかし、水分に溶けて失われるので、過剰なアク抜きを避けた調理が必要。

主な栄養成分

たんぱく質	21.7g (50g)
ビタミンB_1	0.72mg (1.1mg)
ビタミンB_2	0.15mg (1.2mg)
カリウム	870mg (2000mg)
食物繊維	17.4mg (18g)
糖質	43.0g

食べかたのヒント

ゆでると (100g中)

たんぱく質	9.2g
ビタミンB_1	0.27mg
ビタミンB_2	0.06mg
カリウム	260mg
食物繊維	7.7g
糖質	17.5g

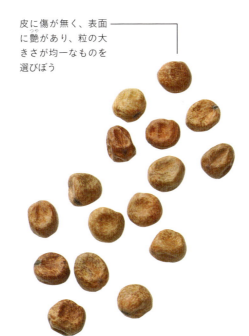

皮に傷が無く、表面に艶があり、粒の大きさが均一なものを選びぼう

緑の野菜

おかひじき【陸鹿尾菜】

目立って多いβ-カロテンが細胞のがん化を防ぐ

旬の時期：春

保存方法

しなびてしまう前に早めに食べきろう

保存用パックなどに入れて冷蔵庫の野菜室で保存するのが基本の保存方法。ただし、おかひじきはしなびてしまうと風味も食感も台無しになってしまうので、なるべく早く使いきることが大事。

色とファイトケミカルのパワー

β-カロテン
- 抗がん作用
- 心臓病予防
- 老化防止

多量に含まれるβ-カロテンの強い抗酸化作用が活性酸素を撃退し、抗がん作用や老化防止などに効果を発揮。

調理と食べ合わせのコツ

炒めたり揚げたりしてβ-カロテンを吸収

茎や葉の部分をさっとゆでておひたしや和え物に。β-カロテンは油脂と摂ると吸収がよいので、炒める、または歯ざわりのよい精進揚げで味わうのもおすすめ。

主な栄養成分

ビタミンA	280μg (700μg)
ビタミンC	21mg (100mg)
ビタミンK	310μg (150μg)
カリウム	680mg (2000mg)
カルシウム	150mg (650mg)
糖質	0.9g

食べかたのヒント

ゆでると (100g中)

ビタミンA	260μg
ビタミンC	15mg
ビタミンK	360μg
カリウム	510mg
カルシウム	150mg
糖質	1.1g

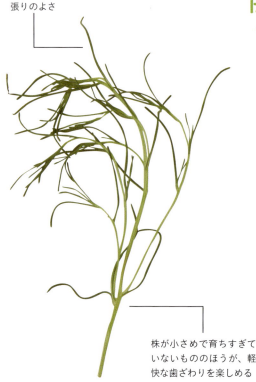

新鮮さの決め手は、鮮やかな緑色の葉と張りのよさ

株が小さめで育ちすぎていないもののほうが、軽快な歯ざわりを楽しめる

海藻のひじきに似ていることからついた呼び名ですが、ビタミンやミネラルの豊富さでも海藻と同じレベル。特に、体内でビタミンAとなるβ-カロテン含有量は目立って高く、強い抗酸化作用をもつことから、がんや動脈硬化、老化が気になる方には、心強い野菜と言えるでしょう。

ミネラルも野菜のなかでは非常に豊富。カリウムとカルシウムが多く、カリウムは高血圧や貧血の予防、カルシウムは骨や歯の形成に貢献します。

更年期前後の女性にうれしいのは、骨を丈夫にする各種の栄養成分を含んでいること。なかでも、1パック分（約100g）で1日の目安量の約5倍を摂れるビタミンKは、吸収したカルシウムを骨に取り込む働きがあり、骨粗しょう症の予防にも効果的です。

オクラ

旬の時期：夏

ねばねばの素・ムチンの力で毎日の疲労回復に！

色とファイトケミカルのパワー

ムチン
- 消化促進
- 糖尿病予防
- 健胃効果

粘りの素となる成分で、胃粘膜（いねんまく）を保護し、消化を促進する。またたんぱく質を効率よく消化する作用も。

保存方法

冷凍保存するときは固めに塩ゆで

裸のまま入れるのではなく、ラップに包んで冷蔵庫に保存する。ただし、すぐに食べないときは固めに塩ゆでをしてから冷凍保存。こうすることで、通常よりも保存期間を延ばすことができる。

調理と食べ合わせのコツ

うぶ毛を「板ずり」で取ってから調理する

さっとゆでてバターで炒めるだけでも、手軽に栄養素を摂れる。うぶ毛が残っていると口当たりが悪いため、調理前に塩をふってまな板の上でころがす「板ずり」を忘れずに。

主な栄養成分

ビタミンA	56μg (700μg)
ビタミンE	1.2mg (6.0mg)
葉酸	110μg (240μg)
カルシウム	92mg (650mg)
食物繊維	5g (18g)
糖質	1.6g

食べかたのヒント

ゆでると（100g中）

ビタミンA	60μg
ビタミンE	1.2mg
葉酸	110μg
カルシウム	90mg
食物繊維	5.2g
糖質	2.4g

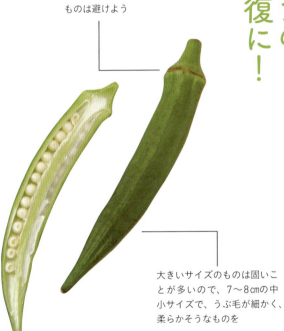

へたが黒ずんでいるものは避けよう

大きいサイズのものは固いことが多いので、7〜8cmの中小サイズで、うぶ毛が細かく、柔らかそうなものを

原産地はアフリカ東北部です。エジプトでは2000年前に栽培していた記録もあります。切ったり刻んだりしたときに生じる独特の粘りは、ペクチンやムチンなどの成分で、水溶性（すいようせい）食物繊維です。水溶性の食物繊維には、整腸効果のほか、血糖値の上昇を抑えたり、悪玉コレステロールの吸収を妨げる働きがあり、糖尿病の予防にも有効とされています。

また、糖たんぱく質のムチンは粘膜（ねんまく）の保護作用をもつ成分で、気管や消化器全般、特に胃炎や胃潰瘍（いかいよう）の予防に役立つと言われています。たんぱく質の分解酵素を含んでいるため、たんぱく質の消化を助ける働きがある点にも注目したいところ。胃腸が弱りがちな真夏には、体力アップのためにも積極的に、たっぷり摂（と）りたい野菜のひとつだと言えるでしょう。

緑の野菜

オリーブ

旬の時期：周年

鮮やかな緑色には美肌・抗がん、口臭予防などクロロフィルの効能がいっぱい

保存方法

空気に触れないように注意して保存

瓶詰めなどになっている場合は、汁ごとほかの容器に移し、空気にふれないように保存しておくとよい。また実のみで保存する場合は、オリーブオイルに付けた状態で保存しておくのもよい。

色とファイトケミカルのパワー

クロロフィル

- ●抗がん作用
- ●口臭予防
- ●認知症予防

オリーブオイルの緑色はクロロフィル。がんや認知症予防に期待できるほか、肌荒れやダイエットにも効果的。

調理と食べ合わせのコツ

塩漬けからサラダまで多様な食べ方ができる

塩漬けで食べるのはもちろん、サラダやパスタに加えたり、鶏肉やじゃがいもなどと炒めたりしてもおいしい。ピザやグラタンなどをつくるときにも具材として便利な存在。

主な栄養成分

- ビタミンA ……… 38μg (700μg)
- ビタミンE ……… 5.5mg (6.0mg)
- 脂質 ……………… 15.0g
- ナトリウム ……… 1400mg (7.0mg)
- 食物繊維 ………… 3.3g (18g)
- 糖質 ……………… 1.2g

食べかたのヒント

ブラックオリーブなら
（100g中）

- ビタミンA ……… 0μg
- ビタミンE ……… 4.6mg
- 脂質 ……………… 12.3g
- ナトリウム ……… 640mg
- 食物繊維 ………… 2.5g
- 糖質 ……………… 0.9g

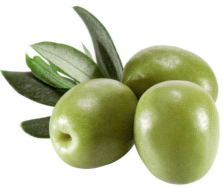

世界各地で栽培され、日本でも瀬戸内海沿岸などで収穫されます。オリーブの実は生では渋みが強いので、アク抜き後、塩漬けなどで利用します。

オリーブといえばオリーブオイルが有名ですが、オイルの独特の緑色は色素成分クロロフィルによるものです。クロロフィルは解毒作用があるとされているため、肌荒れやダイエットに効果を発揮します。また抗酸化作用にも優れるため、がんや認知症の予防、加えて殺菌・消臭効果により口臭予防にも役立ちます。

そのほかの成分では、ビタミンEが豊富に含まれています。ビタミンEは血液の循環をよくしたり、新陳代謝を促すことで肌に潤いや張りを与えます。実には食物繊維も含まれるので腸の調子を整える作用も期待できます。

かぼす【香母酢】

すっきりさわやかな テルペンの香りでリラックス

旬の時期：秋

保存方法

果汁を絞って冷凍保存するのも一案

皮が黄色を帯びていない状態であれば、冷蔵庫で1カ月以上日持ちがする。そのまま絞って使用するのもいいが、あらかじめ果汁を絞って製氷皿で凍らせておき、用途に応じて解凍すると便利だ。

調理と食べ合わせのコツ

ビタミンEを含む魚介に沿え効能アップ

ビタミンCは、Eとの協働で抗酸化性が増し、動脈硬化の予防やコレステロール値の改善といった効果がある。Eを多く含むえび、かになどの焼き物に添え、酸味を楽しもう。

主な栄養成分

ビタミンC ……… 42mg (100mg)
パントテン酸 …… 0.15mg (5mg)
葉酸 ……………… 13μg (240μg)
カリウム ………… 140mg (2000mg)
糖質 ……………… 8.4g

※全果に対する果汁分35％の100g分の数値

食べかたのヒント

魚料理に振りかけて

多種類のビタミンを含むかんきつ類。おいしいだけでなくクエン酸が糖の代謝を円滑にしてくれる。魚料理などに振りかけてしっかり味わおう。

色とファイトケミカルのパワー

テルペン

- リラックス効果
- 自律神経調整
- 抗ストレス作用

ピネンやリモネンなど香り成分のファイトケミカル。リラックス作用のほか、自律神経を整える効果も期待できる。

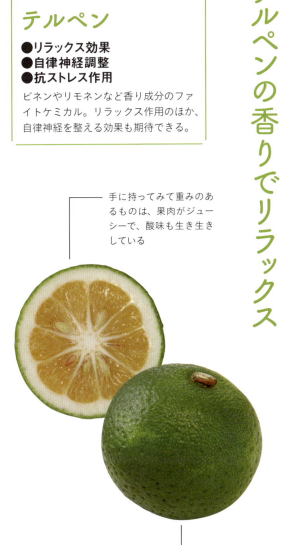

手に持ってみて重みのあるものは、果肉がジューシーで、酸味も生き生きしている

表面に光沢があり、緑色の濃いものを選ぶ

九州・大分県の特産で、鍋物の薬味に欠かせないかんきつ類です。濃い緑色の果皮とさわやかな香り、さっぱりした酸味をもち、ビタミンCを筆頭に葉酸やパントテン酸など、多種類のビタミンを含むのが特徴です。

主なファイトケミカルとしては、テルペンが挙げられます。テルペンはピネンやリモネンを含む香り成分で、リラックス効果から自律神経調整効果も期待できます。また、テルペンには鎮痛作用や抗ストレス作用もあるとされており、幅広く健康に役立ちます。

また、ビタミンCは細胞の酸化を防ぎ、老化の抑制や動脈硬化を予防します。コラーゲンを合成して血管や皮膚を健康に保つので、美肌効果も。さらに、ビタミンEと組み合わせると、心臓病や脳卒中予防効果も得られます。

緑の野菜

からしな【芥子菜】

食中毒を予防して薬味としても役立つ

旬の時期：春

― 緑の野菜 ― 赤・紫色の野菜 ― オレンジ・黄色の野菜 ― 白の野菜 ― 茶・黒の野菜

保存方法

乾燥を避けて保存し早めに食べること

乾燥を避けるため、保存する際は水で濡らしたキッチンペーパーで包むかポリ袋に入れてから冷蔵庫の野菜室に立てておく。あまり長持ちする野菜ではないので、新鮮なうちに食して。

色とファイトケミカルのパワー

シニグリン

- ●抗酸化作用
- ●食欲増進
- ●免疫力アップ

強い刺激臭を持ち、その辛みの成分により抗酸化作用を発揮。抗菌性も高いため食中毒防止の薬味としても重宝する。

調理と食べ合わせのコツ

ほかの野菜と一緒に炒めて

塩漬けが一般的だが、市販品は塩分が多い傾向があるので、ほかの野菜と一緒に炒めて塩味をコントロール。ゆでておひたしにしたり、炒め物にするとたくさん食べられる。

主な栄養成分

ビタミンA	230μg	(700μg)
ビタミンC	64mg	(100mg)
ビタミンE	3mg	(6.0mg)
ビタミンK	260μg	(150μg)
葉酸	310μg	(240μg)
糖質	1.0g	

食べかたのヒント

塩漬けにすると(100g中)

ビタミンA	250μg
ビタミンC	80mg
ビタミンE	3.1mg
ビタミンK	270μg
葉酸	210μg
糖質	2.2g

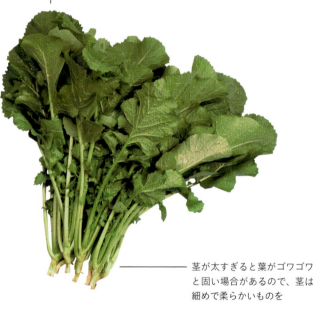

葉にみずみずしい光沢があり、濃い緑色をしているものを選ぶのがよい

茎が太すぎると葉がゴワゴワと固い場合があるので、茎は細めで柔らかいものを

舌先にピリッとくる辛味と、刺激的な香気をもつアブラナ科の野菜。辛味の成分は、含硫化合物のシニグリン。料理の味にアクセントを与えて食欲を増進させるだけでなく、免疫力の向上効果、がん予防の効果も期待される抗酸化成分です。

また刺激的な臭いはシニグリンという含硫化合物によるもの。強い抗酸化作用をもち、辛味を司る成分のひとつです。抗菌性も高いとされており、薬味として料理に沿えることで食中毒の予防にも効果的でしょう。

赤血球の生成を助ける葉酸、造血に必要な鉄分、鉄の吸収を高めるビタミンCも極めて豊富。骨の健康によいビタミンK、カルシウムも含まれており、貧血がちな方や、骨粗しょう症が心配される方には強い味方になってくれます。

寒締めほうれんそう

寒気にさらされβ-カロテン濃度が上昇！
効率的に栄養素を摂取できる

旬の時期：冬

収穫は12月半ば頃から始まり、寒さが増すほど甘味も増え、トマトと同等の糖度になることもあります。

「寒締め」とは、収穫前に冷温にさらす処理のこと。ほうれんそうが収穫可能な大きさに育ったら、ハウスの両袖や出入口を開放し、冷たい外気が自由に吹き抜けるようにして昼夜を通し放置します。寒さに耐えるためタンポポのような横広に平べったく伸びた茎と葉は、一見ほうれんそうに見えません。その姿かたちから、「ちぢみほうれんそう」とも呼ばれます。

ほうれんそうは約5℃を下回ると伸長を止め、低温ストレスにより糖度やβ-カロテン濃度が上昇。β-カロテンがもつ抗酸化作用は、がんや老化予防に加えて、シミやシワを防止する美肌効果など多岐にわたります。

色とファイトケミカルのパワー

β-カロテン
- 抗がん作用
- 心臓病予防
- 老化防止

寒気にさらすことでβ-カロテンが増加。老化の防止、シミ・シワを予防するため美肌効果などに役立つとされる。

保存方法

キッチンペーパーで包んで鮮度長持ち
根ごと保存するときは水で湿らせたキッチンペーパーに包むかポリ袋に入れてから野菜室に立ててしまうと鮮度が長持ちする。ほうれんそうと同様に、軽くゆでてしっかり水気を切り、冷凍もできる。

調理と食べ合わせのコツ

熱湯で10秒もゆでれば食べられる
葉は火の通りが早く、熱湯で10秒ゆでれば十分。炒めたりスープに入れるときは、手でちぎって使う。葉の凸凹した部分や茎の間には土が入っているので、しっかり洗おう。

主な栄養成分

ビタミンA
ビタミンB₂
カリウム
ビタミンC
鉄

食べかたのヒント

炒め物やスープに
β-カロテンは油と合わせて摂るとよい。油で炒めたりベーコンなどと一緒にスープにしたりして食べると栄養を摂取しやすい。

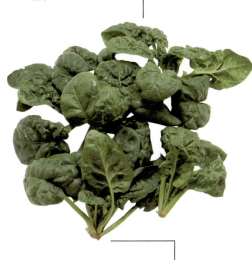

葉先がピンとして色鮮やか

根元はみずみずしいものを

キウイフルーツ

緑の野菜

ジュースにしてポリフェノールを効率よく摂取しよう

旬の時期：冬

緑の野菜 ｜ 赤・紫色の野菜 ｜ オレンジ・黄色の野菜 ｜ 白の野菜 ｜ 茶・黒の野菜

保存方法

追熟させて柔らかい実をいただく

固さが残るものは、ポリ袋に入れて冷蔵庫で保存することで長持ちさせられる。りんごやバナナと一緒に袋に入れておくと、追熟が進んで実が柔らかくなり、食べやすくなるのでおすすめ。

色とファイトケミカルのパワー

ポリフェノール

- 抗酸化作用
- 美肌効果
- 抗がん作用

体内で生成された活性酸素を除去する、抗酸化作用をもつ。生活習慣病や美肌、がん予防などに効果的。

調理と食べ合わせのコツ

きゅうりと食べて体の老廃物を除去

そのまま食べるほか、サラダのドレッシングに仕立てても。きゅうりなど、利尿作用の高い食材との食べ合わせは、老廃物の除去に役立ち、むくみの改善にも効果がある。

主な栄養成分

ビタミンB6	0.12mg（1.1mg）
ビタミンC	69mg（100mg）
ビタミンE	1.3mg（6.0mg）
カリウム	290mg（2000mg）
食物繊維	2.5g（17g）
糖質	11.0g

※緑肉種の数値

食べかたのヒント

ドレッシングにも

すりおろした果肉を裏ごしし、ワインビネガーと合わせてドレッシングに。ヨーグルトに入れるとペプチドの作用で苦くなるのですぐ食べよう。

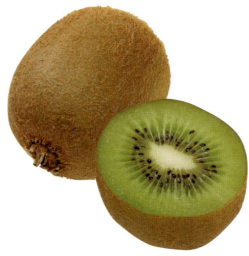

果実から熟れた甘い香りがして、皮をさわったときに弾力を感じられれば食べ頃

酸味と甘味のバランスがとれたジューシーな味わい、グリーンのさわやかな色合い、切り口の模様の美しさが魅力のフルーツ。最近は、黄色い果肉で甘味が強いゴールドキウイも人気です。

ポリフェノールの含有量が多いことで知られており、強い抗酸化作用に期待ができます。生活習慣病や肌荒れなどが気になる方には最適です。なお、ポリフェノールは実のほか果皮にも多く含まれます。ミキサーにかけ余すことなくジュースにするなど、食べ方を工夫し効率よく栄養素を摂取しましょう。

また、体内に素早く吸収されエネルギーに変わる糖分のブドウ糖が多く含まれ、疲労物質の乳酸の生成を抑えるクエン酸やリンゴ酸もたっぷり。これらの相乗作用により、疲労回復にも抜群の効果を発揮します。

キャベツ

旬の時期：春

アリルイソチオシアネート効果でがん予防の野菜として注目を集める

保存方法

芯をくり抜き濡れたペーパーを詰める

最初に芯をくり抜いておく。空洞になった部分に濡らしたキッチンペーパーを詰める。そのあとポリ袋に包んだ状態で、冷蔵庫で保存すると長持ちするのでおすすめ。

調理と食べ合わせのコツ

煮るか炒めてたくさん食べよう

ビタミンUの作用を有効に利用するには、生食がベスト。ただし、生のままではたくさん食べられないため、煮るか、さっと炒めるのが適切な調理法と言える。

主な栄養成分

ビタミンC	41mg	(100mg)
ビタミンK	78µg	(150µg)
葉酸	78µg	(240µg)
食物繊維	1.8g	(18g)
糖質	3.4g	

食べかたのヒント

ゆでると（100g中）

ビタミンC	17mg
ビタミンK	76µg
葉酸	48µg
食物繊維	2g
糖質	2.6g

色とファイトケミカルのパワー

アリルイソチオシアネート
- 抗がん作用
- 消化促進
- 血栓予防

抗菌・殺菌作用により、食中毒防止などに役立つとされる。食欲増進、消化促進効果なども。

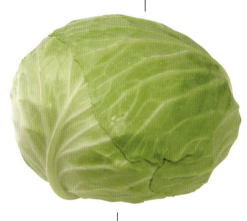

半分にカットしてあるキャベツなら、巻きのしっかりしているものがよい

1個まるごとなら、緑の色が濃く、大きさのわりにずっしりと重みのあるものを選びたい

原産地はアフリカ東北部です。

以前は気温が高い地域でつくられていましたが、現在は全国的に普及するまでになりました。

キャベツはがん抑制効果が高いとされていますが、これはアブラナ科に含まれるファイトケミカル、アリルイソチオシアネートを含むため。加えて、発がん物質を抑制するとされるグルコシノレートという酸素も含まれるため、より高い効果があるとされています。

また、ならではの成分として、「キャベジン」と呼ばれるビタミンUを含むことも特徴。胃潰瘍や十二指腸潰瘍の予防のほか、傷付いた粘膜や肝臓の機能回復にも期待でき、その効果は市販の胃腸薬の主成分に使用されるほど。食物繊維も豊富なので、便秘改善や肥満予防のためにも、さまざまな調理法でたっぷり摂りましょう。

緑の野菜

きゅうり【胡瓜・黄瓜】

皮に多く含まれるβ-カロテンでがんや老化を予防する！

旬の時期：夏

保存方法

切り口は上にした状態で保存

水気があるままで保存すると傷みやすいので、注意が必要。水気を拭いて、ポリ袋などに入れて冷蔵庫に入れておこう。入れる際、切り口を上にして、立ててしまうほうが鮮度を保ちやすくなる。

色とファイトケミカルのパワー

β-カロテン
- 抗酸化作用
- 抗がん作用
- 老化防止

皮に多く含まれているβ-カロテンは、紫外線により発生する活性酸素を抑制、がんや老化を予防する。

調理と食べ合わせのコツ

ぬか漬けにして疲労回復に

ぬか漬けは栄養面でのメリットが大きい。ぬかに含まれるビタミンB_1やB_6が、元来含まれていないきゅうりに浸透し、乳酸菌の効用も加わって疲労回復に効果を発揮する。

主な栄養成分

- ビタミンC ……… 14mg (100mg)
- ビタミンK ……… 34μg (150μg)
- カリウム ……… 200mg (2000mg)
- 銅 ……… 0.11mg (0.8mg)
- 糖質 ……… 1.9g

食べかたのヒント

ぬか漬けにすると (100g中)
- ビタミンC ……… 22mg
- ビタミンK ……… 110μg
- カリウム ……… 610mg
- 銅 ……… 0.11mg
- 糖質 ……… 4.7g
- ビタミンB_1、B_6が増える

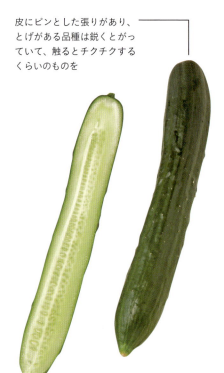

皮にピンとした張りがあり、とげがある品種は鋭くとがっていて、触るとチクチクするくらいのものを

夏が旬の野菜ですが、現在はハウス栽培の普及により、一年を通じて流通しています。水分が約96％と多く、余分なナトリウムの一部を排出させるカリウムを比較的多く含んでいることもあり、昔から優れた利尿作用が注目されてきました。

主に皮に多く含まれるβ-カロテンは、強い抗酸化作用をもっているため体内の細胞を若々しく、健康に保ちます。紫外線で発生した活性酸素を抑制するため、強い日差しを受ける時期に積極的に摂りたい野菜です。

またきゅうりといえば、カリウムによる利尿作用にも要注目。夏は体がむくんだり、だるさが溜まったりしがちですが、そんなときにもカリウムが役立ちます。さわやかな歯ごたえで、食欲を高めてくれるのもうれしいところです。

ぎょうじゃにんにく【行者葫】

旬の時期：春

抗がん作用で注目される香味成分アリシンがどっさり

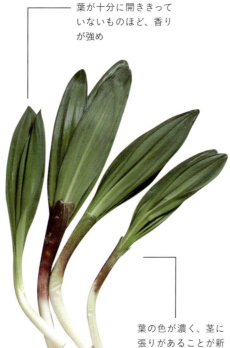

- 葉が十分に開ききっていないものほど、香りが強め
- 葉の色が濃く、茎に張りがあることが新鮮さの決め手に

色とファイトケミカルのパワー

アリシン（硫化アリル）
- ●免疫力アップ
- ●疲労回復
- ●抗がん作用

豊富なアリシンで、免疫力のアップ、疲労回復に期待できる。β-カロテンとの相乗効果で抗がん作用も。

保存方法

冷凍保存すれば3カ月はもつ

鮮度を損なわないためにも、冷蔵庫での保存は1週間程度を目安にしたい。生のまま冷凍保存した場合、保存期間は3カ月前後。細かく刻んでたっぷりの醤油に漬け、冷蔵保存する方法もおすすめ。

調理と食べ合わせのコツ

天ぷらやオムレツなど多様な料理に最適

ビタミンB_1を多く含む肉や魚と一緒に食べると、ビタミンB_1の吸収率がぐんとアップ。北海道では、薄切りのラム肉と合わせてジンギスカン鍋に加えるのがポピュラーだ。

主な栄養成分

- ビタミンA ……… 170μg (700μg)
- ビタミンC ……… 59mg (100mg)
- ビタミンK ……… 320μg (150μg)
- 葉酸 ………… 85μg (240μg)
- カリウム ……… 340mg (2000mg)
- 糖質 ………………… 3.3g

食べかたのヒント

炒め物や天ぷらで

脂溶性ビタミンであるβ-カロテンが豊富なので、油炒めや天ぷらが最適。刻んでオムレツに混ぜるのもおすすめ。さっとゆでて酢みそ和えにしても。

北海道および東北地方に多く分布。ユニークな名前は、昔、山で修行をしていた修業僧（行者）が好んで口にしたことに由来すると言われます。「アイヌネギ」の別名があり、アイヌ民族の間では古くから薬効が知られ、万能薬として重用されてきました。

ねぎ類に共通する刺激臭の香味成分、アリシン（硫化アリル）は、がん予防の成分のひとつ。ビタミンB_1の吸収を助けて新陳代謝を高める効力もあり、豚ヒレ肉などビタミンB_1が豊富な食材と組み合わせると効果的です。

ほかにも、抗酸化作用の強いβ-カロテン、認知症に働くとされる葉酸に加えて、血圧を下げる働きがあるカリウムも豊富。老化防止のほか、生活習慣病全般の予防に役立つ野菜と言えるでしょう。

緑の野菜

キンサイ

旬の時期：夏

豊富なβ-カロテンが
がん予防や目の健康に効果的

保存方法

茎と葉を別々に分けて保存しよう

キンサイは冷蔵庫での保存が基本だが、その際は茎と葉を別々に切り分け、葉は早めに使うと鮮度を保つことができる。キッチンペーパーで包むかポリ袋に入れ、立てて保存するとなおよい。

調理と食べ合わせのコツ

油脂分の多い食材と合わせ栄養分を吸収

β-カロテンは油で炒める料理や、油脂分の多い食材と組み合わせることで吸収がよくなる。茎と葉柄をチャーシューなどと炒め合わせ、塩炒めなどにするのが効果的。

主な栄養成分

ビタミンA	150µg (700µg)
ビタミンC	15mg (100mg)
ビタミンK	180µg (150µg)
カリウム	360mg (2000mg)
カルシウム	140mg (650mg)
糖質	1.0g

食べかたのヒント

ゆでると（100g中）

ビタミンA	130µg
ビタミンC	7mg
ビタミンK	210µg
カリウム	320mg
カルシウム	140mg
糖質	0.6g

色とファイトケミカルのパワー

β-カロテン

- 抗がん作用
- 心臓病予防
- 眼精疲労の回復

β-カロテンの抗酸化性により、抗がん作用、心臓病予防などが期待できる。抗酸化性は眼精疲労の回復にも効果的。

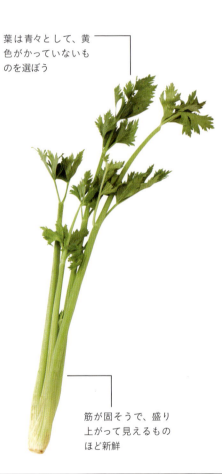

葉は青々として、黄色がかっていないものを選ぼう

筋が固そうで、盛り上がって見えるものほど新鮮

中国料理の炒め物や薬味によく登場するセロリと同じセリ科の仲間のひとつ。「スープセロリ」「中国セロリ」とも呼ばれます。香りや味もセロリに似ていますが、色に青みがあるぶん、ビタミンは比較にならないほど豊富。β-カロテンを中心に、ビタミンC・E・K、パントテン酸などのビタミン類を含み、カリウムなどのミネラル類も豊富です。

β-カロテンの抗酸化性は、細胞ががん化するのを防ぎ、また動脈硬化や心臓病などの予防効果があります。体内に摂り込まれると、必要な分だけビタミンAに変わり、皮膚や粘膜を保護します。特に目には必須の栄養素と言われ、眼精疲労の緩和にも効果的です。カリウムは高血圧の予防や改善に、カルシウムは丈夫な歯や骨をつくるうえで重要な役割です。

くうしんさい【空心菜】

旬の時期：夏

ほうれんそうを超えるβ-カロテンでがんや老化を防止する

保存方法

水分をよく拭き取ってからしまおう

2～3日程度の間なら、保存袋に入れた状態で冷蔵して保存することができる。水に触れると変色してしまうので要注意。冷蔵庫に入れる際は水分をよく拭いて入れることも大事。

調理と食べ合わせのコツ

ごま油で炒めて相乗効果アップ！

β-カロテン、ビタミンC・Eの組み合わせは、細胞を若返らせるための「アンチエイジング」トリオ。ビタミンEを含むごま油を使って炒めることで、相乗効果はさらにアップする。

主な栄養成分

ビタミンA	350μg (700μg)
ビタミンE	2.2mg (6.0mg)
ビタミンK	250μg (150μg)
鉄	1.5mg (10.5mg)
食物繊維	3.1g (18g)
糖質	0g

食べかたのヒント

ゆでると (100g中)

ビタミンA	320μg
ビタミンE	0.6mg
ビタミンK	260μg
鉄	1mg
食物繊維	3.4g
糖質	0.7g

色とファイトケミカルのパワー

β-カロテン

- 抗酸化作用
- 抗がん作用
- 老化防止

多く含むβ-カロテンの抗酸化性を、ビタミンEなどでさらにアップ。がんや細胞の老化から体を守る。

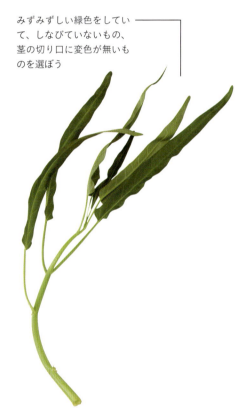

みずみずしい緑色をしていて、しなびていないもの、茎の切り口に変色が無いものを選ぼう

中国やタイの家庭料理でよく使われます。「空心菜」の名前は、茎の中が空洞になっていることからついたもので、シャキシャキとした歯ごたえが特徴です。

ビタミン、ミネラル、食物繊維とそのほかの栄養成分をまんべんなく含みますが、特にファイトケミカルであるβ-カロテンの量は、ほうれんそうを超える豊富さ。抗酸化性をさらに高めるビタミンEの含有量も多く、ビタミンCとのコンビでストレス、肌のトラブル、夏バテなど、活性酸素の害から体を守ります。健康と美容の維持に必要な栄養素を一皿の料理で摂れるのがうれしいところでしょう。

また、中国野菜全般に共通する特徴として、カリウムやマンガン、鉄などのミネラル分が多く、高血圧の改善や骨粗しょう症の予防効果も期待できます。

緑の野菜

グリンピース

強力な抗酸化作用でがん予防に力を発揮

旬の時期：**春**

色とファイトケミカルのパワー

α-カロテン（カロテノイド）

- ●抗酸化作用
- ●抗がん作用
- ●眼精疲労の回復

β-カロテンよりも抗酸化作用が高いとされ、抗がん作用などに期待できる。また眼精疲労の回復機能も。

保存方法

使い切れないときは熱湯でゆでて冷凍

さやから出したら、なるべく早く調理するのが基本。使いきれない分は塩少々を加えた熱湯で固めにゆでてから冷凍保存するとよい。保存はさやごとでも、豆のみでも問題は無い。

調理と食べ合わせのコツ

煮汁の摂取でビタミン群を逃さない

栄養効果が高いので、主役として調理したい。ビタミンB群やビタミンCなど水溶性のビタミンを多く含むので、豆ごはんやスープなど煮汁も一緒に摂取できる料理に。

主な栄養成分

たんぱく質	6.9g (50g)
ビタミンA	35μg (700μg)
ビタミンB₁	0.39mg (1.1mg)
カリウム	340mg (2000mg)
食物繊維	7.7g (18g)
糖質	7.6g

食べかたのヒント

ゆでると（100g中）

たんぱく質	8.3g
ビタミンA	36μg
ビタミンB₁	0.29mg
カリウム	340mg
食物繊維	8.6g
糖質	9.9g

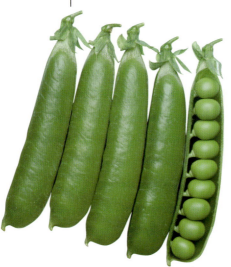

さやから出すと鮮度が急速に落ちるので、さや付きを手に入れるのが理想的

実がよく入り、さやがふっくら盛り上がっていて、表面が白く乾いていないものを選ぼう

緑の野菜 ― 赤・紫色の野菜 ― オレンジ・黄色の野菜 ― 白の野菜 ― 茶・黒の野菜

栄養価値の高いマメ科の仲間とあって、良質なたんぱく質や糖質を多く含みます。グリンピースご飯やチャーハンなど、お米と組み合わせた調理方法が多く用意されていますが、たんぱく質を構成するアミノ酸の中ではリジンを多く含むグリンピースと、逆にリジンが少ないお米は相性抜群。お米の不足した栄養を補い栄養効果を高めることが可能です。

α-カロテン（カロテノイド）は体内でビタミンAに変化しますが、効率はβ-カロテンよりも劣るとされます。ただし抗酸化作用は突出しており、がん予防などに期待できます。また食物繊維の量も野菜としてはトップクラス。特に、腸の蠕動運動を促進する不要性食物繊維の割合が多く、便秘の症状を改善したり、大腸がんのリスクを軽減する効果も期待できます。

クレソン

旬の時期：春

シニグリン特有のほろ苦さが抗酸化作用を発揮

色とファイトケミカルのパワー

シニグリン

- 抗菌作用
- 抗がん作用
- 免疫力アップ

雑菌を殺し免疫力をアップする抗菌作用のほか、がんを予防するとされる抗酸化作用も認められている。

保存方法

水を張ったコップに挿しておくと長持ち

茎の節からひげが生えているものは、歯ざわりがゴリゴリする場合が多いので、避けるのが賢明。保存方法としては、水を張ったコップに挿しておこう。できるだけ早めに食べきりたい。

調理と食べ合わせのコツ

水洗いや加熱料理は短時間で済ます

茎にも葉と同様に多くの栄養素が詰まっているので、捨てずに活用。また、水にも熱にも弱いビタミンCの流出を防ぐためには、水洗いも加熱調理も短時間で行う必要がある。

主な栄養成分

- ビタミンA …… 230μg（700μg）
- ビタミンC …… 26mg（100mg）
- ビタミンK …… 190μg（150μg）
- カリウム …… 330mg（2000mg）
- カルシウム …… 110mg（650mg）
- 糖質 …… 0g

食べかたのヒント

茎までしっかり食べよう

茎は、加熱すると特有のほっくりとした甘味が出てくる。葉を生食に使ったら、残りの茎はスープやソテーにしたり、おひたしにして食べよう。

大きな葉がこんもりと密生し、濃い緑色をしているものがよい

茎の部分が太くしっかりしているものを選ぶ

原産地はヨーロッパ。山地の清流がある場所に多く自生することから、英語では「ウォータークレス」と呼ばれます。

クレソンに含まれる辛味成分シニグリンの特有のほろ苦さと、ツンとくる辛味が薬味となって、口の中がさっぱりします。シニグリンは菌を殺し免疫力をアップする抗菌作用が認められており、さらに抗酸化作用によりがん予防にも効果的。また、消化を促進して食欲を高め、食べたあとの胃もたれを防ぐ働きも期待できるため、心強いおかずのお供になってくれます。

ビタミンやカロテンなども多く、特に抗酸化ビタミンのβ-カロテンやビタミンCも豊富。ビタミンCは、クレソンに多く含まれる鉄の吸収を促進する働きもあり、摂取しにくいとされる鉄を効率的に取り込むことができます。

緑の野菜

ケール

旬の時期：春

緑黄色野菜の王様ケールは血栓防止に効果的

色とファイトケミカルのパワー

アリルイソチオシアネート
- 抗がん作用
- 抗菌作用
- 血栓予防

辛味成分の一種。がんの予防や血栓防止作用のほか、抗菌作用、食欲増進などにも効果を発揮する。

保存方法

キッチンペーパーで包み葉がしおれるのを防ぐ

鮮度が落ちてくると葉に斑点が出てくるので、使う前は表面のチェックも忘れずに。保存は冷蔵庫の野菜室で。葉がしおれやすいので、キッチンペーパーで包み、ポリ袋に入れて保存。

調理と食べ合わせのコツ

青汁にしてビタミンやミネラルを摂取

ほかの緑黄色野菜と一緒に青汁の材料として使われることが多い。これは、ビタミンCなど水溶性の成分を多く含むことを考えると、理にかなった摂取方法だと言える。

主な栄養成分

- ビタミンA …… 240μg（700μg）
- ビタミンC …… 81mg（100mg）
- ビタミンK …… 210μg（150μg）
- カリウム …… 420mg（2000mg）
- カルシウム …… 220mg（650mg）
- 糖質 …… 1.9g

食べかたのヒント

生で食べよう

ビタミンやミネラル全般を豊富に含むので、青汁にしてビタミンCを効率よく摂取。ロールキャベツやスープの具材にしてもビタミン群全般を摂れる。

- 葉の緑色が濃く、張りがあるものがよい
- 持ったときに重さのあるものを選ぶ

地中海沿岸を原産とするアブラナ科の野菜。キャベツの原種と言われていますが、キャベツのように結球せず、葉の表面にある縮緬状のシワが特徴です。

アブラナ科の辛味成分として、アリルイソチオシアネートを含んでいます。強い抗酸化作用によりがんを予防するほか、血栓防止作用にも効果的とされており、健康面に役立ちます。ほかにも、抗菌作用、消化促進など効能はさまざま。抗酸化作用で言えば、ほかにもβ-カロテン、ビタミンEも含むため、老化防止野菜として心強い味方になってくれます。

またビタミンの豊富さも群を抜いており、ミネラルも多く含んでいることから「緑黄色野菜の王様」と言われるほど。青汁の材料として活用されますが、スープの具材としても優秀です。

香菜（こうさい）

旬の時期：春

独特の香りが人気の"パクチー"は消化器官の強い味方！

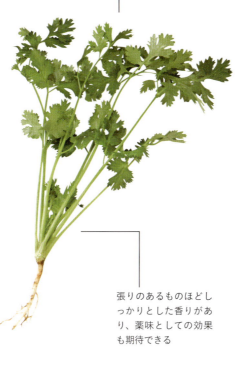

- 葉の色が鮮やかでみずみずしい
- 張りのあるものほどしっかりとした香りがあり、薬味としての効果も期待できる

地中海沿岸が原産で、日本へは中国から導入された香味野菜。中国ではシャンツァイ、タイではパクチーと呼ばれ、英語ではコリアンダーと言います。

料理に使う際は、主に若い葉を利用します。生の葉には独特の強い香りがありますが、これはリナロールやゲラニオールなどの精油成分によるもの。整腸や胃を健康にする作用があるほか、食欲の増進、消化の促進などさまざまな効能をもっています。また、体内の毒素が蓄積するのを防いだり、神経の緊張をほぐしてストレスを和らげる効果にも期待できます。

古代ギリシアでは種子を医薬として用いていたと言われ、古くから薬効が知られてきました。炭水化物と合わせるとその効果はさらに高まるとされ、パンやケーキなどに使われたとも言われます。

保存方法

葉は刻んで冷凍保存もできる

保存は、葉茎を水に浸した後、湿らせたキッチンペーパーで包み、ポリ袋に入れて冷蔵庫の野菜室に入れておこう。葉は、あらかじめ刻んでおき、冷凍庫に入れて保存しておいても便利。

調理と食べ合わせのコツ

独特の強い香りは中華やエスニックに

中華料理では、生の葉を魚料理に添えたり、炒め物や和え物として、あるいはスープに入れるなど彩りを兼ねた薬味として用いられる。エスニック料理にも使われる。

主な栄養成分

ビタミンA
ビタミンC
カルシウム
鉄

食べかたのヒント

薬味として使おう

肉・魚料理、スープなどに彩りも兼ねて入れたり、すっきりした味わいを生かしてカレーのスパイスとして味を引き立たせるのもよい。

色とファイトケミカルのパワー

リナロール

- ●整腸作用
- ●健胃効果
- ●消化促進

精油成分の一種で、胃や腸の健康を保つとされる。香菜には、同様に精油成分のゲラニオールも含まれる。

コスレタス

緑の野菜

旬の時期：夏

一般的なレタスの2倍以上の
β－カロテンで細胞の酸化を防ぐ

緑の野菜 ｜ 赤・紫色の野菜 ｜ オレンジ・黄色の野菜 ｜ 白の野菜 ｜ 茶・黒の野菜

保存方法

キッチンペーパーで包み ポリ袋に入れて保存

乾燥を防ぐため、水で湿らせたキッチンペーパーで包むかポリ袋に入れて冷蔵庫の野菜室へ。葉が上を向くように入れて保存するのがよい。長期保存には向かないので、早めに食べきろう。

色とファイトケミカルのパワー

β－カロテン

- ●抗がん作用
- ●心臓病予防
- ●老化防止

一般的なレタスの2倍以上のβ-カロテンを含む。抗酸化作用によりがん予防や老化防止などに効果的。

調理と食べ合わせのコツ

生食でも炒め物にしてもおいしい

肉厚なので卵やベーコンなどと炒めてもおいしく、ビタミンAを摂りやすい。生食する場合もドレッシングなどにオレイン酸やリノール酸を含むオリーブ油を使うとよい。

主な栄養成分

ビタミンA	43μg (700μg)
ビタミンE	0.7mg (6.5mg)
ビタミンK	54μg (150μg)
葉酸	120μg (240μg)
カリウム	250mg (2000mg)
糖質	1.5g

食べかたのヒント

クリーム煮にしても

牛乳などでクリーム煮にしてもおいしい。ビタミンCの多い果物と組み合わせたサラダにすると、美肌づくりやストレス緩和などの効果が高まる。

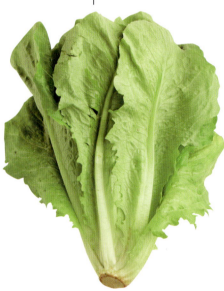

葉に張りがあるもの

芯の切り口がみずみずしいもの

レタスの仲間で長だ円形で緩く結球するのがコスレタス。「ロメインレタス」とも呼ばれ、シーザーサラダなどに使われることで広く知られ、ほのかに甘みと苦みがあるのが特徴。葉が肉厚で歯ごたえがあるので、加熱料理してもおいしく食べられます。

ファイルケミカルとしては、β－カロテンが挙げられます。抗酸化作用をもっており、がんや細胞の老化を予防する働きがあるとされます。健康面だけではなく、美肌を保つのにも有効に作用するため、美容の面でも心強い味方になってくれるでしょう。

ちなみに、ロメインレタスにはビタミンEも含まれますが、これはβ－カロテンと共存することで抗酸化作用が高まるとされています。ぜひ豊富に摂取して、健康面に生かしましょう。

こまつな【小松菜】

旬の時期：春

美肌効果に老化防止など女性にうれしい緑黄色野菜

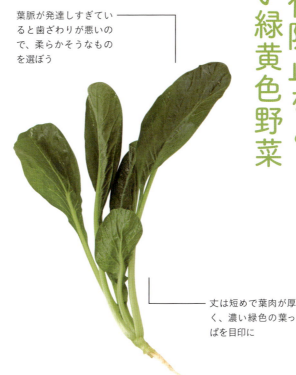

葉脈が発達しすぎていると歯ざわりが悪いので、柔らかそうなものを選ぼう

丈は短めで葉肉が厚く、濃い緑色の葉っぱを目印に

色とファイトケミカルのパワー

β-カロテン
- 抗酸化作用
- 美肌効果
- 老化防止

細胞の酸化を防ぎ、認知症予防や美肌キープなどさまざまな効能をもつ。老化防止に効果的なことでも有名。

保存方法

鮮度が落ちやすいので早めに食べよう

葉を乾燥させないように、水で湿らせたキッチンペーパーで包むかポリ袋に入れて冷蔵庫の野菜室で保存を。固めにゆでれば冷凍保存することもできる。長期保存には向かないので、早めに食べよう。

調理と食べ合わせのコツ

油と一緒に炒めてβ-カロテンを摂取

β-カロテンは油と一緒に摂ると吸収率が高まる。ほうれんそうと違い、アクが少なくクセも無いので、下ゆでせずにそのままごま油などで炒めても、おいしく食べられる。

主な栄養成分

ビタミンA	260μg（700μg）
ビタミンC	39mg（100mg）
カリウム	500mg（2000mg）
カルシウム	170mg（650mg）
鉄	2.8mg（10.5mg）
糖質	0.5g

食べかたのヒント

ゆでると（100g中）

ビタミンA	260μg
ビタミンC	21mg
カリウム	140mg
カルシウム	150mg
鉄	2.1mg
糖質	0.6g

江戸時代以降に東京の小松川地区で栽培され、その地名から「小松菜」の名前がついたとされています。寒さに強い緑黄色野菜のひとつで、体内に吸収されるとビタミンAに変わるファイトケミカル、β-カロテンを豊富に含みます。抗酸化作用をもつβ-カロテンにより、がんや老化予防に効果的なほか、美肌キープにおいても強い味方です。

また、体内で変化したビタミンAは、主に目や皮膚、粘膜全般の機能を健やかに保つほか、免疫力の低下で風邪を引いたり、皮膚が乾燥したりといった症状を予防してくれます。カルシウムや鉄分は、血液や骨の形状に欠かせない栄養素。女性に多いことから「婦人病」とも言われる貧血や骨粗しょう症を予防するためにも、たっぷり食べたい野菜です。

緑の野菜

サニーレタス

レタスの10倍のβ-カロテンで強い抗酸化力をもつ

旬の時期：夏

保存方法

劣化を避けるため冷蔵庫で保存

保存する際は、そのまま入れるのではなく、まず水で湿らせたキッチンペーパーや紙袋で包む。あるいは、ポリ袋に入れて冷蔵庫に立てた状態で入れよう。常温保存は劣化が早いので避けたい。

調理と食べ合わせのコツ

いわしと一緒に食べ効能を追加

オイルサーディンとの組み合わせは、いわしに含まれるDHA（ドコサヘキサエン酸）やEPA（エイコサペンタエン酸）の効能も加わり、コレステロール値の抑制に有効。

主な栄養成分

- ビタミンA …… 170μg（700μg）
- ビタミンE …… 1.2mg（6.0mg）
- ビタミンK …… 160μg（150μg）
- カリウム …… 410mg（2000mg）
- 鉄 …… 1.8mg（10.5mg）
- 糖質 …… 1.2g

食べかたのヒント

生で食べよう

レタスより多くβ-カロテンを含み、クセの無い味わいで脂肪分の多い食材と合わせればさっぱり食べられる。サラダ仕立てで食べたい。

色とファイトケミカルのパワー

β-カロテン

- 抗がん作用
- 心臓病予防
- 老化防止

β-カロテンはレタスの10倍近い含有量。ビタミンEと合わせて強い抗酸化力をもっている。

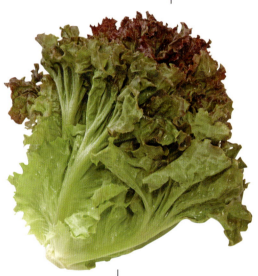

- 葉の緑と、縁の赤っぽい部分とのコントラストがはっきりしているものがよい
- 全体にふっくらとボリュームがあり、みずみずしく張りがあるものを選ぼう

レタスの仲間ですが、レタスのように結球せず、波打った葉が重なる「葉レタス」のグループに属します。「あかちりめんちしゃ」の別名が示すとおり、葉先の縮れた部分に赤味があるのが特徴。レタスよりも葉質が柔らかく、食べごたえの面では少し頼りない印象がありますが、栄養成分では優秀です。

特に100ｇ中2000μgというβ-カロテンの含有量は、レタスの実に10倍近くあります。ビタミンEの量も多く、強い抗酸化力に期待できます。B_1・B_2・Cなどのビタミンと協働して細胞の老化を防ぎ、生活習慣病の防波堤に。カルシウム、ビタミンKが多いので、骨粗しょう症が心配な更年期以降の女性にもぴったりです。クセのなさを生かし、サラダにしてたくさん摂りたい野菜です。

さやいんげん【莢隠元】

紫外線でダメージを受けやすい肌や毛髪の健康をキープ！

旬の時期：夏

保存方法

低温に弱いので量があるならゆでて保存

暑い時期は冷蔵庫で保存する。ただし低温に弱い野菜なので、冷蔵庫に入れていてもすぐにしなびてしまうのが難点。たくさん保存するときは、固めにゆでてから冷凍保存したほうが長持ちする。

調理と食べ合わせのコツ

たまねぎと合わせ抗酸化パワーアップ

$β$-カロテンの吸収を高める油と組み合わせたい。抗酸化パワーをもつたまねぎと合わせ、バター炒めやかき揚げにすれば、コレステロール値や血圧の上昇を抑える効果が。

主な栄養成分

- ビタミンA ……… 49μg (700μg)
- ビタミンB_2 ……… 0.11mg (1.2mg)
- カリウム ……… 260mg (2000mg)
- マグネシウム ……… 23mg (290mg)
- 食物繊維 ……… 2.4g (18g)
- 糖質 ……… 2.7g

食べかたのヒント

ゆでると (100g中)

- ビタミンA ……… 48μg
- ビタミンB_2 ……… 0.1mg
- カリウム ……… 270mg
- マグネシウム ……… 22mg
- 食物繊維 ……… 2.6g
- 糖質 ……… 2.9g

色とファイトケミカルのパワー

$β$-カロテン

- ●抗がん作用
- ●美肌効果
- ●老化防止

体内でビタミンAに変換され、老化防止やがん予防などに効果がある。肌や毛髪の健康維持にも。

豆のかたちが凹凸に出ているものは、育ちすぎで固くなっている

さやが細くて先までピンと伸び、表面に張りがあるものがよい

年に3度収穫できることから関西では「三度豆」と呼ばれ、地方によって「五月ささげ」中国では「菜豆」「四季豆」などの呼び名があります。

豆類に特徴的なたんぱく質のほか、$β$-カロテンやビタミンB_1・B_2・B_6・C、ミネラル類、食物繊維を含みます。$β$-カロテンはがんや動脈硬化の予防などが期待できるほか、日差しでダメージを受けやすい皮膚や毛髪の健康維持にも効果を発揮。たんぱく質、脂質、炭水化物の三大栄養素のエネルギー代謝を助けるビタミンB_2も多いので、エネルギーの消費が増える夏のスタミナ供給源として、積極的に摂りたい野菜のひとつです。疲労回復効果をもち、美肌づくりにも有効とされるアスパラギン酸や、必須アミノ酸のリジンを含んでいます。

緑の野菜

さやえんどう【莢豌豆】

旬の時期：春

抗酸化作用をもつβ-カロテンとビタミンCのコンビでがんや老化を抑制

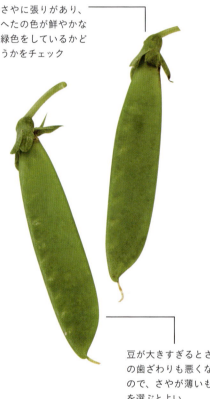

さやに張りがあり、へたの色が鮮やかな緑色をしているかどうかをチェック

豆が大きすぎるとさやの歯ざわりも悪くなるので、さやが薄いものを選ぶとよい

保存方法

さっと固めにゆでてから冷凍保存

生のさやえんどうは新鮮なうちにさっと固めにゆで、余るようなら保存袋に入れて冷凍保存をするのがおすすめ。長い間、空気に触れているとしおれて鮮度を失ってしまうので注意したい。

調理と食べ合わせのコツ

火を通し過ぎないように注意しよう

ビタミンCは水に溶けやすく熱に弱いため、ゆですぎなど火を通しすぎるのは禁物。煮物の場合は、火を止めてから加えるようにすると栄養面でも味わいの面でもよい。

主な栄養成分

ビタミンA	47μg (700μg)
ビタミンB₁	0.15mg (1.1mg)
ビタミンB₂	0.11mg (1.2mg)
ビタミンC	60mg (100mg)
食物繊維	3g (18g)
糖質	4.5g

食べかたのヒント

ゆでると(100g中)

ビタミンA	48μg
ビタミンB₁	0.14mg
ビタミンB₂	0.10mg
ビタミンC	44mg
糖質	3.9g

色とファイトケミカルのパワー

β-カロテン

- 抗がん作用
- 美肌効果
- 老化防止

多量のβ-カロテンを含み、活性酸素の抑制に期待できる。主な効能は、抗がんや老化防止、肌荒れの予防など。

えんどうの若いさやと豆を食用にするもので、さやが小さい品種を「絹さや」、大きい品種を「オランダさや」と呼びます。翡翠色の爽やかな色合いで、たんぱく質と糖質を多く含んでいます。

またβ-カロテンやビタミンCが豊富であることも特徴。これらは活性酸素を除去する抗酸化作用をもっており、細胞の酸化を防ぐことで、がん予防や老化を抑制する働きがあります。病気の防止だけではなく、髪や肌を若々しく保つ効果もあるとされているため、美容の面でも積極的に食べるとよいでしょう。

炭水化物を多く含むさやえんどうの場合、ビタミンB₁、B₂は糖質をエネルギーに代謝する際の補酵素として作用します。そのため、疲労回復や食欲の増進に効果があります。

緑の野菜 | 赤・紫色の野菜 | オレンジ・黄色の野菜 | 白の野菜 | 茶・黒の野菜

サラダな

旬の時期：夏

豊富なβ-カロテン含有量で美容面にも健康面にも役立つ

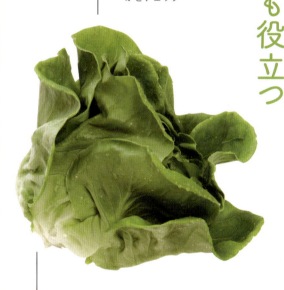

― 葉が鮮やかな緑色をしているか、葉のまわりに黒ずみが無いかをチェック

― 葉の枚数が多く、全体にこんもりしているものが良品

保存方法

日もちはしないので早めに食べきろう

外側の葉からはがして使い、残りはポリ袋に入れ、封をして冷蔵庫へ入れておこう。乾燥に弱くすぐにしなびてしまうなど、あまり日もちする野菜ではないので、なるべく早く食べきるようにしよう。

調理と食べ合わせのコツ

脂肪分の多い食材と合わせて

脂溶性のβ-カロテンを多く含むため、脂肪分の多い食材や、植物油を使ったドレッシングと。たんぱく質とカルシウムが豊富なじゃこなどと和風サラダにして貧血予防にも。

主な栄養成分

ビタミンA ······ 180μg（700μg）
ビタミンE ······ 1.4mg（6.0mg）
ビタミンK ······ 110μg（150μg）
カリウム ······ 410mg（2000mg）
鉄 ·············· 2.4mg（10.5mg）
糖質 ············ 0.9g

食べかたのヒント

生で食べよう

ビタミンE、鉄がたっぷりなので生のまま肉や魚の付け合わせに。グリルした肉をサラダでくるりと巻いたり、ローストビーフに添えてもいい。

色とファイトケミカルのパワー

β-カロテン

- 抗がん作用
- 心臓病予防
- 老化防止

リーフレタスに次いでβ-カロテン含有量が多く、美肌や心臓病予防、抗がんなどの健康面に貢献してくれる。

レタスの仲間のうち、結球のゆるいバターヘッド型に属します。ヨーロッパが原産で、主にグリーンサラダとして肉や魚の付け合わせに使われます。

100g中に2200μgものβ-カロテンを含むのが特徴。これはリーフレタスに次ぐ含有量で、強い抗酸化作用が期待できます。美肌を保つ美容面、がんや心臓病を予防する健康面、どちらにおいても心強い味方となってくれるでしょう。

美容面でいえば、細胞の若返りに欠かせないビタミンEもたっぷり。骨や血液の働きを助けるビタミンKや、葉酸も71μgと豊富です。葉酸は貧血予防因子として発見されたビタミンB群の一種で、造血を促し、赤血球の組成をサポート。胎児の発育に不可欠で、妊娠中の女性におすすめしたい野菜です。

さんしょう【山椒】

緑の野菜

サンショオールとシトラールの力で食欲増進！

旬の時期：周年

色とファイトケミカルのパワー

サンショオール／シトラール

- 食欲増進
- 消化促進
- 抗菌作用

辛味成分のサンショオールと香り成分のシトラールはその香味で食欲を促すほか、消化促進、抗菌などの作用がある。

保存方法

実ざんしょうはアクを抜いてから保存

保存するときは、水で湿らせたキッチンペーパーをかぶせ、ラップしよう。実ざんしょうは、水を替えながら数回ゆで、一晩水にさらしてアク抜きした後、塩漬けや佃煮にして保存を。

調理と食べ合わせのコツ

すりつぶして調味料として活用

木の芽や花ざんしょうは、調味料として活用したい。天日に干すか、15～20秒ずつ数回に分けレンジ加熱して乾燥させ、すりつぶして天然塩と合わせると、調味料になる。

主な栄養成分

ビタミンB1	0.1mg	(1.1mg)
ビタミンB2	0.45mg	(1.2mg)
カリウム	1700mg	(2000mg)
カルシウム	750mg	(650mg)
鉄	10.1mg	(10.5mg)
糖質	69.6g	

※粉ざんしょうの数値

食べかたのヒント

擂りつぶして調味料に

辛味成分はサンショオール。大脳を刺激し、内臓機能を高める。サンショオールが消化を促進するため、うなぎとの相性が非常によい。

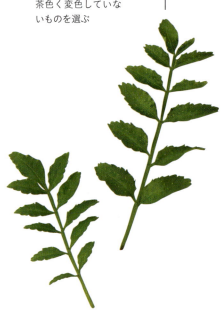

木の芽や花ざんしょうは傷みやすいので、茶色く変色していないものを選ぶ

一般的に「木の芽」と呼ばれる若芽から、花、実、果実の皮や樹皮に至るまで、余さずに香辛料として利用されます。

辛味はサンショオールによるもの。大脳を刺激し、内臓器官の機能を高める働きがあり、漢方では消化促進を助ける健胃薬として用いられます。香辛料としては、うなぎとの組み合わせが有名ですが、脂っこいうなぎの消化をサンショオールが促進するため、非常に理想的な組み合わせと言えるでしょう。ただし、サンショオールは局所麻酔性があるため、摂りすぎには注意が必要です。

また、さんしょうといえば独特の芳香も魅力ですが、これはシトラールが含まれるため。食欲増進効果や抗菌作用があるので、食欲不振になり食べ物が腐りやすくがちな季節に最適です。

サンチュ

レタス以上の抗酸化作用に期待できる焼肉のおとも

旬の時期：夏

色とファイトケミカルのパワー

β-カロテン
- 抗酸化作用
- 抗がん作用
- 老化防止

緑黄色野菜として多くのβ-カロテンを含み、抗酸化作用をもつ。がん予防のほか、粘膜強化で風邪予防にも。

保存方法

ポリ袋に入れ冷蔵庫の野菜室で保存

保存には向かない野菜なので、その日のうちに食べきるのがよい。余ってしまったときはポリ袋に入れ、冷蔵庫の野菜室で保存しよう。食べる前は、冷水でさっとすすいでシャキッとさせよう。

調理と食べ合わせのコツ

食べるときは手でちぎって使おう

肉、魚、味噌などを巻きそのまま食べる。かつてはゆでておひたしや、みそ和えなどにして食べられていた。包丁で切ると変色しやすいため、手でちぎって使うのがよい。

主な栄養成分

ビタミンA	320μg
ビタミンC	13mg
ビタミンE	0.7mg
カルシウム	62mg
鉄	0.5mg

食べかたのヒント

生で食べよう

熱いものを包んでも、ぱりっとした歯ごたえを楽しめるのが特徴。肉や魚などを巻いてそのまま食感、肉・魚とのコンビネーションを楽しみたい。

- 鮮やかな緑色をしていてみずみずしいもの
- 切り口が変色していないものがよい

レタスには掻きぢしゃ「立ちぢしゃ」「葉ぢしゃ」「玉ぢしゃ」などの品種があります。「ちしゃ（萵苣）」はレタスの和名ですが、サンチュは、成育した葉を下から順に掻きとって食べる「掻きぢしゃ」という種類に属します。

その他レタスの仲間と同様に、β-カロテンを多く含み、通常のレタスと比較しその含有量は10倍近いとされています。β-カロテンは、抗酸化作用をもっているため、がんや老化を予防するほか、粘膜を強化することで風邪予防にも効果を発揮します。

また、サンチュは鉄分も多く貧血の予防に効果的。女性にとってはうれしい機能性をもっています。含有するビタミンEは熱に強く、体内で脂肪の酸化を防ぐので、血液の循環をよくし、腎臓や心臓の働きも助けます。

ししとうがらし

緑の野菜

カプサイシンの力で脂肪を燃焼！冷え性改善！

旬の時期：夏

| 緑の野菜 | 赤・紫色の野菜 | オレンジ・黄色の野菜 | 白の野菜 | 茶・黒の野菜 |

保存方法

風味が落ちる前に早めに食べきる

保存袋に入れ、空気に触れないように封をして冷蔵庫に入れると数日はもつが、風味はどんどん落ちていく。できるだけ早めに食べきるほうがよい。

調理と食べ合わせのコツ

肉料理の付け合わせに最適

ビタミンCの抗酸化力によるがん予などの効果は、ビタミンAやEを含む食材と組み合わせることでさらにアップ。ステーキやレバーなど肉料理の付け合わせに適している。

主な栄養成分

ビタミンA ──── 44μg（770μg）
ビタミンC ──── 57mg（100mg）
ビタミンE ──── 1.3mg（6.0mg）
ビタミンK ──── 51μg（150μg）
食物繊維 ──── 3.6g（18g）
糖質 ──── 2.1g

食べかたのヒント

油で炒めると・（100g中）

ビタミンA ──── 45μg
ビタミンC ──── 49mg
ビタミンE ──── 1.3mg
ビタミンK ──── 52μg
食物繊維 ──── 3.6g
糖質 ──── 2.2g

色とファイトケミカルのパワー

カプサイシン（カロテノイド）

- 肥満予防
- コレステロールのコントロール
- 冷え性改善

脂肪の燃焼効率を高めるほか、食欲増進効果も。血流量を増やせるため、冷え性の改善にもつながるとされる。

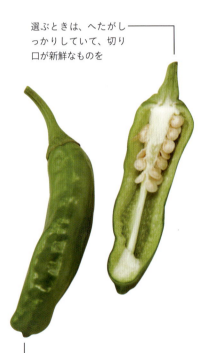

選ぶときは、へたがしっかりしていて、切り口が新鮮なものを

小ぶりのサイズで細長い形をしているほうが、味がよいとされている

とうがらしの仲間のうち、辛味の少ない甘味種に属する品種で、先端のくぼみが獅子の口に似ていることから「獅子唐辛子」の名前がついたと言われます。

また、とうがらしと同じカプサイシンを含むことも特徴。カプサイシンは新陳代謝を促し、脂肪やグリコーゲンを燃焼させ、体熱を上げる働きがあります。一方、ししとうがらしは栄養的にも味の面でも油と相性がよく、炒めると皮が柔らかくなり辛さが減るため、一度に多くの量を摂りやすいというメリットがあります。

ビタミンB₆やC・Eを多く含有し、β-カロテンも含まれます。ミネラルではカリウムが比較的豊富。カリウムには塩に含まれるナトリウムのバランスを調整し、利尿を促す作用があり、血圧の安定、むくみ予防に期待できます。

しそ【紫蘇】

旬の時期：夏

高い殺菌力をもつペリルアルデヒドで食中毒を予防する

色とファイトケミカルのパワー

ペリルアルデヒド
- 食中毒予防
- 食欲増進
- 解毒作用

ペリルアルデヒドは香り成分。強い殺菌作用により食中毒を予防したり、食欲増進効果があるとされる。

保存方法

水切れに注意して風味を保とう

風味が落ちないうちに、早く使いきること。丈夫で虫がつきにくいため、鉢植えで自家栽培すると重宝する。また水分を切らさないよう保存するため、濡れたキッチンペーパーなどで包もう。

調理と食べ合わせのコツ

刻んでペリルアルデヒドの薬効向上

ペリルアルデヒドは、刻むことで香りが引き立ち、薬効もアップ。刺身に添えるときは細かく刻むとよい。油と合わせて調理すれば、β-カロテンの吸収率も高まる。

主な栄養成分

ビタミンA	880μg	(700μg)
ビタミンB₂	0.34mg	(1.2mg)
ビタミンC	26mg	(100mg)
ビタミンE	3.9mg	(6.0mg)
カルシウム	230mg	(650mg)
糖質	0.2g	

食べかたのヒント

油で揚げて

衣をつけてさっと揚げると手軽なおかずに。細かく刻んだしそを肉や白身の魚にまぶしたり、チャーハンに混ぜ込めばビタミン類も補足される。

葉の色が濃く、パリッとした張りがあって、茎の切り口が黒ずんでいないものが新鮮

薬味や添え物に使われる香辛野菜。栄養成分の含有量の多さでは、群を抜きます。「青じそ」と「赤じそ」があり、栄養素を多く含むのは「青じそ」。香り成分のペリルアルデヒドにも強い殺菌力があり、食中毒を防ぐ効果が。調理用食材として積極的に利用したいほか、食用増進効果も期待できるので肉や魚にまぶして食べるのもおすすめです。

動脈硬化予防やがんの抑制に働くβ-カロテンは100g中に11000μgと多く、緑黄色野菜の代表格です。ビタミンB₂やカルシウムも豊富ですが、1回の使用量は少なく、1枚は約1gとなっています。

一方の赤じそには、赤色色素のアントシアニンが含まれます。抗酸化作用によるがんや老化の抑制効果などが注目されています。

緑の野菜

じゅうろくささげ【十六大角豆】

旬の時期：春

β-カロテンががんや老化を防ぐほか
皮膚や粘膜を健康に保つ

色とファイトケミカルのパワー

β-カロテン

- 抗がん作用
- 美肌効果
- 老化防止

ビタミンCに加えて、β-カロテンを多く含み優れた抗酸化作用を発揮。がんや老化を防ぐ効果が期待できる。

保存方法

固めにゆでてから保存袋に入れ冷蔵

使いきれなかった分は、鮮度が落ちないうちにさっと固めにゆでてから、保存袋に入れて冷凍庫に入れる。これで2～3カ月はおいしく食べられるが、乾燥させるとすぐにしなってくるので注意。

調理と食べ合わせのコツ

シンプルな味付けで肉・魚の付け合わせに

シンプルに塩、コショウ、バターで味付けするだけでも肉・魚料理の付け合せとして活躍。ビタミンEを含む油と相性がよいので天ぷらにするのもおすすめ。

主な栄養成分

ビタミンA	96μg (700μg)
ビタミンC	25mg (100mg)
葉酸	150μg (240μg)
カリウム	250mg (2000mg)
食物繊維	4.2g (17g)
糖質	0.6mg

食べかたのヒント

ゆでると (100g中)

ビタミンA	93μg
ビタミンC	16mg
葉酸	150μg
カリウム	270mg
食物繊維	4.5g
糖質	1.7g

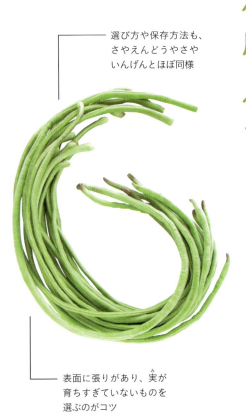

選び方や保存方法も、さやえんどうやさやいんげんとほぼ同様

表面に張りがあり、実が育ちすぎていないものを選ぶのがコツ

原産国はアフリカですが、日本で野菜として食べられるのは、「十六ささげ」と呼ばれる細長いさやの菜豆が中心。名前のとおり16～18粒程度の実をもち、さやえんどうやさやいんげんと同様に、若いさやと未熟な豆を一緒に食べます。

β-カロテンの含有量が非常に多く、ビタミンCも含まれています。β-カロテンは優れた抗酸化作用で、がんや老化を防ぐ役割を果たすほか、体内に吸収されたときにビタミンAに変わり、皮膚や粘膜を健全に保つという働きもあります。

「金時ささげ」「小豆ささげ」などは乾燥後に水で戻して小豆同様に使います。乾燥したささげは生に比べ、たんぱく質や糖質、カリウムやマグネシウムなどミネラル分を多く含むのが特徴です。

しゅんぎく【春菊】

旬の時期：冬

β-カロテンはじめとする多様な成分で病気の抵抗力を高める

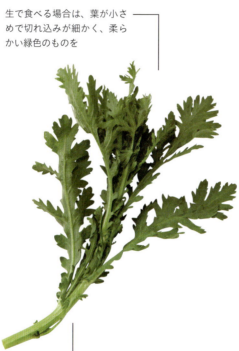

生で食べる場合は、葉が小さめで切れ込みが細かく、柔らかい緑色のものを

茎は細く短め、葉は色が濃く、密生しているものが良品

保存方法

余ったらゆでてから冷凍保存してもよい

キッチンペーパーで包み、ポリ袋に入れて冷蔵庫の野菜室に。余ってしまったら、固めにゆでて冷凍保存を。傷みやすく、また乾燥に弱いので、長く保存せず、早めに食べるように心がけたい。

調理と食べ合わせのコツ

ビタミンCを補い抗酸化力をアップ

風邪対策には、しょうがとの組み合わせが適している。しゅんぎくにはビタミンCが少なめなので、Cを補うことでβ-カロテンやビタミンEの抗酸化力がパワーアップ。

主な栄養成分

- ビタミンA …… 380µg（700µg）
- ビタミンB₂ …… 0.16mg（1.2mg）
- ビタミンE …… 1.7mg（6.0mg）
- カリウム …… 460mg（2000mg）
- カルシウム …… 120mg（650mg）
- 糖質 …… 0.7g

食べかたのヒント

ゆでると（100g中）

- ビタミンA …… 440µg
- ビタミンB₂ …… 0.08mg
- ビタミンE …… 2mg
- カリウム …… 270mg
- カルシウム …… 120mg
- 糖質 …… 0.8g

色とファイトケミカルのパワー

β-カロテン

- ●抗がん作用
- ●心臓病予防
- ●老化防止

体内でビタミンAに変化し、病気への抵抗力を高めたり、がんや動脈硬化を予防したりする働きをもつ。

冬の代表的な緑黄色野菜として、鍋物やおひたしに大活躍。関西では「菊菜」の呼び名で親しまれています。

多量のβ-カロテンを含み、ビタミンB₂・E、葉酸なども豊富です。ミネラルではカリウム、カルシウム、鉄をいずれも多く含むほか、食物繊維も豊富。また、特有の香りは、α-ピネン、ベンズアルデヒドなどの精油成分によるもので、胃腸の働きを整えて、のどの炎症を防ぐ働きがあるとされています。

これらの成分により、冬に流行しやすい風邪や感染症の予防、高血圧や便秘の予防・改善、貧血、コレステロールの上昇抑制による動脈硬化の予防といった健康効果が得られます。アク成分のシュウ酸が少なめなので、下ゆでの必要がなく、栄養素の損失を抑えられるのもメリットのひとつです。

緑の野菜

じゅんさい【蓴菜】

多く含まれるポリフェノールでコレステロール値を抑制

旬の時期：夏

保存方法

賞味期限は冷蔵保存で1週間ほど

びん詰めは日の当たらない場所で保存し、開栓後はなるべく早く食べきろう。純水入りの袋詰めの場合、賞味期限は冷蔵庫で1週間以内。鮮度が命なので、開封したらその日のうちに食べきりたい。

調理と食べ合わせのコツ

酢の物やみそ汁で味わいたい

びん詰めはそのままで、生は最初に熱湯にくぐらせ、冷水に取って色出ししてから使う。つるりとしたのどごしが身上なので、酢の物や吸い物、みそ汁などで味わうとよい。

主な栄養成分

- ビタミンA ……… 2μg (700μg)
- ビタミンK ……… 16μg (150μg)
- 葉酸 ……… 3μg (240μg)
- 食物繊維 ……… 1g (18g)
- 糖質 ……… 0g

食べかたのヒント

酢の物で食べよう

しょうがやきゅうりなどと合わせ酢の物にするのが手軽。しょうがを薬味に加えて和え物にしたり、ゼラチンで寄せてジュレにしてもよい。

色とファイトケミカルのパワー

ポリフェノール

- ●抗酸化作用
- ●生活習慣病予防
- ●老化防止

抗酸化作用をもつ、ポリフェノールを含む。がんや糖尿病を予防できるほか、肌荒れを防止する働きももつ。

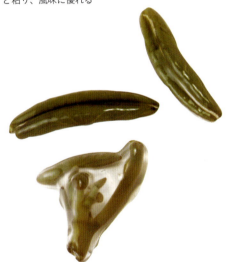

生のじゅんさいは一番芽から三番芽まであり、番号の若い早採りのものほど粘り、風味に優れる

水の中に潜っている若い芽と茎の一部を摘み取って食用にします。若い葉はくるりと巻いた状態でゼリー状の粘液に包まれていて、粘りが多いほど上質であるとされます。初夏から真夏にかけて、独特の歯ざわりとのどごしが涼味を呼ぶ山菜です。

非常に多くのポリフェノールを含むとされており、コレステロールや中性脂肪の合成・分泌を抑える働きをもちます。生活習慣病の予防に期待できるため、糖尿病などが気になる人は積極的に食事に取り込むといいでしょう。また老化防止効果も期待できます。

特有の粘液は食物繊維の一種で、水溶性の食物繊維と、水分を吸収して膨張する不溶性の食物繊維とが、ほぼ半々の割合で含まれます。水溶性食物繊維には血糖値や血圧の上昇を抑える働きがあります。

すだち【酢橘】

旬の時期：秋

抗酸化作用のほか、心身ともに疲れを解消する成分がいっぱい

色とファイトケミカルのパワー

フラボノイド
- 抗酸化作用
- 生活習慣病予防
- コレステロールのコントロール

抗酸化作用をもつほか、コレステロールのコントロールにも効果的とされる。生活習慣病の予防に最適。

保存方法

量が多いときは絞り汁と冷凍しよう

基本的な保存方法は、水できれいに洗った状態で水分をよく拭き取り、ポリ袋に入れ、空気をよく抜いてから冷蔵庫で。たくさんあるときは、絞り汁を製氷皿に入れて、冷凍庫で保存すると便利。

調理と食べ合わせのコツ

いわしなどの青魚と相性抜群

クエン酸は、ビタミンB群と一緒に摂ると疲労回復や風邪の予防効果が一段とアップ。ビタミンB₁が豊富な豚肉、ビタミンB₂が多いいわしなどの青魚は、特に相性が◎。

主な栄養成分

ビタミンC	40mg	(100mg)
ビタミンE	0.3mg	(6.0mg)
ナイアシン	0.2mg	(12mg)
カリウム	140mg	(2000mg)
カルシウム	16mg	(650mg)
糖質	6.5g	

食べかたのヒント

絞り汁を料理に

料理にひと振りして。ビタミンCはビタミンEと合わせると抗酸化パワーが格段に高まる。ビタミンEが豊富な牡蠣やししゃもなど魚介類に添えたい。

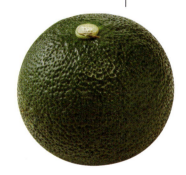

表面がなめらかで凹凸が少なく、きれいな緑色をしているものが上級品

熟しかけて黄色味をおびているものは、香りがやや弱くなる

徳島県の特産で、未熟な青い実のうちに収穫し、全国に出荷されます。ゆず類のなかでも特に香りがよいとされ、鍋物や焼き魚に添えて絞り汁を薬味として使ったり、緑色の皮をすりおろしてあしらったりと、日本料理で多く使われる素材です。

ファイトケミカルとしては、フラボノイドが含まれます。抗酸化作用をもっているほか、コレステロールの抑制にも作用するので、がんや糖尿病など生活習慣病の予防に効果を発揮します。また、乳酸の蓄積を抑え、疲労回復効果のあるクエン酸が多いのもすだちの特徴。食欲を増進させて、消化酵素の分泌を促す役割ももっています。香り成分のリモネンには神経を休める作用があるので、疲れたときはクエン酸とリモネンでリフレッシュしましょう。

緑の野菜

ズッキーニ

旬の時期：夏

β-カロテンで細胞を若々しく保つ
きゅうりに似たかぼちゃの仲間

保存方法

空気が入らないようにぴったりラップで包む

あまり太いものは果肉が固いので、太さがほどほどで、かつ均一なものを選ぶとよい。保存する際は、水気を拭き取ってラップに包み冷蔵庫に。空気が入らないようぴったり包むのがポイント。

色とファイトケミカルのパワー

β-カロテン

- 抗がん作用
- コレステロールのコントロール
- 老化防止

きゅうりとほぼ同等のβ-カロテンを含む。がんなど生活習慣病の予防に加え、コレステロールの抑制にも効果的。

調理と食べ合わせのコツ

煮込むなら油で炒めたあとに

栄養的にも味わいの面でも、油で調理したい。相性がよいのは、オリーブオイル。油で炒めてから煮込むのは、ビタミンCの損失を抑えるうえで有効な調理法。

主な栄養成分

ビタミンA	27μg	(700μg)
ビタミンC	20mg	(100mg)
ビタミンE	0.4mg	(6.0mg)
ビタミンK	35μg	(65μg)
カリウム	320mg	(2000mg)
糖質	1.5g	

食べかたのヒント

油で炒めて食べよう

β-カロテンやビタミン群を含むので油を用いた料理で吸収力アップ。オリーブオイルやバター炒めにすると甘みやコクが増しておいしい。

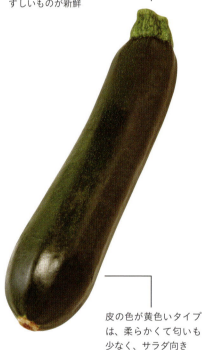

皮の表面に光沢があり、へたの切り口がみずみずしいものが新鮮

皮の色が黄色いタイプは、柔らかくて匂いも少なく、サラダ向き

形はきゅうりに似ていますが、かぼちゃの仲間。名前はイタリア語で「小さなかぼちゃ」を意味します。

かぼちゃよりは少なめですが、β-カロテンやビタミンCなどを含んでいます。β-カロテンは抗酸化作用により、がんなど生活習慣病の予防や、コレステロールの上昇抑制に効果があるとされています。β-カロテンや脂溶性のビタミン群は油で調理することで効率よく体内に取り込むことができるため、煮込む前に油で炒めるなどの工夫をするとよいでしょう。

また、ズッキーニが含むカリウムは、過剰なナトリウムの一部を体外に排出させる働きがあるため、高血圧症の予防に効果的。ビタミンKは血液を凝固させる成分として働くので、けがなどの際に止血する大切な働きがあります。

スナップえんどう

甘みと食感のよさでおいしく β-カロテンをたっぷり摂取

旬の時期：春

色とファイトケミカルのパワー

β-カロテン
- 抗がん作用
- 美肌効果
- 老化防止

青ピーマンに匹敵するβ-カロテンを含み、より食べやすく、摂取しやすい。がんや老化などを予防するのに役立つ。

保存方法

冷凍保存するときは水気を切ってから

ポリ袋に入れて冷蔵保存するか、新鮮なうちにさっとゆで、水気を切って保存袋に入れて冷凍を。いずれも早めに使い切ること。再調理の際は、冷凍のままスープなどに入れても。

調理と食べ合わせのコツ

サラダならオリーブ油などを使って

β-カロテンは油と一緒に摂るとよいので、さっと植物油などで炒めるか、サラダにする場合は植物油を加えたドレッシングやオリーブ油をかけるなどの工夫をしたい。

主な栄養成分

ビタミンA	34μg (700μg)
ビタミンB₁	0.13mg (1.1mg)
ビタミンC	43mg (100mg)
カリウム	160mg (2000mg)
カルシウム	32mg (650mg)
糖質	7.4g

食べかたのヒント

手軽なプラス一品に

さっとゆで、すりごまをかけるなどで手軽な一品に。ビタミンCは熱に弱いので、食感を生かすためにも加熱しすぎないように注意。

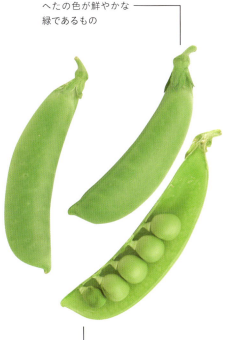

- へたの色が鮮やかな緑であるもの
- さやに張りがあるもの

スナップえんどうは、実がある程度大きくなってもさやが堅くならないさやえんどうで、さやごと食べられます。シャキシャキとした食感で甘みもあることから、スナックえんどうとも呼ばれることもあります。

抗酸化作用の高いビタミンCが比較的多く、がん予防や老化の抑制などに効果を発揮します。一度にたくさん食べやすく、β-カロテンが摂取しやすいのもうれしいポイント。β-カロテンは体内でビタミンAとなり、皮膚や粘膜を守るので、美肌効果、ビタミンCと併せて強力な抗酸化作用が期待できます。

また、疲労回復に役立つビタミンB₁やカリウムなどのミネラルも含まれています。料理の付け合わせにすると栄養バランスのよい食事づくりになるでしょう。

セージ

旬の時期：周年

シオネールで血行改善、ストレス軽減！心身の健康を守る香辛料

色とファイトケミカルのパワー

シオネール

- 血流促進
- 抗ストレス作用
- 抗菌作用

精油（せいゆ）成分のひとつ。血行の循環をよくして、神経系統の働きをサポートする役割ももつため、抗ストレス作用も。

保存方法

冷蔵庫に入れたままにすると劣化する

冷蔵庫に入れたままにすると、葉が黒くなる、しおれるなどの冷蔵障害が出やすい。余ったセージは陰干しして乾燥させた状態で保存すると長持ちする。

調理と食べ合わせのコツ

ラムやマトンなどの脂肪臭を消すのに最適

脂肪臭を消す効果が強いので、相性がよい豚肉のほか、鶏肉、ラム、マトン、魚介類などの臭み消しにもなる。挽肉（ひきにく）料理には、粉末のスパイスや乾燥した葉を混ぜ込もう。

主な栄養成分

ビタミンA	120μg	(700μg)
ビタミンB₂	0.55mg	(1.2mg)
カリウム	1600mg	(2000mg)
カルシウム	1500mg	(650mg)
鉄	50mg	(10.5mg)
糖質	66.9g	

※粉末スパイスの数値

食べかたのヒント

肉料理の香り付けに

特有の香気は精油（せいゆ）成分で、食欲を刺激し消化を助ける効果も。スペアリブやミートローフなどのかたまり肉なら、生の葉を貼りつけてオーブン焼きに。

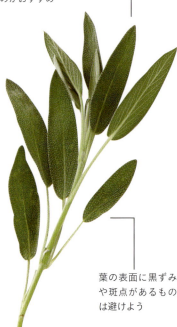

生のセージを求めるときは、つぼみが無く、葉がやや小ぶりで、柔らかいものがおすすめ

葉の表面に黒ずみや斑点があるものは避けよう

ヨーロッパの代表的なハーブで、古代から万病に効く治療薬として用いられてきました。よもぎに似た香気は、肉料理の香り付けや臭み消しに最適。特に豚肉には欠かせない香辛料です。

精油（せいゆ）成分としては、シオネールをはじめツヨン、ボルネオール、カンファーなどが含まれます。殺菌作用や組織を縮める収れん作用があるため、葉の浸出（しんしゅつ）液はのどの炎症や胃腸炎、解熱のための薬として使われます。また、鼻に抜けるさわやかな香りは、胃液の分泌を助ける効果も。血行を促進したり、神経系統に働きかけてイライラを鎮（しず）めたりといった、心身の健康によい効果も見逃せません。加えて、女性ホルモンに似た作用があることもわかっており、更年期障害や婦人病の効果も報告されています。

緑の野菜 | 赤・紫色の野菜 | オレンジ・黄色の野菜 | 白の野菜 | 茶・黒の野菜

せり【芹】

旬の時期：春

β-カロテン、ビタミンK豊富でがん予防や骨粗しょう症対策に

水辺や湿地で生育する、日本原産の代表的な山菜。独特の香りとシャキシャキした歯ごたえが特徴で、食欲増進や胃もたれの解消に役立つとされ、春の七草として、栽培もされています。民間療法では、葉に含まれる精油のテルペン類に薬効があるとされ、リウマチの症状緩和に利用されてきました。

β-カロテンを非常に多く含み、優れた抗酸化作用で抗がん、老化抑制が期待できます。火を通すと、かさが減るので、たっぷり食べてビタミンAを補給しましょう。

カリウム、鉄分を中心にミネラルも多く、認知症予防に有効な葉酸の含有量も豊富。カルシウムの吸収を高め、骨の健康を維持するうえで有効なビタミンKが豊富なので、骨粗しょう症対策としても、積極的に食べたい野菜です。

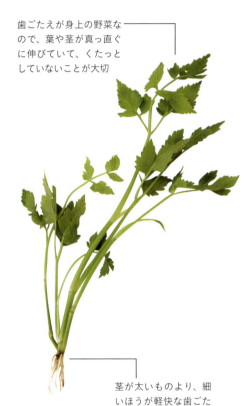

歯ごたえが身上の野菜なので、葉や茎が真っ直ぐに伸びていて、くたっとしていないことが大切

茎が太いものより、細いほうが軽快な歯ごたえを楽しめる

色とファイトケミカルのパワー

β-カロテン

- ●抗がん作用
- ●心臓病予防
- ●老化防止

抗酸化作用により、がんや老化、動脈硬化や心臓病予防に効果的とされる。美肌効果もあり、美容面でもおすすめ。

保存方法

水を含ませ立てた状態で保存

水分を保たせることが重要なので、水で濡らしたキッチンペーパーで根元の部分を包み、ラップにくるんで冷蔵庫に入れよう。このとき、できるだけ立てて入れることで痛みを軽減できる。

調理と食べ合わせのコツ

おひたしのほか炒め物にしてもよい

おひたしや鍋物の具、汁の実などに使うのが一般的だが、β-カロテンの吸収を高めるため、炒め物にも。ビタミンAの効力を上げるには、たんぱく質と組み合わせる。

主な栄養成分

ビタミンA	160μg (700μg)
ビタミンC	20mg (100mg)
ビタミンK	160μg (150μg)
カリウム	410mg (2000mg)
鉄	1.6mg (10.5mg)
糖質	0.8g

食べかたのヒント

ゆでると（100g中）

ビタミンA	150μg
ビタミンC	10mg
ビタミンK	160μg
カリウム	190mg
鉄	1.3mg
糖質	0.6g

緑の野菜

セロリー

香り成分がイライラを鎮め、自律神経を整える

旬の時期：冬

保存方法

水に濡らさないよう注意しよう

水に濡れると傷みやすく、ビタミンも損なわれるので、洗わずにラップやポリ袋で覆い、冷蔵庫の野菜室へ。洗って水気を切った後に冷凍保存することも可能。

色とファイトケミカルのパワー

アピイン

- ●精神安定
- ●不眠症予防
- ●高血圧改善

イライラを抑える精神安定の作用が期待できる。自律神経に働きかけるため、高血圧の改善にも役立つ。

調理と食べ合わせのコツ

加熱料理で甘味を味わうのもよい

イライラを抑える香り成分を生かすため、抗ストレス作用のあるビタミンCやカルシウムを含む食材との組み合わせを。パプリカとの炒め物など加熱すれば甘味も生まれる。

主な栄養成分

- ビタミンC ……… 7mg（100mg）
- 葉酸 ……… 29μg（240μg）
- カリウム ……… 410mg（2000mg）
- 食物繊維 ……… 1.5g（18g）
- 糖質 ……… 2.1g

食べかたのヒント

炒め物で食べよう

サッと炒めればOK。ざくざく切って、にんじんやだいこんなどの残り野菜と即席ピクルスにすると豊富な栄養素もムダなく活用できる。

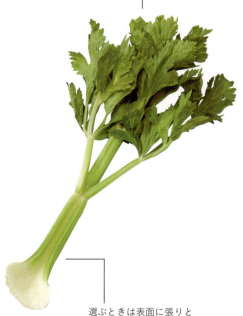

葉の緑色が鮮やかなものを選ぶ

選ぶときは表面に張りと艶があるものがよい

栄養素以上に、その香り成分に薬用植物としての効用をもつ香辛野菜です。特有の香りの素である香気成分のアピインは、精神系統に働いてイライラを抑える働きが。また、さわやかな香りで胃液の分泌を促進し、食欲を高める効果もあります。

葉の部分は緑色が濃い分、βーカロテンが豊富。葉に多く含まれる香り成分のピラジンには、血栓を防ぎ、血液をサラサラにする作用があります。微量ながらビタミンB1・B2、葉酸などのB群、Cを含みます。また血糖値の上昇を抑えて糖尿病を予防する水溶性の食物繊維も多く含んでいます。栄養素で多いのはカリウムで、過剰なナトリウムの一部を体外へ排出し、高血圧の予防・改善に役立ちます。また利尿が促されるので、腎臓病の予防にも効果を発揮します。

ぜんまい【紫萁・薇】

老化やがんを予防する成分が含まれる山菜

旬の時期：春

色とファイトケミカルのパワー

β-カロテン
- 抗がん作用
- 心臓病予防
- 老化防止

ぜんまいはβ-カロテンが豊富に含まれる山菜。老化やがん、生活習慣病の予防に効くとして注目されている。

保存方法

乾燥させると保存性が高まる

手で軽くもむようにしながら葉を落とし、完全に乾いたら常温で保存を。天日干し(てんぴぼ)で乾燥させると、保存性が高まるという特徴があるのでおすすめ。食べる分量だけを水で戻して使うとよい。

調理と食べ合わせのコツ

アク抜きをしたら煮物などに

山菜のなかでもアクが強いほうなので、アク抜きは必須だろう。β-カロテンの働きを効果的に生かすには、たんぱく質と油脂を含む厚揚げと煮るのがおすすめだ。

主な栄養成分

ビタミンA	44μg (700μg)
葉酸	210μg (240μg)
カリウム	340mg (2000mg)
銅	0.15mg (0.8mg)
食物繊維	3.8g (18g)
糖質	2.8g

食べかたのヒント

ゆでると（100g中）

ビタミンA	36μg
葉酸	59μg
カリウム	38mg
銅	0.10mg
食物繊維	3.5g
糖質	0.6g

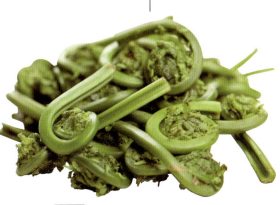

アク抜き済みのぜんまいは、乾燥させて保存することもできる

アク抜きしたぜんまいを風通しのよい場所に広げ、1日ほど天日(てんぴ)に干して乾燥させよう

シダ類の山菜で、円形に巻いた新芽を食用にします。胞子を出すための葉と、自身の栄養素を生成するための葉をもち、食用に使用するのは後者の栄養葉(えいようよう)。乾燥させたものを煮物などに使うのが一般的ですが、旬の春先には生のぜんまいも出回ります。

栄養成分としてはβ-カロテンや食物繊維が含まれ、β-カロテンには抗酸化作用や免疫の機能を整える作用、食物繊維には腸内の有害物質を有効に吸着して排泄(はいせつ)する働きがあり、ともに発がんの抑制に有効であると考えられます。葉酸(ようさん)やナイアシン、カリウム、銅なども豊富ですが、これらはアク抜きや、ゆでたり水にさらしたりする過程で減少します。ビタミンB1を分解するアノイリナーゼという酵素を含みますが、加熱で活性を失うので特に問題ありません。

緑の野菜

そら豆

旬の時期：夏

うす皮ごと食べてポリフェノールをたっぷり摂る！

保存方法

さやつきは冷蔵、さやから出したら冷凍

鮮度が落ちるのが早いので、買ったら早めに調理して食べること。さやつきのものは風に当たらないようにビニール袋に入れて冷蔵保存。さやから出したものは固めにゆでて冷凍保存するのもよい。

調理と食べ合わせのコツ

スープや煮物にしてもよい

ビタミンB群、C、カリウムなどは水に溶けやすいが、そら豆の厚い皮によりゆでても損失は少ない。酒のつまみやサラダだけでなく、スープや煮物などにも用いよう。

主な栄養成分

- ビタミンB$_1$ ……… 0.3mg（1.1mg）
- ビタミンB$_6$ ……… 0.17mg（1.2mg）
- ビタミンC ……… 23mg（100mg）
- カリウム ……… 440mg（2000mg）
- リン ……… 220mg（900mg）
- 糖質 ……… 12.9g

※未熟豆の数値

食べかたのヒント

ゆでると（100g中）

- ビタミンB$_1$ ……… 0.22mg
- ビタミンB$_6$ ……… 0.13mg
- ビタミンC ……… 18mg
- カリウム ……… 390mg
- リン ……… 230mg
- 糖質 ……… 12.9g

色とファイトケミカルのパワー

ポリフェノール

- ●老化防止
- ●糖尿病予防
- ●抗がん作用

うす皮に多量のポリフェノールを含む。高い抗酸化作用を持ち、健康面のほか美容面にも効果を発揮する。

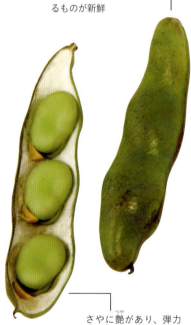

表面にうっすらとうぶ毛がついているものが新鮮

さやに艶があり、弾力があって、実の大きさが均等なものを選ぶ

さやが空に向かって直立するように伸びる姿に由来し、「そら豆（空豆）」と呼ばれています。未熟な豆を食用にする「いんげん豆」の一種ですが、成熟するほど、たんぱく質や炭水化物、ミネラルなどの含有量が増えます。

そら豆にはポリフェノールが含まれますが、実はその含有量は豆よりもうす皮に多いとされています。ポリフェノールは、抗酸化作用により細胞の老化を防ぐ働きがあるので、調理する際はしっかりゆでる、炒めるなどしてぜひうす皮ごと摂取しましょう。

ちなみに、熟しきっていない豆にはビタミンCも多く含まれています。ビタミンCも抗酸化作用がある成分なので、老化防止により美肌づくりや、抗がん作用に期待するなら、未熟のものを摂るとよいでしょう。

タアサイ【塌菜】

旬の時期：冬

β-カロテンとビタミンC、Eの相乗効果でがん予防に効果大

色とファイトケミカルのパワー

β-カロテン
- 抗がん作用
- 心臓病予防
- 老化防止

β-カロテンが豊富に含まれており、強い抗酸化作用がある。細胞の老化を防ぎ、生活習慣病やがん予防に効く。

保存方法

冷凍保存には向いていない

乾燥に弱いので、軽く水で湿らせたキッチンペーパーに包むかポリ袋に入れてから、冷蔵庫の野菜室で保存。ちなみに、葉野菜なので冷凍保存をすると食感が損なわれる。保存は必ず冷蔵で。

調理と食べ合わせのコツ

ごま油で炒めて抗酸化力アップ！

炒め物から煮物まで幅広く活用できる。β-カロテンの吸収率を高めるには、植物油を使った青菜炒めを。ビタミンEが特に豊富なごま油を使えば、抗酸化力も一段と高まる。

主な栄養成分

- ビタミンA 180μg (700μg)
- ビタミンC 31mg (100mg)
- ビタミンK 220μg (150μg)
- カリウム 430mg (2000mg)
- カルシウム 120mg (650mg)
- 糖質 0.3g

食べかたのヒント

ゆでると (100g中)
- ビタミンA 200μg
- ビタミンC 14mg
- ビタミンK 230μg
- カリウム 320mg
- カルシウム 110mg
- 糖質 0.2g

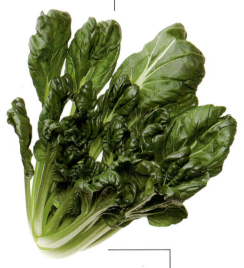

葉の縮みは細かいほうが甘味が多く、おいしい

1株がたっぷりと大きく、葉にも茎にもみずみずしい張りと艶があるものを

地面に沿ってスプーン型の扁平状に生育し、扁平状に生育する濃い緑色の葉をもつタアサイはアブラナ科の中国野菜。見た目よりも葉や茎が柔らかく、味にもクセがありません。

β-カロテンを非常に多く含み、同様に抗酸化力の強いビタミンCやEも豊富なことから、相乗作用でがん予防や老化抑制に強い効果を発揮します。また、β-カロテンは必要量がビタミンAに変わり、皮膚や粘膜を強化して風邪を予防する働きがあります。

ミネラルではカリウムが多く、過剰なナトリウムを排出し、高血圧を予防するほか、筋肉の働きや神経の伝達を正常に保つうえでも有効に働きます。骨や歯の形成に欠かせないカルシウムも豊富で、骨粗しょう症の予防のほか、カリウムの働きと併せて血圧安定にも効果が期待できます。

タイム

緑の野菜

殺菌作用をもち、せき止めの妙薬としても知られる

旬の時期：**周年**

色とファイトケミカルのパワー
カルバクロール
- 抗菌作用
- 防腐効果
- せき止め

精油成分のひとつで、強力な殺菌作用と防腐作用があるとされる。気管支炎や百日ぜきなどの治療にも。

保存方法
オリーブオイルやビネガーに浸けて

生のタイムは、枝付きのまま乾燥させてオリーブオイルやビネガーに漬け込み、香りを移したものを保存すると、多様な料理に活用できる。そのまま保存するなら袋などに入れて野菜室へ。

調理と食べ合わせのコツ
ロースト料理には乗せて焼いてもよい

長時間火を通す料理に向く。ソースやスープ、煮込み料理に加えたり、ロースト料理の場合は食材の上に枝のまま乗せ焼いたりすると、香りと奥行きのある風味が楽しめる。

主な栄養成分
ビタミンB₂	0.69mg (1.2mg)
カリウム	980mg (2000mg)
カルシウム	1700mg (650mg)
鉄	110mg (11mg)
マグネシウム	330mg (290mg)
糖質	69.8g

※粉末スパイスの数値

食べかたのヒント
ハーブソルトに

粗塩と乾燥タイムを合わせてミルで挽くハーブソルトは、仕上げの調味料に最適。新鮮な葉は香りが強いので控えめに使おう。

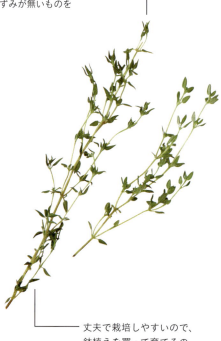

フレッシュハーブを求める場合は、新鮮で葉の黒ずみが無いものを

丈夫で栽培しやすいので、鉢植えを買って育てるのもおすすめ

南ヨーロッパ原産のハーブで、シソ科の植物特有のすがすがしい香りとほろ苦さが特徴です。葉と茎を生のままスープストックやブイヨンのブーケガルニとして使うほか、乾燥させて細かく砕きスパイスとして使用します。

非常に強い香りの正体は、カルバクロールとチモールという成分によるもの。優れた殺菌力をもち、消毒剤や防腐薬、うがい薬として役立つほか、せきを鎮める効果もあるとされています。

また、ハーブといえば料理に使う以外に、ハーブティーにするのもおすすめの楽しみ方のひとつ。フレッシュなタイムの葉を使ったハーブティーには発汗を促す作用があり、また精神的なストレスを取り除いてくれる効果もあることから、特に風邪の回復期に最適な飲み物と言えます。

※ブーケガルニ：フランス語で「香草の束」を意味し、セロリ、ニンジン、タイムなどの香味野菜や香草をタコ糸で束にしたもの。スープや煮込み料理の臭い消しに使われる。

緑の野菜 | 赤・紫色の野菜 | オレンジ・黄色の野菜 | 白の野菜 | 茶・黒の野菜

たかな【高菜】

ビタミンC・Eとの相乗効果でβ-カロテンの抗酸化力アップ

旬の時期：冬

保存方法

軽く湿らせ立てて冷蔵保存

保存は、軽く湿らせたキッチンペーパーに包み、立てた状態で冷蔵庫の野菜室に。すぐに食べられない場合は、さっと固めにゆでてから冷凍し、長期保存しておくこともできる。

調理と食べ合わせのコツ

塩漬けを使うなら調味料は控えめに

たかなの塩漬けは、発酵食品ならではの風味があり、チャーハンやパスタの具として活躍。ただし、調理をするときは調味料を控え、たかなの塩漬けの塩分を利用して。

主な栄養成分

ビタミンA	190μg	(770μg)
ビタミンC	69mg	(100mg)
カリウム	300mg	(2000mg)
カルシウム	87mg	(650mg)
鉄	1.7mg	(10.5mg)
糖質	1.7g	

食べかたのヒント

塩漬けにすると(100g中)

ビタミンA	300μg
ビタミンC	30mg
カリウム	450mg
カルシウム	150mg
鉄	2.1mg
糖質	1.8g

色とファイトケミカルのパワー

β-カロテン

- 抗がん作用
- 心臓病予防
- 老化防止

ビタミンCと併せて抗酸化作用をもつとされるβ-カロテン。美肌を保つ効果にも期待でき美容面でも役立つ。

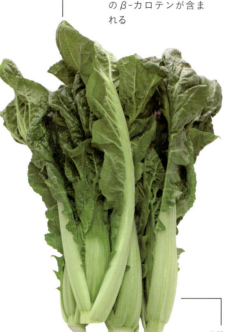

葉に紫色が混じったもののほうが、より多くのβ-カロテンが含まれる

1株が大きく、茎と葉にみずみずしさがあるものを

塩漬けの材料としておなじみのアブラナ科の野菜。ピリッとした辛味がありますが、からしほどには強くなく、旨味もあるので煮びたしやおひたしにしてもおいしく食べられます。

俗に「抗がんビタミン」と言われるβ-カロテン、ビタミンC・Eを豊富に含み、相乗作用でがん物質の生成を抑制するほか、血液浄化作用で血栓を防ぎ、動脈硬化や心臓病の予防にも効果的です。なお、漬物にしてもβ-カロテンの損失が少ないのも魅力。調理法に左右されず、栄養素を摂取できるのはうれしいポイントです。

また、辛味成分のアリルからし油にも血液をサラサラにする作用が。コレステロールの上昇抑制や脂質異常症（高脂血症）予防に働くほか、さわやかな香りが胃液の分泌を促し、食欲を高めてくれます。

緑の野菜

たらのめ【楤の芽】

旬の時期：春

「山菜の王様」は糖の吸収を抑制し糖尿病予防に効果あり！

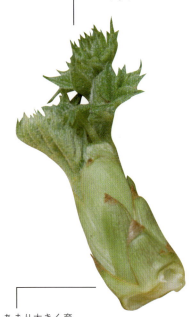

- 味がよいのは、穂先が鮮やかな緑色のもの
- あまり大きく育ちすぎていないものが望ましい

保存方法

穴を開けたポリ袋に入れて野菜室へ

湿気にも乾燥にも弱いため、小さく穴をあけたポリ袋か、キッチンペーパーや紙製の袋に包んで冷蔵庫の野菜室へ。鮮度が落ちるにつれて風味も失われてしまうので、できるだけ早めに食べきりたい。

調理と食べ合わせのコツ

植物油で揚げてビタミンEを摂取

定番は天ぷらや和え物。ビタミンEは油との併用で吸収率が高まるので、揚げ物にし栄養を効率よく活用したい。ビタミンEは、植物油にも豊富に含まれている。

色とファイトケミカルのパワー

エラトサイド

- ●抗酸化作用
- ●糖尿病予防
- ●血糖値の上昇抑制

サポニンの一種で、苦み成分。糖の吸収を抑制する。糖尿病によいとされるほか、抗酸化作用にも期待できる。

主な栄養成分

ビタミンA	48μg	(770μg)
ビタミンE	2.4mg	(6.0mg)
葉酸	160μg	(240μg)
カリウム	460mg	(2000mg)
食物繊維	4.2g	(18g)
糖質	0.1g	

食べかたのヒント

ゆでると（100g中）

ビタミンA	50μg
ビタミンE	2.0mg
葉酸	83μg
カリウム	260mg
食物繊維	3.6g
糖質	0.5g

たらの木の新芽を食用にするもので、独特の風味とほろ苦さがあり、「山菜の王様」とも呼ばれます。

ファイトケミカルには、苦味成分であるエラトサイドを含みます。糖やアルコールの吸収を抑制する有効成分で、糖尿病予防に効果を発揮。食後の急な血糖値上昇を抑える働きに期待できます。抗酸化作用をもつサポニンの一種なので、細胞の酸化を防ぐことで、がんや老化予防にも効果的とされています。

ミネラルの中で多く含まれるカリウムは、ナトリウムとバランスを取りながら細胞中の水分や浸透圧を調整し、生理機能をサポートします。また、リンはカルシウムと結合して骨や歯を形成するのに役立つ成分。細胞内のエネルギー代謝を高めるうえでも一定量の摂取が求められます。

チンゲンサイ【青梗菜】

ビタミン群とファイトケミカルで免疫力アップ&アンチエイジング

旬の時期：**冬**

代表的な中国野菜のひとつで、肉厚で淡い緑色の茎と、スプーン型の葉が特徴です。栄養豊富なアブラナ科の中国野菜の例にもれず、ビタミンではβ-カロテン、ビタミンC・Eを多く含みます。この3者の協働で抗酸化作用が高まり、アンチエイジングに有効なほか、メラニン色素の沈着を抑え美白効果を高め、肌のキメを整えるといった美容効果も。高血圧や動脈硬化の予防にも期待できます。ミネラルでは、高血圧の予防に有効に働くカリウムをはじめ、カルシウムや鉄も豊富。カルシウムは更年期以降に増える骨粗しょう症に高い予防効果をもち、カリウムは血圧の安定にも有効。また、わさびに多い辛味成分のアリルイソチオシアネートを含み、消化を助けたり、血栓を防いでがんを予防する効果があるとされます。

色とファイトケミカルのパワー

β-カロテン
- 抗酸化作用
- 抗がん作用
- 老化防止

抗がん作用や心臓病、動脈硬化の予防に期待できる。細胞の老化を防ぐ働きもあり、アンチエイジングにも。

保存方法

しおれやすいので早めに食べたい

保存する際は、乾燥しないようにラップで包むかポリ袋に入れ、冷蔵庫で立てて保存する。水分が多く、しおれるのも早いので、買ってきたらなるべく早く食べきるようにしよう。

調理と食べ合わせのコツ

赤味肉を加えて栄養効果アップ

豊富なβ-カロテンの吸収を高めるには、油炒めがおすすめ。しいたけ、良質のたんぱく質やビタミンB₁を含む豚の赤味肉を具材に加えれば、栄養効果もアップ。

主な栄養成分

ビタミンA	170µg	(700µg)
ビタミンC	24mg	(100mg)
ビタミンK	84µg	(150µg)
カリウム	260mg	(2000mg)
カルシウム	100mg	(650mg)
糖質	0.8g	

食べかたのヒント

ゆでると(100g中)

ビタミンA	220µg
ビタミンC	15mg
ビタミンK	120µg
カリウム	250mg
カルシウム	120mg
糖質	0.9g

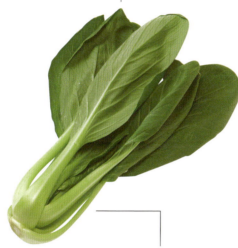

葉は緑色、茎は薄緑色がはっきりしたものを

茎は肉厚で幅広く、下部の切り口がみずみずしいものを選びたい

緑の野菜

つまみな【摘み菜】

葉先の濃い部分に、β-カロテンがぎっしり

旬の時期：春

緑の野菜｜赤・紫色の野菜｜オレンジ・黄色の野菜｜白の野菜｜茶・黒の野菜

保存方法

買ってきたらすぐに冷蔵庫へ

市販のつまみなは、根元から切り取ったものを袋に詰めていることが多いので、鮮度も早く失われがち。買ってきたら常温状態に置かずすぐ冷蔵庫に入れ、なるべく早く使い切るよう心がけたい。

色とファイトケミカルのパワー

β-カロテン

- 抗がん作用
- 生活習慣病予防
- 老化防止

色の濃い部分には、特にβ-カロテンを多く含む。がん、老化、動脈硬化や心臓病などの予防が期待できる。

調理と食べ合わせのコツ

そのまま食べてビタミン摂取

ビタミンが損なわれるのを防ぐには、生で食べるとよい。サラダで食べるときは、植物油を用いたドレッシングなどを添えると、脂溶性のβ-カロテンの吸収率が高まる。

主な栄養成分

ビタミンA …… 160μg（700μg）
ビタミンC …… 47mg（100mg）
ビタミンK …… 270μg（150μg）
カリウム …… 450mg（2000mg）
カルシウム …… 210mg（650mg）
糖質 …… 1.3g

食べかたのヒント

生で食べよう

芽の状態から育っているので葉が柔らかい。ドレッシングをかけるとβ-カロテンの吸収がアップ。クセの無い味わいなので、肉料理の付け合わせにも。

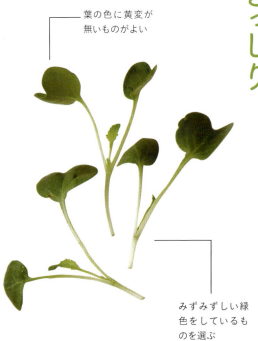

葉の色に黄変が無いものがよい

みずみずしい緑色をしているものを選ぶ

野菜の新芽を食べる「スプラウト」の一種。「大阪四十日大根」や「雪白体菜」などのごく若い苗を摘み取ったものです。

葉先の濃い緑色の部分には、β-カロテンがたっぷり。カロテンは体内に取り込まれた後に必要な量だけビタミンAに変化しますが、カロテンそのものに強い抗酸化作用があるため、がん予防にふさわしい食材としても注目されています。高血圧を予防する働きのあるカリウム、骨の強化に欠かせないビタミンK、抗酸化成分のビタミンCなども豊富で、健康美を目指す女性にはうってつけの野菜です。

辛味はほとんど無く、クセの無い味わい。芽の状態から育ったものを摘み取っており、ふんわりと柔らかく、一般的なスプラウトのようなシャキシャキした食感とは違う食べやすさが魅力です。

つるな

旬の時期：夏

柔らかく若い葉でβ-カロテンなどのビタミン類を摂取しやすい

色とファイトケミカルのパワー

β-カロテン

- 抗がん作用
- 認知症予防
- 老化防止

「抗がんビタミン」とされる、β-カロテンは細胞の老化を防ぐため認知症などにも効果を期待できる。

保存方法

長期保存したいときはゆでて冷凍してもよい

キッチンペーパーに包むかポリ袋に入れて、冷蔵庫の野菜室で保存。葉が傷みやすいので、早めに食べきるのが理想だ。長期保存するなら、ゆでたものを小分けして冷凍保存すると便利。

調理と食べ合わせのコツ

おひたしやみそ汁の具にして手軽に楽しむ

ビタミンAはゆでて油を使ったドレッシングなどをかけると効率よく摂取できる。ビタミンB_2は脂質の代謝サポートに役立つため、おひたしなどにして肉料理に添えよう。

主な栄養成分

ビタミンA …… 230μg(700μg)
ビタミンB_2 … 0.30mg(1.2mg)
ビタミンK …… 310μg(150μg)
カリウム …… 300mg(2000mg)
葉酸 ………… 90μg(240μg)
糖質 ………… 0.5g

食べかたのヒント

貧血気味な人にはゆでてたっぷり摂る

鉄も100g中3.0mgと野菜では多め。ゆでてかさを減らし、たっぷり食べたい。

葉の先まで張りがありみずみずしい

芽から10cmくらいの部分が柔らかい

つるなは「はまぢしゃ」とも呼ばれ、茎がつるのように広がって海辺などに自生します。3月ごろ種まきをして夏に収穫する露地栽培もののほか、秋まき栽培のものもあります。

ファイトケミカルであり、「抗がんビタミン」とも言われるβ-カロテンも豊富。抗酸化作用をもつβ-カロテンは、細胞の老化を防ぎ、がん予防のほか認知症予防にも期待ができます。栄養がまんべんなく含まれ、同じく夏の野菜であるくうしんさいと同様にビタミンやミネラルも豊富です。

ミネラルではカリウムの豊富さが目立ちます。カリウムは過剰に摂り過ぎたナトリウムの排泄を促すため、血圧が安定。また、利尿作用を高める効果もあると言われているので、むくみ解消にも役立ちます。

緑の野菜

つるむらさき【蔓紫】

緑黄色野菜らしい豊富なβ-カロテンでがん予防

旬の時期：夏

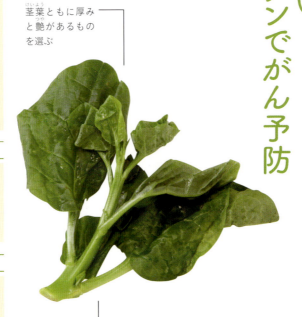

茎葉ともに厚みと艶があるものを選ぶ

茎が太く、葉がしっかりと茎に付いている

保存方法

寝かせると鮮度が落ちやすい

保存は冷蔵庫の野菜室が基本だが、寝かせてしまうと葉が傷みやすいため、立てて保存を。湿らせたキッチンペーパーなどで根元を巻き、ポリ袋に入れて冷蔵すると、より長持ちする。

色とファイトケミカルのパワー

β-カロテン

- 抗酸化作用
- 抗がん作用
- 老化防止

体内でビタミンAに変化するβ-カロテンは、肌の老化を防いだり、がんを予防する働きがあるとされる。

調理と食べ合わせのコツ

おひたしや天ぷらなど多様な調理に使える

さっとゆでておひたしに、そのまま青菜炒めに、衣をつけて天ぷらにと、さまざまな調理法が楽しめる。オリーブオイルやごま油で炒めると、β-カロテンの吸収を高められる。

主な栄養成分

ビタミンA	250μg (700μg)
ビタミンC	41mg (100mg)
ビタミンK	350μg (150μg)
葉酸	78mg (240mg)
カルシウム	150mg (650mg)
糖質	0.4g

食べかたのヒント

ゆでると(100g中)

ビタミンA	280μg
ビタミンC	18mg
ビタミンK	350μg
葉酸	51μg
カルシウム	180mg
糖質	0.1g

中国南部から東南アジアにかけて栽培されている緑黄色野菜です。艶のある茎と肉厚な葉をもち、加熱すると軽いぬめりが生まれます。β-カロテンをはじめ、ビタミンC・Eや、カリウム、カルシウムなどのミネラルが非常に豊富です。

β-カロテンそれ自体が、強い抗酸化作用でがんや細胞の老化を防いでくれるほか、体内で必要な量だけビタミンAに変わり、皮膚や粘膜を健やかに保ちます。つるむらさきは、ビタミンA・C・Eなどの抗酸化ビタミンが含まれており、肌のシミを無くして艶と潤いを与えるなど、美容面でも高い効果が期待できそうです。

また、葉酸には正常な赤血球の生成をサポートするとともに、近年では、認知症の予防にも効果があるとされています。

つわぶき【橐吾・石蕗】

殺菌・消臭作用をもつ民間薬としてもおなじみ

旬の時期：春

色とファイトケミカルのパワー

クロロフィル
- 消臭・抗菌作用
- 口臭予防
- 認知症予防

抗酸化作用のほか消臭・殺菌効果なども認められており、香り成分ヘキサナールと併せて口臭予防にも役立つ。

保存方法

最初にアク抜きを済ませる
まずは、灰か重曹をまんべんなく振りかけて、熱湯をかけてからしばらく置く。こうすることで、事前にアク抜きを済ませてしまおう。その後、適量の水を入れた保存容器に浸け、冷蔵庫で保存する。

調理と食べ合わせのコツ

香りと歯ざわりを楽しめる調理を
風味を楽しみたい野菜。煮物やおひたし、佃煮、和え物、天ぷらなどで特有の香りと歯ざわりを楽しもう。独特のえぐみがあるため、調理の前にアク抜きが必要だ。

主な栄養成分

カリウム	410mg (2000mg)
ナトリウム	100mg (600mg)
マンガン	0.23mg (3.5mg)
食物繊維	2.5g (18g)
糖質	3.1g

食べかたのヒント

ゆでると (100g中)
カリウム	160mg
ナトリウム	42mg
マンガン	0.23mg
食物繊維	2.3g
糖質	2.1g

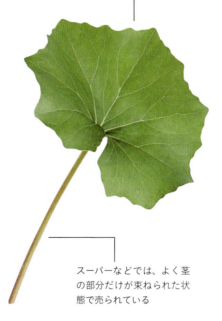

葉、茎ともに張りがあり、葉の黄変や黒ずみがないものを選ぼう

スーパーなどでは、よく茎の部分だけが束ねられた状態で売られている

キク科の多年草で、ふきとよく似た円形の葉と長い茎をもっていますが、別属の植物です。ふきと同様に、葉と50cmほどの柄の部分を食用にします。

植物の葉緑体であるクロロフィルが含まれており、抗酸化作用によるがんや認知症予防に役立つほか、消臭・殺菌効果も認められています。健康面だけではなく、口臭が気になるといった方にもおすすめです。

栄養面では、カリウムと食物繊維が多く含まれています。ちなみに葉にはヘキサナールという香り成分が含まれており、クロロフィルと同様に強い殺菌作用をもつことで知られています。昔から肉や魚が原因となった食あたりや中毒への対処としてつわぶきの葉の搾り汁を服用するなど、民間療法としても多用されてきた野菜です。

緑の野菜

とうがん【冬瓜】

旬の時期：夏

低カロリー×サポニンの力でダイエットに最適な野菜

夏の野菜ですが、冷暗所に置けば冬までもちます。冬まで保存できるという特性から「冬瓜」と呼ばれるようになったとも言われますが、呼び名は中国名の「冬瓜（とうが）」から転じたものです。

果肉に含まれるサポニンは、抗酸化作用をもつともされています。がんや生活習慣病の予防に期待できるほか、糖の吸収を抑えるとも言われています。とうがんは低カロリーながら食べごたえがあるため、そういった面でもダイエット向きの野菜としておすすめしたい野菜です。

ほか、栄養面ではカリウムを比較的多く含んでいることも特徴。カリウムは過剰に摂取されたナトリウムを体外に排出するために有効に働きます。その結果、高血圧の予防や、利尿作用を促してむくみなども改善する効果があります。

保存方法

カットしていないなら涼しい場所で保存

カットしていないとうがんなら、涼しい場所に置けば長期間保存ができる。カット済みのものはラップで包み、冷蔵庫で保存を。ただし長持ちはしないので、早めに食べきりたい。

色とファイトケミカルのパワー

サポニン
- ●老化防止
- ●脳卒中予防
- ●心筋梗塞予防

抗酸化作用をもつとされ、老化や生活習慣病の予防に効果的とされる。また糖の吸収を抑える働きにも期待できる。

調理と食べ合わせのコツ

低カロリーなのでダイエットにも

ウリ科の特徴として、風味にクセが無く、味が淡泊なのでおいしいだしを用いた料理とよく合う。汁物や煮物、あんかけなどにしても。低カロリーながら食べごたえもある。

主な栄養成分

ビタミンC	39mg (100mg)
葉酸	26μg (240μg)
カリウム	200mg (2000mg)
カルシウム	19mg (650mg)
食物繊維	1.3g (18g)
糖質	2.5g

食べかたのヒント

ゆでると(100g中)

ビタミンC	27mg
葉酸	25μg
カリウム	200mg
カルシウム	22mg
食物繊維	1.5g
糖質	2.2g

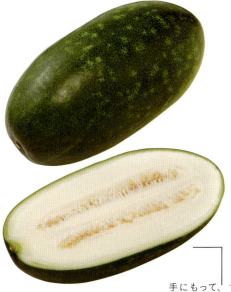

表面がうっすらと白っぽく、粉をふいたようになっているのが完熟のサイン

手にもって、ずっしりと重いものを選ぼう

トウミョウ【豆苗】

野菜のなかでも群を抜く β-カロテンと栄養の優等生

旬の時期：春

色とファイトケミカルのパワー

β-カロテン

- 抗がん作用
- 心臓病予防
- 美肌効果

抗がん作用や、動脈硬化を予防する成分として知られる。体内でビタミンAに変換され、髪や肌の健康維持にも。

保存方法

発芽させて再収穫することも

水耕栽培による根付きのタイプは、根から上の部分を切り落とした後、スポンジをトレイに移して水で湿らせておけば、再び発芽する。袋詰めで未開封なら、野菜室で立てた状態にし保存しよう。

調理と食べ合わせのコツ

油炒めで栄養を効率的に摂取

脂溶性のビタミンAの豊富さから見て、油炒めはとても理にかなった調理法。特有の香りはあるが、味わい自体はクセが無く、肉や魚介類と炒め合わせてもおいしい。

主な栄養成分

ビタミンA	340μg (700μg)
ビタミンB1	0.24mg (1.1mg)
ビタミンB2	0.27mg (1.2mg)
ビタミンC	79mg (100mg)
ビタミンK	280μg (150μg)
糖質	0.7g

食べかたのヒント

油で炒めて食べよう

ひ弱な外見に似合わず栄養価値が高く、β-カロテンをはじめ、ビタミン群が豊富。炒めたりゆでたりするとかさが減るので、食べやすくなる。

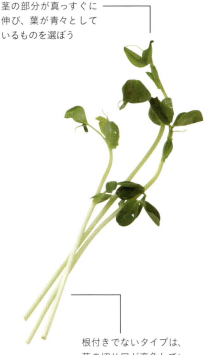

茎の部分が真っすぐに伸び、葉が青々としているものを選ぼう

根付きでないタイプは、茎の切り口が変色していないものがよい

トウミョウは、えんどうの若芽とつるを摘み取ったもので、特に中国料理でおなじみの野菜です。グリンピースのような風味と、シャキッとした軽い歯ざわりが特徴。スーパーマーケットなどでは、水耕栽培による根付きのタイプが多く売られています。

茎が細くてひ弱な外見に似合わず、栄養素は軒並み高レベル。ビタミン群では、葉酸を除くすべてがほうれんそうを上回ります。特に、抗酸化力の強いβ-カロテンの多さは、野菜のなかでも群を抜く存在で、加熱調理によってかさを減らしてたっぷり摂取することもでき、そのがん予防の働きが注目されています。

高血圧予防に欠かせないカリウム、不足しがちなカルシウムなど各種のミネラルを含む、栄養の面からは優等生の野菜と言えます。

緑の野菜

なずな【薺】
旬の時期：春

β-カロテンで胃の粘膜を整え
美肌も叶える春の七草

保存方法

湿らせた状態でポリ袋に入れる

根付きのものは、根の部分を水で湿らせたティッシュペーパーなどで包み、ポリ袋に入れて冷蔵庫で保存しよう。風味と栄養価値は落ちるが、固めにゆでたものを、刻んで冷凍保存してもOK。

色とファイトケミカルのパワー

β-カロテン

- 胃粘膜の保護
- 抗がん作用
- 老化防止

体内でビタミンAに変化することで、胃の粘膜を保護・修復する働きをもつ。ほかにも抗がん作用や老化防止にも。

調理と食べ合わせのコツ

クセの無い味わいを生かして調理

七草粥のほか、天ぷら、おひたし、和え物など、クセの無い味わいを生かしたい。植物油にはビタミンEが豊富なので、ビタミンB2との相乗効果で抗酸化力をアップ。

主な栄養成分

ビタミンA 430μg (700μg)
ビタミンB1 ...... 0.15mg (1.1mg)
ビタミンB2 ...... 0.27mg (1.2mg)
カリウム 440mg (2000mg)
カルシウム 290mg (650mg)
糖質 1.6g

食べかたのヒント

手軽なプラス一品に

若葉と根が食用可能。お正月以外にもお粥にして。脂溶性のβ-カロテンの効力を適切に生かすには、天ぷらなど、油を使った料理がおすすめ。

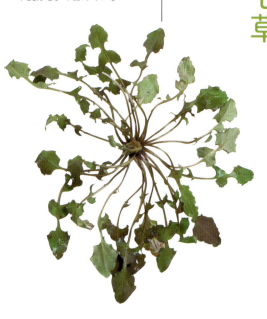

葉の色が濃く、きれいな緑色をしているものほど栄養分を多く含んでいる

せり、すずな、などとともに春の七草のひとつに数えられ、「ぺんぺん草」の別名でも知られます。食用にするのは若葉と根の部分で、野草にしては、あっさりとクセの無い味わいです。

胃の粘膜や肝臓の機能を整えるための民間薬としても古くから重用されてきました。ほかにも、目の充血や痛みの緩和、下痢、腹痛、高熱、生理不順、便秘の症状を抑える万病の特効薬として、生の葉を黒焼きにしたり煮詰めたりしたものを服用していたようです。

目や胃の粘膜に効くとされてきたのは、主にβ-カロテンから体内で変化するビタミンAの働きによるもの。別名「美容ビタミン」とも言われるビタミンB2も多く、肌荒れや髪のパサつき、にきび、口角炎など、美容上のトラブルにも効果的です。

なばな【菜花】

旬の時期：冬

β-カロテンをはじめ栄養成分の複合効果でがんを予防！

色とファイトケミカルのパワー

β-カロテン

- 抗酸化作用
- 抗がん作用
- 老化防止

活性酸素の働きを抑えることで、体内の細胞の老化を防ぐ。がんや生活習慣病を予防するのに効果的とされる。

保存方法

乾燥させないように冷蔵庫で保存

束ねてあるものは、ゴムやテープを外し、水で湿らせたキッチンペーパーに包んで冷蔵庫の野菜室で保存しよう。葉が柔らかいので、乾燥させないように注意したい。ビニール袋に包んでもよい。

調理と食べ合わせのコツ

アク抜きはさっとゆでるだけに

なばなはアクが強いため、基本的には下ゆでの処理を必要とする。ただ、含まれているビタミンCは水溶性。ゆでると水に溶け損失するので、さっとゆでるようにしよう。

主な栄養成分

ビタミンA	180μg (700μg)
ビタミンC	130mg (100mg)
カリウム	390mg (2000mg)
カルシウム	160mg (650mg)
鉄	2.9mg (10.5mg)
糖質	1.6g

※「菜の花」とも呼ばれる和種の数値

食べかたのヒント

ゆでると（100g中）

ビタミンA	200μg
ビタミンC	44mg
カリウム	170mg
カルシウム	140mg
鉄	1.7mg
糖質	0g

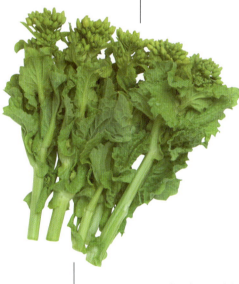

つぼみが開ききると、独特のえぐみが強くなるため、固くしまっているものがベスト

切り口がみずみずしく、変色していないもの、茎や葉が柔らかいものを選ぼう

アブラナ科の代表的な野菜で、「菜の花」「芯摘菜」の別名をもちます。ビタミン、ミネラルを多く含む緑黄色野菜の仲間で、特に豊富なビタミンCも多く含まれます。

抗酸化作用をもつβ-カロテンも豊富で、活性酸素の働きを抑え、細胞の老化やがんを予防する効果も期待できます。同様の働きをするビタミンB₂・Eなどもそろって豊富。辛味成分アリルイソチオシアネートも含まれ、複合効果による高いがん予防効果が期待されます。また、免疫力を高めてウイルスから体を守る、肌荒れを防ぐなどの健康効果が得られます。

高血圧の予防に働くカリウムも、豊富に含まれます。こまつなと同じように多いカルシウムも、高血圧や骨粗しょう症の予防に効果を発揮します。

緑の野菜

にがうり【苦瓜】

旬の時期：夏

独特のほろ苦さが食欲を増進！老化抑制にも有効な野菜

緑の野菜｜赤・紫色の野菜｜オレンジ・黄色の野菜｜白の野菜｜茶・黒の野菜

保存方法

切った状態で保存しよう

種とわたから傷んでいくので、切った状態の方が長期保存できる野菜。余った分を保存するときは、種とわたを取り除き、水気をよく拭き取ってからキッチンペーパーに包んで冷蔵庫に入れておこう。

調理と食べ合わせのコツ

ごまと和えビタミンEの老化抑制効果アップ

塩もみして熱湯に通すか、直火であぶると食べやすい。ビタミンCは水溶性なので、下ごしらえは食べる直前に。ビタミンEが豊富なごまなどと和えれば老化抑制に効果的。

主な栄養成分

ビタミンC	76mg	(100mg)
ビタミンE	0.8mg	(6.0mg)
ビタミンK	41μg	(150μg)
カリウム	260mg	(2000mg)
食物繊維	2.6g	(18g)
糖質	1.3g	

食べかたのヒント

ゆでると(100g中)

ビタミンC	75mg
ビタミンE	0.9mg
ビタミンK	45μg
カリウム	260mg
食物繊維	2.8g
糖質	1.8g

色とファイトケミカルのパワー

ククルビタシン（フラボノイド）

- 食欲増進
- 抗酸化作用
- 老化防止

苦味成分で、フラボノイドの一種。食欲を高めるほか、強い抗酸化作用をもつ。ビタミンEと共働し、老化予防に。

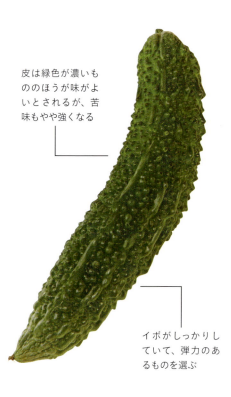

皮は緑色が濃いもののほうが味がよいとされるが、苦味もやや強くなる

イボがしっかりしていて、弾力のあるものを選ぶ

東南アジアが原産で、沖縄での呼び名「ゴーヤー」でおなじみです。表面にあるイボと、独特の強い苦味が特徴。

苦味成分はククルビタシンというフラボノイドの一種のファイトケミカル。食欲を高める効果があるほか、強い抗酸化力により、がん予防や動脈硬化・老化を防ぐ働きをもつ成分としても注目されています。

ビタミン、ミネラルともに多く含み、特にビタミンCは豊富。ビタミンCは代表的な抗酸化ビタミンのひとつで、苦味成分との相乗作用でがんや老化の抑制効果を高め、ストレス軽減に対して有効に作用します。また、共存する抗酸化ビタミンであるビタミンEは、「老化抑制ビタミン」とも呼ばれ、全体的に老化防止に効く栄養成分に優れる野菜と言えます。

にら【韮】

旬の時期：冬

辛み成分アリシンは疲労回復やスタミナ強化にも

色とファイトケミカルのパワー

アリシン（硫化アリル）
- 疲労回復
- 風邪予防
- 消化促進

ビタミンB_1の吸収を高める。ビタミンB_1は糖質がエネルギーを出す活動を助けるため、新陳代謝のアップなどに。

保存方法

水で湿らせた状態で冷蔵保存

鮮度が落ちやすいので、なるべく早く食べきることが原則。冷蔵庫で保存する場合は、水で湿らせたキッチンペーパーで包み、野菜室に入れよう。

調理と食べ合わせのコツ

レバにらでレバーの吸収率を高める

おなじみの料理といえば、レバにら炒め。アリシンには肉類に含まれるビタミンB_1の吸収効率を高め、共存するβ-カロテンは油とともに摂ると吸収率が高まるため、組み合わせがよい。

主な栄養成分

ビタミンA	290μg（700μg）
ビタミンB_2	0.13mg（1.2mg）
ビタミンC	19mg（100mg）
ビタミンE	2.5mg（6.0mg）
カリウム	510mg（2000mg）
糖質	1.3g

食べかたのヒント

ゆでると（100g中）

ビタミンA	370μg
ビタミンB_2	0.12mg
ビタミンC	11mg
ビタミンE	3.1mg
カリウム	400mg
糖質	1.4g

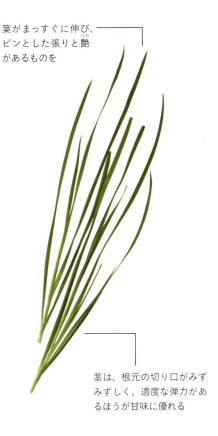

葉がまっすぐに伸び、ピンとした張りと艶があるものを

茎は、根元の切り口がみずみずしく、適度な弾力があるほうが甘味に優れる

薬用として古い歴史をもつ香辛野菜です。注目したいのは、匂い成分の硫化アリルの仲間のアリシン。アリシンは、ビタミンB_1の吸収を助け、糖の代謝を円滑にします。疲労回復やスタミナ強化に貢献するほか、特有の刺激的な匂いで胃酸の分泌を促し、消化をサポートします。また、体内でビタミンAに変わるβ-カロテン、ビタミンB_2・B_6・C・E・Kなどのビタミン類を豊富に含む優れた野菜です。これらの相乗作用でがんや老化抑制、風邪の予防、疲労回復など広い範囲にわたって健康効果を発揮します。

にらには老化抑制や動脈硬化の予防が期待されるミネラルのセレンも含まれ、抗酸化ビタミンやアリシンとともに体内の過酸化脂質の生成を抑え、がん予防に役立ちます。

緑の野菜

ねぎ[葱]

旬の時期：冬

疲労回復や冷え性改善など
アリシンの力で元気を補給

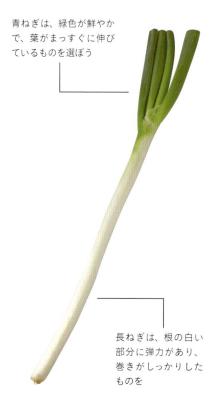

青ねぎは、緑色が鮮やかで、葉がまっすぐに伸びているものを選ぼう

長ねぎは、根の白い部分に弾力があり、巻きがしっかりしたものを

保存方法

キッチンペーパーで包み冷暗所で保存

長ねぎ、青ねぎどちらも、キッチンペーパーで包み、冷暗所で保存するのが一般的。青ねぎの場合は、冷蔵する。長ねぎは、なるべく泥付きのものを求め、土に埋めておくと長持ちする。

色とファイトケミカルのパワー

アリシン（硫化アリル）

- ●疲労回復
- ●風邪予防
- ●消化促進

ビタミンB_1の吸収を高める働きをもつ。風邪の予防、疲労回復、消化促進などにも期待できる。

調理と食べ合わせのコツ

長く水にさらさないことが大事

アリシンはビタミンB群と同様に水溶性なので、長く水にさらすと、その効力も薄れてしまう。生で刻んで、しばらく空気に触れさせてから使うと、優れた効果を発揮する。

主な栄養成分

ビタミンB_6	0.12mg	(1.1mg)
ビタミンC	14mg	(100mg)
葉酸	72μg	(240μg)
カリウム	200mg	(2000mg)
食物繊維	2.5g	(18g)
糖質	5.8g	

食べかたのヒント

鍋や汁物で食べよう

小口切りや、つつ切りなど、切り方で味わいや食感が変わるので料理に合わせて工夫しよう。旬の時期のねぎは、加熱することで生まれる甘味が◎。

関

東では、ねぎといえば軟白栽培の「長ねぎ（根深ねぎ）」、関西以南では九条ねぎに代表される「青ねぎ（葉ねぎ）」が一般的です。ともに、緑色の部分にはβ-カロテン、ビタミンC、カリウムなどの栄養素を、白い部分には硫化アリルを多く含みます。

硫化アリルは、ねぎ類に特有の強い香り成分です。この仲間のアリシンは、ビタミンB_1の吸収を助け、糖の代謝を円滑にする働きがあります。また、疲労回復や冷え症の改善に持続的な効果を発揮するほか、がんや動脈硬化の予防にも役立つと考えられています。

また、アリシン特有の強い匂いには、胃酸の分泌を促し、消化促進の働きも。温熱作用や消炎作用にも優れ、民間療法では、風邪やしもやけの外用薬として欠かせない野菜とされてきました。

緑の野菜 | 赤・紫色の野菜 | オレンジ・黄色の野菜 | 白の野菜 | 茶・黒の野菜

076

のざわな【野沢菜】

旬の時期：春

がん予防のほか風邪をブロックする効果をもつ漬物用野菜

長野県産のアブラナ科の野菜。江戸時代に長野県野沢温泉村の住職が京都に遊学し、「天王寺蕪」の種子を持ち帰り境内で栽培を始めたのがのルーツとされます。

抗酸化効果の高いβ-カロテン、ビタミンCを豊富に含みます。β-カロテンは体内でビタミンAの働きをもつレチノールに変換され、皮膚・粘膜の健康に特に役立つほか、がんを予防する働きも。お茶うけとして、抗がん作用などがあるカテキンが入った緑茶と組み合わせると、ダブルの効果で活性酸素を抑制できるでしょう。

ビタミンCには、抗ウイルス作用をもつインターフェロンの生成を促進する作用があると言われ、やはり風邪予防に効果抜群とされます。また、のざわな漬けに含まれる酵母や乳酸菌が、がんの予防に果たす有用性も注目されています。

色とファイトケミカルのパワー

β-カロテン
- 抗酸化作用
- 抗がん作用
- 老化防止

抗酸化作用をもち、がん予防などに効果を発揮する。風邪予防のほか、老化を防止するのにも役立つ。

保存方法

乾燥を避けて冷蔵庫で立てて保存

柔らかい葉の部分は炒め物や汁の実にも使えるので、湿らせたキッチンペーパーなどで包むかポリ袋に入れて、冷蔵庫で立てて保存を。一般的には漬物にして、さまざまな調理に利用する。

調理と食べ合わせのコツ

お茶うけにしてがん予防効果アップ

本場である信州では、お茶受けとしても、のざわな漬けが登場する。実はお茶に含まれるカテキンとのコンビは、がん予防などに効果的とし、注目されている組み合わせ。

主な栄養成分

ビタミンA	100μg	(700μg)
ビタミンC	41mg	(100mg)
ビタミンK	100μg	(150μg)
カリウム	390mg	(2000mg)
カルシウム	130mg	(650mg)
糖質	1.5g	

食べかたのヒント

塩漬けにすると（100g中）

ビタミンA	130μg
ビタミンC	27mg
ビタミンK	110μg
カリウム	300mg
カルシウム	130mg
糖質	1.6g

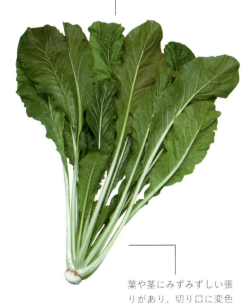

鮮やかな緑色で、肉厚なものがよい

葉や茎にみずみずしい張りがあり、切り口に変色が無いものを選ぼう

緑の野菜

のびる【野蒜】

旬の時期：春

ねぎ特有の辛味成分
アリシンが免疫力をアップ

色とファイトケミカルのパワー

アリシン（硫化アリル）
- 抗酸化作用
- 抗菌作用
- 疲労回復

抗酸化作用により、がんや生活習慣病を予防できるほか、殺菌作用をもっており、疲労回復などに効果がある。

保存方法

うす皮を残して辛みが抜けないうちに食べる

ねぎと同様に、うす皮を残した状態でキッチンペーパーに包み、冷暗所で保存する。キッチンペーパーの上からビニール袋で包んでもよい。時間とともに辛味が抜けるので、早く食べきること。

調理と食べ合わせのコツ

切ったり刻んだりして殺菌力アップ

香味成分のもつ殺菌力や抗酸化作用は、切ったり刻んだりした状態で空気に触れたときに強まる。球根の部分を生のままでかじったり、おろしたりしよう。

主な栄養成分

ビタミンA	67μg	(700μg)
ビタミンC	60mg	(100mg)
ビタミンE	1.3mg	(6.0mg)
カルシウム	100mg	(650mg)
食物繊維	6.9g	(18g)
糖質	8.6g	

食べかたのヒント

生でおろして食べよう

根の部分にはアリシンが含まれるので球根の部分も生のままか、おろして。β-カロテンは、主に葉に含有。生なら油を使ったたれをつけて。

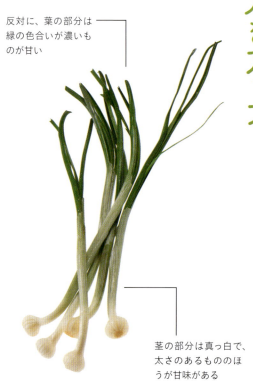

反対に、葉の部分は緑の色合いが濃いものが甘い

茎の部分は真っ白で、太さのあるもののほうが甘味がある

日本では古くから民間薬や薬味として使用され、ねぎ、にんにく、にら、らっきょうと合わせて「五辛」と呼ばれていました。

白い球形の根の部分には、にんにくやたまねぎと同様のアリシン（硫化アリル）が臭い成分として含まれ、殺菌作用や抗酸化作用によって、がん予防や免疫力の向上に役立つとされています。ビタミンAの素となるβ-カロテンは、主に葉の部分に含まれます。ビタミンC、骨を強化する働きがあるビタミンK、造血に不可欠で、認知症の予防にも効果的と言われる葉酸などのビタミン群に加えて、食物繊維は水溶性も不溶性もバランスよく含まれています。血糖値や血圧の正常化にも、大きな効果が期待できるでしょう。

パクチョイ

旬の時期：夏

β-カロテンが抗酸化作用で美容と健康を保つ！

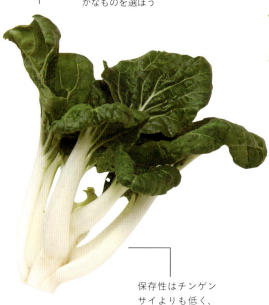

葉がピンと張って艶があり、葉の緑色と葉柄の白色のコントラストが鮮やかなものを選ぼう

保存性はチンゲンサイよりも低く、しなびやすい

色とファイトケミカルのパワー

β-カロテン
- 抗がん作用
- 生活習慣病予防
- 美肌効果

抗酸化作用により、がんや生活習慣病を予防できる。美肌キープの効果もあり、美容面でも摂取したい成分。

保存方法

余ったものはラップで包んで冷蔵

なるべく1株を1回で使い切るようにするのが原則だが、あまり乾燥に強くないので、余った場合はラップに包み、冷蔵庫で立てて保存を。葉の部分に栄養が多いので、しなる前に食べきろう。

調理と食べ合わせのコツ

肉厚だが火が通りやすい

β-カロテンをはじめ油と相性のよい栄養素を多く含む。肉厚でも火の通りがよいので炒め物などの調理法がおすすめ。炒める前にさっと油通し※をするとおいしく食べられる。

※油通し(あぶらどおし)：炒める材料を一度中温のたっぷりの油にくぐらせること。

主な栄養成分

ビタミンA …… 150μg (770μg)
ビタミンC ……… 45mg (100mg)
ビタミンK ……… 190μg (150μg)
カリウム ……… 450mg (2000mg)
カルシウム …… 100mg (650mg)
糖質 ……………… 0.9g

食べかたのヒント

炒め物やスープで

緑の葉の部分に、β-カロテンがいっぱいなので油でさっと炒めたい。水溶性の栄養素も含まれるため、熱処理は短くしたほうがよい。

中国名で「小白菜(シャオパイツァイ)」と呼ばれる野菜の一種で、パクチョイは茎が白いもの。同じ種類で茎が青いものが秋野菜の「チンゲンサイ」です。茎は真っ白で、葉は青々とした緑色。味や香りにもクセが無いため、炒め物からスープの具材にまで広く使われています。濃い緑の葉の部分にはβ-カロテンを含みます。ほかにもビタミンCやK、葉酸、カリウムなどの栄養素が豊富で、これらはチンゲンサイよりも豊富。β-カロテン、ビタミンCには、ともに活性酸素の活動を抑える抗酸化作用があり、ダブルの働きによって生活習慣病予防や美容効果にパワーを発揮します。
中国野菜の特徴としてカリウム、カルシウムなどのミネラルも豊富に含むことから、骨粗しょう症予防にも有効です。

緑の野菜

バジル

β-カロテンでがん予防 精油成分リナロールで精神も安定

旬の時期：夏

色とファイトケミカルのパワー

β-カロテン
- 抗酸化作用
- 抗がん作用
- コレステロールのコントロール

抗酸化作用により、がんや動脈硬化などの予防に役立つ。リナロールの香りで食欲増進、精神安定の効果も。

保存方法

低温障害による黒ずみに要注意

若い小ぶりの葉で、真ん中が膨らんでいるものは、風味が柔らかで生食に適している。傷みが早く、冷蔵庫に入れて保存していても低温障害で黒ずみを起こしやすいため、早めに食べきりたい。

調理と食べ合わせのコツ

オイルにして多様な料理にかけて

好相性の食材は、トマトとにんにく。にんにく、とうがらし、バジルをオリーブオイルに漬けたバジルオイルは、焼き魚などに重宝するほか、β-カロテンとの相性もよい。

主な栄養成分

ビタミンA	520µg	(700µg)
ビタミンE	3.5mg	(6.0mg)
カリウム	420mg	(2000mg)
カルシウム	240mg	(650mg)
鉄	1.5mg	(10.5mg)
糖質	0g	

食べかたのヒント

ジェノベーゼソースに

バジルにんにくやオイル、松の実、チーズなどを加えて擦り混ぜたジェノベーゼソースは、ビタミンEが豊富で、抗酸化パワーが高いソース。

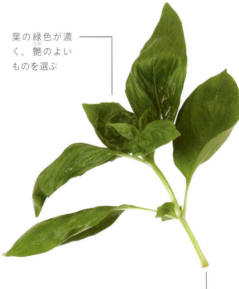

葉の緑色が濃く、艶のよいものを選ぶ

茎の切り口がきれいなこともチェックポイントのひとつ

熱帯アジアからインド、アフリカを原産地とするシソ科のハーブ。さわやかな甘い香りと、かすかな苦味をもち、イタリア料理やタイ料理で使われます。イタリア語で「バジリコ」、日本語で「目箒」です。

非常に多くのβ-カロテン、カリウム、カルシウムを含みます。相性のよいトマトと一緒に調理すれば、トマトのリコピンによる抗酸化力も加わって、がん予防や動脈硬化予防、コレステロールの上昇抑制や血圧の改善など、幅広い効用が期待できます。

清涼感ある香りは、リナロールやオイゲノールなどの複数の精油成分によるもの。さわやかな香りで食欲を高め、抗菌作用、消化促進作用でも知られています。また、神経を鎮める作用もあり、精神安定剤としても活用できます。

パセリ

旬の時期：周年

クロロフィルで抗酸化力アップ！消臭効果で口臭対策にも

保存方法
冷凍保存で使い勝手よく
水を入れたコップに挿しておくとよい。また、刻んだものを冷凍で保存しても、必要に応じて使うことができ、とても便利だ。刻まずに冷凍し、使う際に袋の上からつぶしてもよい。

色とファイトケミカルのパワー
クロロフィル
- 抗酸化作用
- 口臭予防
- 消臭効果

抗酸化作用により抗がん効果が期待できる。消臭効果もあり、口臭予防にも効力を発揮する。

調理と食べ合わせのコツ
刻んでスープやシチューに入れて
みじん切りにしてスープやシチューに入れたり、パン粉に混ぜて香り揚げの衣に使ってもよい。ビタミンC・Eを多く含む食材との組み合わせで抗酸化力がさらに増す。

主な栄養成分
- ビタミンA ……… 620μg (700μg)
- ビタミンC ……… 120mg (100mg)
- ビタミンE ……… 3.3mg (6.0mg)
- カリウム ……… 1000mg (2000mg)
- カルシウム …… 290mg (650mg)
- 糖質 ………………… 1.0g

食べかたのヒント
スープや肉料理に散らして
刻んで料理に利用すれば手軽に栄養価値をアップできる。また、からあげにすればたくさんの量をおいしく食べられる。

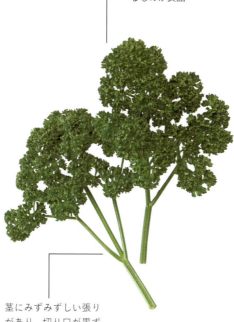

- 葉が濃い緑色で、細かく縮れているものが良品
- 茎にみずみずしい張りがあり、切り口が黒ずんでいないものを

西洋では紀元前から食用にされていた、セリ科の野菜。洋食の付け合わせに添えるイメージがありますが、栄養成分や機能性成分豊か。濃い緑色の葉に含まれるクロロフィルには、コレステロールの上昇を抑制したり、貧血を予防する効果があることがわかっています。抗酸化作用もあるので、がんや老化防止のためにも積極的に摂取したい野菜です。

香りの主成分であるアピオールは、胃液の分泌を促し、消化促進や食欲を増進させる働きが。彩りとしてだけでなく、たっぷりと刻んで料理に使いましょう。

β-カロテン、ビタミンB群などの主要ビタミン、カリウム、カルシウム、鉄、亜鉛、ミネラル類、食物繊維も豊富に含みます。からあげなどにして、たくさん食べましょう。

緑の野菜

葉たまねぎ

旬の時期：春

葉も玉も生かしおいしく イライラや食欲不振を抑制

葉たまねぎは、たまねぎの玉の部分が膨らみ始めた時期に葉付きのまま収穫したもの。玉の部分は新たまねぎと同じように、辛みが少ないため食べやすく、葉の部分は青ねぎと同じように薬味などとしても使えます。

香味成分のアリシンは豚肉などに多く含まれるビタミンB_1の吸収を高める働きがあります。ビタミンB_1が不足すると食欲不振やイライラがおこりやすくなりますが、これを抑制するのに役立ちます。葉の部分はβ-カロテンが多く含まれており、老化の抑制などに効果が期待できます。また、認知症予防の効果で注目されている葉酸も多く含まれており、健康寿命を延ばすためには欠かせない栄養成分が豊富と言えるでしょう。葉も無駄なく調理すれば、ビタミンCも豊富に摂取できます。

保存方法

玉の少し上で葉を切り冷蔵保存

すぐに食べきれないときは、玉の少し上で葉を切り離し、葉の部分はポリ袋などに入れて冷蔵庫へ。葉もの野菜と同様に早めに使い切ること。より乾燥を避けるためラップに包んで保存してもよい。

調理と食べ合わせのコツ

玉の部分は薄切りにして生食

玉の部分は辛みが少ないので、生で食べるなら薄切りに。半分に切って焼いても。アリシンの効果を生かすなら、ビタミンB_1の多い豚肉と炒めて疲労回復に期待したい。

主な栄養成分

- ビタミンA …… 120μg (700μg)
- ビタミンC …… 32mg (100mg)
- ビタミンB_6 …… 0.16mg (1.2mg)
- カリウム …… 290mg (2000mg)
- 葉酸 …… 120μg (240μg)
- 糖質 …… 4.6g

食べかたのヒント

葉の部分は和え物などにも

さっとゆでて酢みそあえやごまあえなどにしても。玉の部分の薄切りにビタミンB_1を含むごまをふれば手軽な一品に。

色とファイトケミカルのパワー

アリシン（硫化アリル）

- ●疲労回復
- ●風邪予防
- ●抗菌作用

ビタミンB_1の吸収を高め、食欲不振やイライラを抑制。疲労回復や食中毒予防に効果的なほか、風邪予防にも。

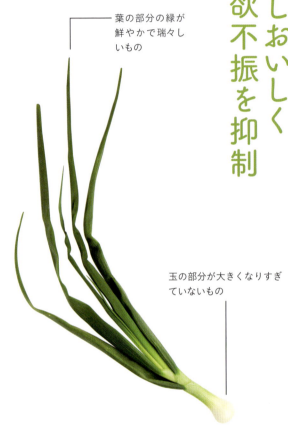

- 葉の部分の緑が鮮やかで瑞々しいもの
- 玉の部分が大きくなりすぎていないもの

ひのな【日野菜】

旬の時期：冬

栄養をたくさん含む葉をしっかり食べたい

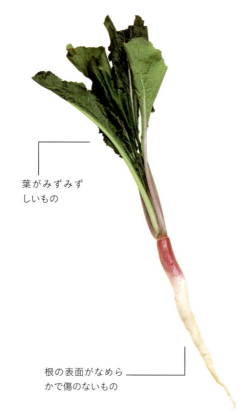

葉がみずみずしいもの

根の表面がなめらかで傷のないもの

色とファイトケミカルのパワー

β-カロテン
- 抗がん作用
- 美肌効果
- 生活習慣病予防

抗がん作用のあるβ-カロテンは肌や髪の健康維持にもよい。葉に近い赤紫の部分はアントシアニン。

保存方法

長期保存したいなら塩などで漬物に

そのまま保存するなら葉と根を切り分けキッチンペーパーで包み、軽く霧をふいてから冷蔵庫の野菜室へ。できるだけ早く使い切ろう。また塩などで漬物にすれば長期保存も可能となる。

調理と食べ合わせのコツ

お酢をあわせると紫色が鮮やかに

漬物を食べることが多く、切って食べたり、細かく刻んで炒飯やパスタの具にしてもよい。酢のたれで南蛮漬けや甘酢あんかけにすると、アントシアニンの紫色が引き立つ。

主な栄養成分

ビタミンA ……… 98μg（700μg）
ビタミンB6 ……… 0.14mg（1.2mg）
ビタミンC ……… 52mg（100mg）
ビタミンK ……… 93μg（150μg）
カリウム ……… 480mg（2000mg）
糖質 ……… 1.7g

食べかたのヒント

甘酢漬けにすると（100g中）

ビタミンA ……… 170μg
ビタミンB6 ……… 0.12mg
ビタミンC ……… 39mg
ビタミンK ……… 120μg
カリウム ……… 550mg
糖質 ……… 12.6g

ひのなは滋賀県の日野町が発祥となっているかぶの一種。葉をつけたまま漬物などに利用されています。

葉はβ-カロテンの多い緑黄色野菜で、ビタミンCも比較的豊富。β-カロテンは抗がん作用が期待できるほか、体内でビタミンAとなり肌や髪を健やかに保つなどの働きがあります。コラーゲンの生成にかかわるビタミンCとの相乗効果で美肌などにも効果が期待できます。根はだいこんのように細長く、上のほうにはアントシアニンの紫赤色が見られます。

ビタミンK、B2、B6も多い野菜です。根には胃もたれなどを解消するでんぷん酵素のアミラーゼが含まれます。またビタミンB2はたんぱく質の代謝を、ビタミンB6はたんぱく質の代謝をサポート。ビタミンKは丈夫な骨づくりに欠かせません。

緑の野菜

ピーマン

ファイトケミカルとビタミンのパワーで疲れを解消！

旬の時期：夏

保存方法

夏場でなければ常温保存もOK

冷蔵庫での保存が基本だが、水気に弱いため、しまう前に水分はしっかり拭き取って。ポリ袋などにで軽く包み、野菜室にしまおう。夏場以外は、常温で保存しておくこともできる。

色とファイトケミカルのパワー

β-カロテン
- 抗酸化作用
- 美肌効果
- 老化防止

強い抗酸化力をもち、細胞の老化を防ぐ。臭い成分ピラジンやカプサイシンも含んでおり、脂肪燃焼効果なども。

調理と食べ合わせのコツ

油を使った炒め物に最適

ビタミンA・Eなど脂溶性のビタミンを多く含むので、油との相性は抜群。中華風の炒め物に使うほか、肉詰め焼きなどの料理でも独特のほろ苦さがおいしく味わえる。

主な栄養成分

- ビタミンA……青33・赤88μg（700μg）
- ビタミンC……青76・赤170mg（100mg）
- ビタミンE……青0.8・赤4.3mg（6.0mg）
- カリウム……青190・赤210mg（2000mg）
- 食物繊維……青2.3・赤1.6g（18g）
- 糖質……青2.8・赤5.6g

食べかたのヒント

油で炒めると（100g中）
- ビタミンA……青35・赤92μg
- ビタミンC……青79・赤180mg
- ビタミンE……青0.9・赤4.4mg
- カリウム……青200・赤220mg
- 食物繊維……青2.4・赤1.6g
- 糖質……青3・赤6g

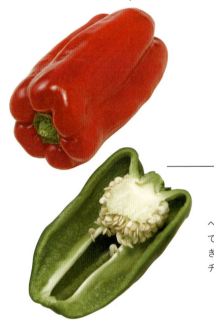

皮に艶と張りがあり、肉厚なものが良品の証

ヘタの部分から傷んでくるので、買うときはまずこの部分のチェックから

辛みの少ないとうがらしの一種で、一部品種の違うものもありますが、一般的にピーマンと呼ばれる青ピーマンは、未熟な緑色の実を収穫したもの。完熟させたものが赤ピーマンです。

ビタミンのなかでも抗酸化力が強いβ-カロテン、ビタミンC・Eをともに多く含み、疲れたときの体力回復に欠かせない野菜です。ファイトケミカルでいえば、青臭さの素であるピラジンや辛味成分カプサイシンも少量ながら含んでおり、新陳代謝を高めたり、血栓を予防する効果も期待できます。

なお、ビタミンCはコラーゲンの合成を促進する作用をもっており、ビタミンEとの協働で毛細血管を健康に保つ働きもあるので、肌のトラブルを改善するうえで有効です。健康面でも美容面でもぜひ積極的に摂取しましょう。

緑の野菜 ｜ 赤・紫色の野菜 ｜ オレンジ・黄色の野菜 ｜ 白の野菜 ｜ 茶・黒の野菜

ふき【蕗】

旬の時期：春

独特のクセの元・クロロゲン酸が体内の脂質の酸化を抑える

色とファイトケミカルのパワー

クロロゲン酸
（ポリフェノール）

- 抗酸化作用
- 生活習慣病予防
- 老化防止

抗酸化作用をもち、生活習慣病予防に効果的。また、脂質の酸化を抑える働きが。老化防止にもよい。

保存方法

下ゆでをして冷蔵保存しよう

変色が早いので、すぐに使わない場合は下ゆでまでを済ませ、保存容器に入れて冷蔵庫へ。生の場合は茎と葉を別々にラップで包み、野菜室で保存。風味は落ちるが、冷凍保存もできる。

調理と食べ合わせのコツ

調理する際は塩分をできるだけ控える

カリウムとナトリウムの適切なバランスを保ち細胞機能を維持するため、塩分を控えめに。また、アク抜き後はカリウムの成分が溶け出した煮汁も一緒に摂取したい。

主な栄養成分

カリウム ……… 330mg (2000mg)
カルシウム …… 40mg (650mg)
マンガン ……… 0.36mg (3.5mg)
食物繊維 ……… 1.3g (18g)
糖質 …………… 1.7g

食べかたのヒント

ゆでると(100g中)

カリウム ……………… 230mg
カルシウム …………… 34mg
マンガン ……………… 0.37mg
食物繊維 ……………… 1.1g
糖質 …………………… 0.8g

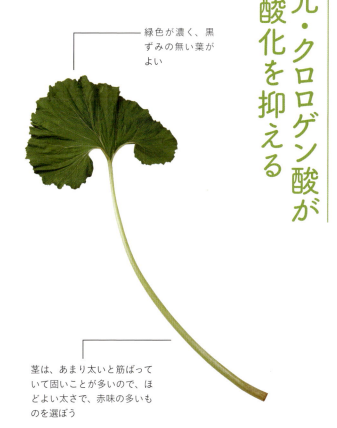

緑色が濃く、黒ずみの無い葉がよい

茎は、あまり太いと筋ばっていて固いことが多いので、ほどよい太さで、赤味の多いものを選ぼう

数少ない日本原産の野菜で、全国の山野に自生するほか、現在は主に愛知県で栽培される早生ふきが食用の主流になっています。葉の直径が1m、茎の高さは2mと大きく、葉と茎は煮物などの具材として、つぼみは「ふきのとう」として食用にされます。

強いアクの原因は、ポリフェノールの一種であるクロロゲン酸。抗酸化作用をもち、脂質の酸化を防止します。また、生活習慣病予防や老化防止に効果的です。抗酸化作用もあるとされているので、がんや老化の予防にも役立つでしょう。

栄養素はあまり多くありませんが、カリウムやマンガン、食物繊維は比較的多めに含まれています。カリウムには余分なナトリウムを排出する働きがあり、高血圧予防に欠かせない栄養素のひとつです。

緑の野菜

ふきのとう【薹】

旬の時期：冬

独特のほろ苦さには免疫力アップや心臓病予防など効能がいっぱい

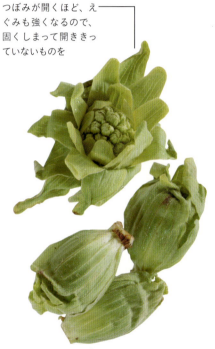

つぼみが開くほど、えぐみも強くなるので、固くしまって開ききっていないものを

かたちに丸みがあり、緑色の鮮やかなものが良品

保存方法

乾燥させないように注意しよう

乾燥に弱いので、水で湿らせたキッチンペーパーに包むかポリ袋に入れて冷蔵庫の野菜室へ。1～2日はもつが、早く食べるのが基本。長期保存時は、下ゆでをし、アクを抜いた状態で冷凍庫で保存。

調理と食べ合わせのコツ

天ぷらにすると苦味も和らぐ

独特の苦味を抑え、栄養素を効率よく吸収するには、油を使った料理法がおすすめ。低めの温度から天ぷらに揚げると、次第につぼみが開いて苦味が和らいでいく。

主な栄養成分

ビタミンB1	0.1mg (1.1mg)
ビタミンB2	0.17mg (1.2mg)
ビタミンE	3.2mg (6.0mg)
カルシウム	740mg (2000mg)
カリウム	6.4g (18g)
糖質	3.6g

食べかたのヒント

ゆでると（100g中）

ビタミンB1	0.06mg
ビタミンB2	0.08mg
ビタミンE	2.4mg
カリウム	440mg
食物繊維	4.2g
糖質	2.8g

色とファイトケミカルのパワー

ケンフェロール（フラボノイド）

- ●心臓病予防
- ●免疫力アップ
- ●風邪予防

苦味成分で、フラボノイドの一種。免疫力を高める効果が期待できるため、風邪の予防、また心臓病予防の効果も。

春先に出てくるフキの花のつぼみで、風味を楽しみたい野菜です。フキ本体よりも栄養素が多く、フキには微量しか含まれないβ-カロテンは約8倍、カリウムも約2倍の量を含みます。

独特の苦味はフラボノイドの一種ケンフェロールによるもので、免疫力を高めるのに効果的。風邪などの予防に期待できるでしょう。

また、心臓病の発症率が低い人は、ケルセチンに次いで、ケンフェロールの摂取量が多いことがわかっているなど、広く健康に貢献する成分であると言われています。

また、苦み成分としてはアルカロイド系も含まれています。こちらは新陳代謝を活発にするとされており、食欲増進や消化促進に作用します。民間療法では「苦味健胃薬」として胃もたれの回復に使われてきました。

ふだんそう【不断草】

意外と知られていない栄養価値の高い緑黄色野菜

旬の時期：夏

ほうれんそうと同じアカザ科の青菜です。年間を通して食べられるから「普段草」、あるいは生長が旺盛で次々と葉が生えてくることから「不断草」とする2つの説がありますが、丈夫で葉数が多く、なにより栄養豊富なことが最大の特徴です。

厚みがあって柔らかい葉と葉柄には、β-カロテン、ビタミンB₁・B₂・E・Kなどのビタミン類がたっぷり。これらの作用でがんや老化の予防効果が期待できるだけでなく、疲労物質を取り去って体力を回復させたり、ストレスを軽減するなど健康効果が得られます。カリウム、カルシウム、マンガンなどのミネラル類のほか、貧血の予防に欠かせない鉄、便秘に効く食物繊維もそろって豊富。健康バランスをくずしがちな夏の栄養補給に最適な野菜です。

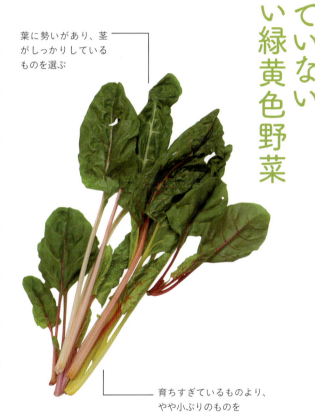

葉に勢いがあり、茎がしっかりしているものを選ぶ

育ちすぎているものより、やや小ぶりのものを

保存方法

鮮度が落ちるスピードが速い

冷蔵庫の野菜室で保存するが、鮮度が落ちるスピードが非常に速いので、なるべく早く食べよう。野菜室へ入れる際は、できるだけ乾燥させないようにビニール、ポリ袋に入れておくと安心。

調理と食べ合わせのコツ

たんぱく質の多い大豆製品などと一緒に

じん臓の血石の原因となるしゅう酸（アクの成分）を取り除くため、さっとゆでて。三大栄養素の代謝をよくするB₁、B₂、B₆などが多いので、たんぱく質と組み合わせよう。

主な栄養成分

ビタミンA	310μg (700μg)
ビタミンB₆	0.25mg (1.2mg)
ビタミンE	1.7mg (6.0mg)
カリウム	1200mg (2000mg)
鉄	3.6mg (10.5mg)
糖質	0.4g

食べかたのヒント

ゆでると(100g中)

ビタミンA	320μg
ビタミンB₆	0.14mg
ビタミンE	1.7mg
カリウム	760mg
鉄	2.1mg
糖質	1.6g

色とファイトケミカルのパワー

β-カロテン

- 抗がん作用
- 心臓病予防
- 老化防止

抗酸化作用をもっており、がんや心臓病予防などに効果的とされる。老化予防としても有効な成分。

緑の野菜

ブロッコリー
含有成分の合わせ技でがん予防 緑黄色野菜の代表格

旬の時期：冬

保存方法

長期保存するならゆでて冷凍

日がたつにつれてつぼみが開き、栄養素も目減りしていくので、すぐに食べるのがベター。ポリ袋に入れて冷蔵庫で保存すれば2〜3日までもつ。長期保存する場合は、ゆでてから冷凍しよう。

調理と食べ合わせのコツ

油と組み合わせて調理したい

多種類のビタミンの有効性を生かすには、油と組み合わせた調理を。ドレッシングや酢などを使うときは、酸の働きで緑色が褐変するので、すぐに食べるようにしよう。

主な栄養成分

- ビタミンB_1 ……… 0.14mg（1.1mg）
- ビタミンB_2 ……… 0.2mg（1.2mg）
- ビタミンC ……… 120mg（100mg）
- ビタミンE ……… 2.4mg（6.0mg）
- 食物繊維 ……… 4.4g（18g）
- 糖質 ……… 0.8g

食べかたのヒント

ゆでると（100g中）

- ビタミンB_1 ……… 0.06mg
- ビタミンB_2 ……… 0.09mg
- ビタミンC ……… 54mg
- ビタミンE ……… 1.7mg
- 食物繊維 ……… 3.7g
- 糖質 ……… 0.6g

色とファイトケミカルのパワー

クロロフィル

- ●抗がん作用
- ●口臭予防
- ●抗菌作用

濃い緑色は消臭効果をもつクロロフィルによるもの。抗がん物質スルフォラファンとの相乗効果でがん予防にも。

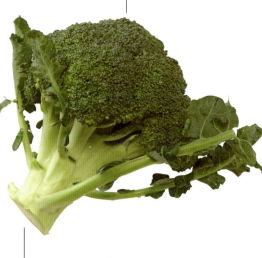

- つぼみの粒は、細かいほうが上等
- つぼみや葉の緑色が濃く、茎に空洞が無く、しっかりしたものを

なばなと同じアブラナ科の緑黄色野菜で、体内でビタミンAに変わるβ-カロテン、ビタミンB群・C・Eなど、多種類のビタミンを豊富に含みます。

濃い緑色は、クロロフィルによるものです。消臭・殺菌効果により口臭予防に役立つとされているほか、コレステロール値を調整するため、健康面でも注目されています。

また、発芽部分に含まれる抗がん物質スルフォラファンに加え、辛味成分で抗酸化作用をもつアリルイソチオシアネートにも注目。どちらもがん予防に効果的で、アリルイソチオシアネートは血栓予防や抗菌作用にも働きかけます。

また、ブロッコリーのビタミンCは100g中120mgと群を抜いており、風邪予防のほか、美肌にも有効に作用するでしょう。

へちま【糸瓜】

旬の時期：夏

サポニンのパワーが美容と肥満防止に効果的！

色とファイトケミカルのパワー

ヘチマサポニン
- 肥満予防
- 美肌効果
- 血流促進

細胞の新陳代謝を活発にし、美肌に効果的とされる。また95％が水なので低カロリーな面もダイエットに最適。

保存方法

基本はポリ袋に入れて冷蔵保存

キッチンペーパーで包むかポリ袋に入れて冷蔵庫で保存すれば1週間ほど日持ちするが、なるべく早く食べるほうがよい。強く握ったり、ものが当たったりすると皮が黒ずむことがある。

調理と食べ合わせのコツ

みそとへちまで日常の疲れを癒やす

「ナーベラー（へちま）の酢みそがけ」は沖縄の家庭料理。みそが含む炭水化物の代謝によいビタミンB群とへちまのミネラルが、日常の疲れを回復してくれる。

主な栄養成分

葉酸	92μg (240μg)
カリウム	150mg (2000mg)
食物繊維	1g (18g)
糖質	2.8g

食べかたのヒント

ゆでると(100g中)

葉酸	91μg
カリウム	140mg
食物繊維	1.5g
糖質	2.2g

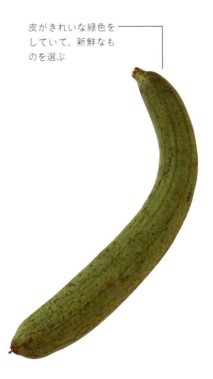

皮がきれいな緑色をしていて、新鮮なものを選ぶ

たわしや化粧水の原料用といったイメージが強い野菜ですが、鹿児島などでは「いとうり（糸瓜）」と呼ばれ、夏野菜として昔から食用にされてきました。

細胞の新陳代謝を活発にし、美肌効果をもつヘチマサポニンを含み、美容効果に富む食材です。ウリ科の野菜の例にもれず、成分のほとんどは水分なので、カロリーの面でもダイエットに効果的でしょう。

また、認知症予防に適しているとされる葉酸が多いことも特徴。カリウムを適度に含むことのほか、利尿作用にも優れます。

ちなみに、食用にされるのは、繊維の発達が少ない品種。独特のとろりとした柔らかさ、みずみずしい甘味をもっているため低下しがちな暑い季節の食欲を増進させてくれます。

ほうれんそう【菠薐草】

緑の野菜

貧血を防ぐほかクロロフィルの力でコレステロール値をコントロール

旬の時期：冬

色とファイトケミカルのパワー

クロロフィル
- コレステロールのコントロール
- 口臭予防
- 認知症予防

悪玉コレステロールを低下させ、同時に善玉コレステロールを増加。葉酸のパワーと併せ認知症予防も。

保存方法

ゆでてから冷凍保存でもっと長持ち

保存するときは水で湿らせたキッチンペーパーに包むか、ポリ袋に入れてから冷蔵庫の野菜室に立ててしまうと2～3日ほどは鮮度がもつ。軽くゆでてから冷凍保存すれば、さらに長持ちさせることも。

調理と食べ合わせのコツ

ビタミンEを加えて抗がん作用を高める

抗がん作用を高めるには、ビタミンEをプラスしたい。ビタミンEが豊富なうなぎやたらこ、卵、かぼちゃ、アボカドといった野菜との組み合わせがより有効だろう。

主な栄養成分

ビタミンA	350μg (700μg)
ビタミンC	60mg (100mg)
ビタミンE	2.1mg (6.0mg)
カリウム	690mg (2000mg)
鉄	2mg (10.5mg)
糖質	0.3g

※冬採りの数値

食べかたのヒント

ゆでると(100g中)

ビタミンA	450μg
ビタミンC	30mg
ビタミンE	2.6mg
カリウム	490mg
鉄	0.9mg
糖質	0.4g

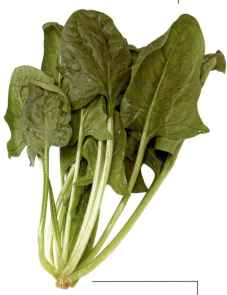

葉先がピンとして色鮮やかで、根元はみずみずしく、赤味が強いものが新鮮

根元のやや赤い部分にはマンガンが含まれるので、捨てずに使い切ろう

各種のビタミンやミネラルを多量に含む点で、緑黄色野菜の王様とも言える野菜。鉄の含有量は野菜でもトップクラスです。

ほうれんそうの緑は、カロテンの黄色と、葉緑素であるクロロフィルの青色がかけ合わさった色。クロロフィルはビタミンCの抗酸化作用と協働して、コレステロールの酸化を防止するほか、口臭予防や認知症予防にも作用します。またアルコールを中和する働きがあり、二日酔い軽減にも期待できるでしょう。

ほうれんそうに含まれる鉄は、血液中の酸素を全身に運搬するヘモグロビンの成分で、不足すると貧血や筋肉疲労、頭痛、息ぎれなどの症状が現れます。また、赤血球の形成に欠かせず、認知症予防でも注目される葉酸も豊富に含むので、貧血には効果絶大です。

みずな【水菜】

旬の時期：冬

β-カロテンのほかポリフェノールも含みアンチエイジングに有効！

色とファイトケミカルのパワー

β-カロテン
- 抗がん作用
- 心臓病予防
- 老化防止

β-カロテンのほかポリフェノール類の働きで、生活習慣病やがん、老化を防止する効果をもっている。

保存方法

キッチンペーパーで包んでポリ袋へ

冷蔵庫で保存する際は、全体をキッチンペーパーで包み、ポリ袋に入れて野菜室へ入れるように。買ってきた袋に入れたまま保存すると萎れるのが早いので、必ず一度出して保存しよう。

調理と食べ合わせのコツ

生食でビタミンCの効能を生かす

水溶性のビタミンB群、Cの効用を生かすなら、生のままサラダに。ビタミンEが豊富なごま油やくるみ油をドレッシングに使えば、β-カロテンの吸収率が上がる。

主な栄養成分

ビタミンA	110μg (700μg)
ビタミンB₂	0.15mg (1.2mg)
ビタミンC	55mg (100mg)
カリウム	480mg (2000mg)
カルシウム	210mg (650mg)
糖質	1.8g

食べかたのヒント

ゆでると(100g中)

ビタミンA	140μg
ビタミンB2	0.08mg
ビタミンC	19mg
カリウム	370mg
カルシウム	200mg
糖質	1.1g

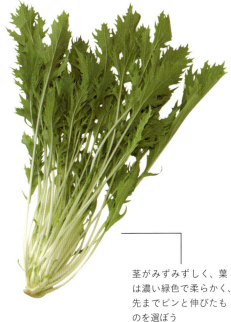

水耕栽培のものと露地栽培のものがあるが、露地もののほうが風味が濃く、栄養成分も高め

茎がみずみずしく、葉は濃い緑色で柔らかく、先までピンと伸びたものを選ぼう

京都が原産で、京菜とも呼び、以前は関西方面の地域のみに出回っていたものでしたが、近年は全国区の人気野菜となり、関東でも多く栽培・出荷されるようになりました。

一見淡白そうに見えて、実はβ-カロテンやビタミンB₂・B₆・C・Eなどのビタミンを豊富に含む実力派。これら、健康効果に優れるビタミンに加えて、ポリフェノール類も含むことから、生活習慣病や老化を抑制するほか、肌のシミやくすみをなくすアンチエイジングにも有効に働きます。

ミネラルの含有量も極めて高く、高血圧を予防するカリウム、骨の生成に欠かせないカルシウム、貧血予防に働く鉄が多く含まれます。リン、マグネシウムも多く、更年期以降の骨粗しょう症予防にも最適の野菜と言えます。

緑の野菜

みつば【三葉】

旬の時期：夏

β-カロテンのほか精油成分でストレス解消にも有効

日本原産の香味野菜で、「みつばぜり」とも言います。名前のように3つの葉があり独特のさわやかな香りと歯ざわりが身上です。白い茎とふさふさの葉をもつ根みつば、茎が白くて長い切りみつば、水耕栽培の糸みつばなどの種類があります。

にんじんと同じセリ科に属することもあって、β-カロテンをはじめ、ビタミンE・Kなど多くの種類のビタミンを含みます。魚や大豆製品などの良質なたんぱく質を組み合わせれば、β-カロテンが効率よくビタミンAに変換され、皮膚や粘膜を健やかに保つほか、眼精疲労解消にも役立ちます。香りが強いのは根みつばで、クリプトテネン、ミツバエンという精油成分が含まれます。食欲増進や神経安定作用により、胃もたれやストレス解消に有効です。

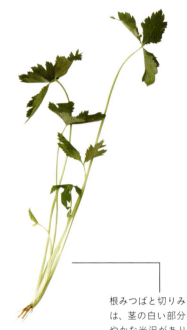

根みつばと切りみつばは、茎の白い部分に鮮やかな光沢があり、太さが均一なものを

保存方法

乾燥させないように注意して保存する

切りみつば、糸みつばはラップやポリ袋に入れて冷蔵保存を。根みつばは根の部分を湿らせたキッチンペーパーで包んでから、ポリ袋に入れて野菜室に立てた状態で冷蔵保存しておくとよい。

調理と食べ合わせのコツ

熱し過ぎると香りが薄くなる

お吸い物などの汁物に入れたり、生のままサラダや彩りに使うほか、おひたしにしたり、卵とじにしても、おいしく食べられる。歯ごたえ、香りを保つため加熱はさっと。

主な栄養成分

ビタミンA	140μg	(700μg)
ビタミンC	22mg	(100mg)
ビタミンE	1.1mg	(6.0mg)
ビタミンK	120μg	(150μg)
カリウム	500mg	(2000mg)
糖質	1.2g	

※根みつばの数値

食べかたのヒント

根みつばをゆでると（100g中）

ビタミンA	170μg
ビタミンC	12mg
ビタミンE	1.4mg
ビタミンK	150μg
カリウム	270mg
糖質	0.6g

色とファイトケミカルのパワー

β-カロテン

- 抗酸化作用
- 美肌効果
- 眼精疲労の回復

抗酸化作用をもつβ-カロテンのほか、神経を鎮静化するクリプトテネンや消化を促進するミツバエンも含む。

みぶな【壬生菜】

旬の時期：冬

β-カロテンでがんや心臓病を予防するほか髪や肌を健康に保つ

色とファイトケミカルのパワー

β-カロテン
- 抗がん作用
- 心臓病予防
- 美肌効果

抗酸化作用を持ち、がんや心臓病などを予防するβ-カロテンを含む。髪や肌を健康に保つ働きも。

保存方法

水分を持たせてからポリ袋で保存

キッチンペーパーで包んでから軽く霧をふいてポリ袋に入れ、冷蔵庫の野菜室へ。乾燥が大敵なので、空気が入らないようしっかり密閉を。できるだけ立てて保存することで、保存期間も長くなる。

調理と食べ合わせのコツ

植物油を使って炒めたりサラダに

ややくせがあるが、葉は柔らかいので生食もOK。β-カロテンを効率良く摂取するなら植物油などを使ったドレッシングをかけたり、ベーコンなどと組み合わせるとよい。

主な栄養成分

- ビタミンA …… 150μg（700μg）
- ビタミンC …… 38mg（100mg）
- 葉酸 …… 110μg（240μg）
- ビタミンK …… 160μg（150μg）
- カルシウム …… 110mg（650mg）
- 糖質 …… 1.1g

食べかたのヒント

火の通りが早いので加熱時間に注意

油揚げと薄味の含め煮にすると、シンプルでおいしいお総菜になる。さっとゆでて和え物やおひたし、炒め物や鍋の具などにも。

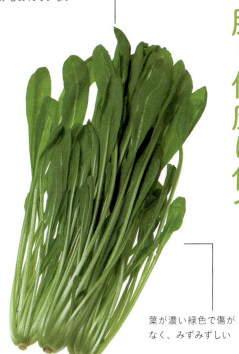

葉がしおれていない

葉が濃い緑色で傷がなく、みずみずしい

みずな（京菜）とともに京野菜と呼ばれる京の伝統野菜のひとつ。みずなの葉がギザギザしているのに対し、みぶなの葉は丸みを帯びており、みずなの変種と考えられています。

みずなと同じようにβ-カロテンやビタミンB₂、B₆、葉酸、Cなどを含む野菜です。β-カロテンは抗酸化作用をもっており、がんや心臓病を予防するなど健康面に優れた効果が。また、体内でビタミンAに変換されることで、肌や髪の健康を維持したり、疲労回復などに役立つとされています。

カルシウムも豊富で、またビタミンKや鉄、リン、マグネシウムも含まれており、骨をしっかりと保つことにも効果が期待できます。育ち盛りの子どもや骨密度が減少してくる更年期以降の女性を中心に注目したい野菜です。

めキャベツ【芽キャベツ】

キャベツを凌ぐ栄養価値の高さ

旬の時期：冬

緑の野菜

保存方法

乾燥を避けて野菜室で保存

乾燥を嫌うので、水で湿らせたキッチンペーパーなどで包んでから、ポリ袋に入れて冷蔵庫の野菜室で保存。冷凍保存をする際は、事前に固めにゆでておこう。自然解凍で食べるとよい。

調理と食べ合わせのコツ

アク抜きをしてから塩入りの熱湯でゆでる

必ずアク抜きを。外側の葉をむき、軸に十文字の切り込みを入れてから、塩を加えた熱湯でゆでる。しいたけなどのビタミンEの豊富なきのこ類との食べ合わせもおすすめ。

主な栄養成分

ビタミンB_1	0.19mg (1.1mg)
ビタミンB_2	0.23mg (1.2mg)
ビタミンB_6	0.27mg (1.2mg)
ビタミンC	160mg (100mg)
カルシウム	610mg (2000mg)
糖質	4.4g

食べかたのヒント

ゆでると(100g中)

ビタミンB_1	0.13mg
ビタミンB_2	0.16mg
ビタミンB_6	0.22mg
ビタミンC	110mg
カリウム	480mg
糖質	4.6g

色とファイトケミカルのパワー

β-カロテン

- 抗がん作用
- 心臓病予防
- 老化防止

抗がんや老化の抑制に効果的。また、非常に多いビタミンCの抗酸化作用との相乗効果により老化防止にもよい。

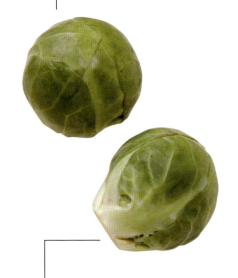

葉の緑色が鮮やかで、巻きがしっかりとしたものを選ぼう

小ぶりのサイズで、固そうなもののほうが、旨味は強くある

秋から春にかけて出回ります。栄養素の含有量はキャベツよりも多く、ビタミンCは群を抜きます。ビタミンB_1・B_2・B_6・K・葉酸もそろって豊富です。

β-カロテンは、体内で必要量がビタミンAに変わり、皮膚や粘膜を保護したり、働きを正常に保つ役割を果たします。また強い抗酸化作用で抗がんや老化抑制に効果を発揮。ビタミンB_1・B_2は、炭水化物や脂質の代謝に不可欠な栄養素で、不足すると疲労が溜まったり、神経障害をきたすこともあります。豊富に含まれるビタミンB_1は、筋肉内の乳酸の分解を進めることから、疲労回復に欠かせない栄養素のひとつです。

さらにキャベツの約3倍に相当する食物繊維は、便秘の予防に有効。コレステロールを抑える水溶性食物繊維も含みます。

緑の野菜 | 赤・紫色の野菜 | オレンジ・黄色の野菜 | 白の野菜 | 茶・黒の野菜

メロン

旬の時期：夏

果肉のオレンジが濃いものほど β-カロテンが豊富

色とファイトケミカルのパワー

β-カロテン

- ●抗酸化作用
- ●抗がん作用
- ●老化防止

体内でビタミンAに変換され、細胞の老化を防ぐとされる。また、含まれるクエン酸には疲労回復効果がある。

保存方法

未熟果は室温で追熟させるとよい

熟す前のメロンは、冷蔵庫で保存せず、室温で香りが強くなるまで追熟を。冷蔵庫に入れると追熟が止まるので注意しよう。なおカット後のメロンは、種を取ってからラップをして冷蔵で保存する。

調理と食べ合わせのコツ

ヨーグルトや生ハムと合わせて

ビタミンCが補足され、たんぱく質分解酵素が含まれるので、ヨーグルトと組み合わせると相性がよい。生ハムとの組み合わせも減塩効果を高めるカリウムの働きを生かす。

主な栄養成分

ビタミンB₆	0.11mg	(1.2mg)
ビタミンC	25mg	(100mg)
葉酸	240μg	(240μg)
カリウム	350mg	(2000mg)
糖質	9.9g	

※露地メロンの数値

食べかたのヒント

そのままデザートに

食べ頃になったら、食べる数時間前に冷蔵庫に移し、冷やしてから食べよう。未熟果を使った漬物も、メロンの風味が味わえておいしい。

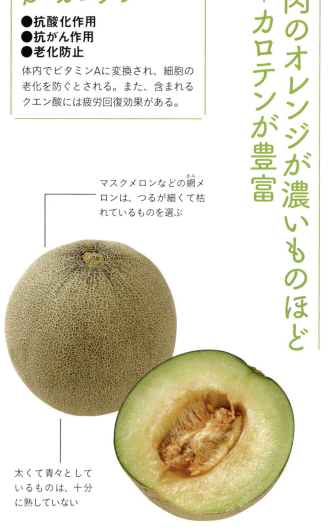

マスクメロンなどの網メロンは、つるが細くて枯れているものを選ぶ

太くて青々としているものは、十分に熟していない

　メロンの甘味は、果糖、ショ糖、ブドウ糖などで構成される糖分。体に吸収されやすくて素早くエネルギーに変わるため、疲れをいやすには効果的です。さらに、疲労回復効果の高いクエン酸も含まれています。

　カリウムやビタミンCが豊富で、わたの部分にはβ-カロテンや食物繊維も。体内でビタミンAに変わるβ-カロテンは、果肉のオレンジ色が濃いものほど多く含まれており、抗酸化作用によりがんや老化の予防に効果的とされています。わたの周辺には、血液をサラサラにするアデノシンという機能性成分も含まれ、脳卒中や心臓病予防に役立つとされています。

　また、カリウムには余分なナトリウムを排出し、体内の水分バランスを整える働きが。むくみ解消や高血圧予防に有効です。

緑の野菜

モロヘイヤ

旬の時期：夏

圧倒的なβ-カロテンの含有量で美容や病気予防に期待大

保存方法

葉が固くなる前に食べきろう

鮮度が落ちると葉が固くなるので、早めに食べきりたい。冷蔵保存する際は、茎部分を軽く湿らせ、キッチンペーパーで包むかポリ袋に。さっとゆでた後、水切りをしてラップに包めば冷凍も。

色とファイトケミカルのパワー

β-カロテン

- 抗がん作用
- 美肌効果
- 老化防止

にんじんを上回る1000μgのβ-カロテンが、がんなどの病気や老化を抑制。また美肌効果なども期待できる。

調理と食べ合わせのコツ

ビタミンDを含む食材と食べて骨を強く

おひたしや煮込み料理、天ぷらなどに向く。ビタミンDを多く含むしめじやじゃこと一緒に食べれば、モロヘイヤのカルシウムの吸収を助け、骨粗しょう症の予防にも。

主な栄養成分

ビタミンA	840μg	(700μg)
ビタミンC	65mg	(100mg)
ビタミンE	6.5mg	(6.0mg)
カリウム	530mg	(2000mg)
カルシウム	260mg	(650mg)
糖質	0.4g	

食べかたのヒント

ゆでると(100g中)

ビタミンA	550μg
ビタミンC	11mg
ビタミンE	3.4mg
カリウム	160mg
カルシウム	170mg
糖質	0.5g

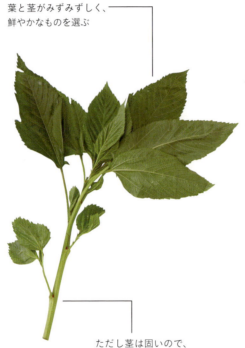

葉と茎がみずみずしく、鮮やかなものを選ぶ

ただし茎は固いので、調理には通常、葉の部分のみを使う

エジプト原産のモロヘイヤは、アラビア語で「王様だけのもの」の意味。その名のとおり、王の病気の特効薬として珍重され、またすぐれた美容効果からクレオパトラも好んだと言われます。

β-カロテン、ビタミンB群、C、Eなどの抗酸化ビタミンをはじめ、カリウム、カルシウム、鉄、食物繊維など各種の栄養成分を含み、その含有量もすべてケタ違いのレベル。特に、活性酸素の作用を抑え細胞の老化を予防するβ-カロテン、骨粗しょう症予防やストレス軽減に役立つカルシウムの量は、緑黄色野菜のなかでトップレベルです。

刻んだときに出るネバネバの正体は、ムチンやマンナンなどの多糖類。血糖値やコレステロールの上昇を抑える働きにより、糖尿病や動脈硬化に効きます。

緑の野菜 | 赤・紫色の野菜 | オレンジ・黄色の野菜 | 白の野菜 | 茶・黒の野菜

よもぎ【蓬】

旬の時期：春

独特の苦みが炎症を抑制し抗菌・消臭などの効能を生む！

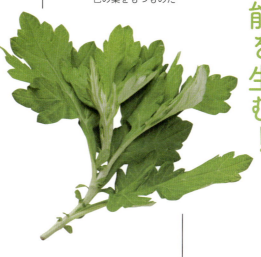

食用に適するのは、春先に出回る柔らかく淡い緑色の葉をもつものだ

緑色が濃いものはアクが強く、舌ざわりが悪く感じられることも

色とファイトケミカルのパワー

タンニン（ポリフェノール）
- 抗酸化作用
- 炎症抑制作用
- 抗菌作用

苦味やアクの成分で、抗炎症や抗菌、消臭効果があるとされる。抗酸化作用ももつため、がん予防にも期待できる。

保存方法

ペースト状にして冷凍保存することも

乾燥しないようにポリ袋に入れてから冷蔵庫の野菜室に保存しよう。これで1〜2日はもつが、長く楽しむのであれば、ゆでたものをペースト状にして冷凍保存する方法がおすすめ。

調理と食べ合わせのコツ

新芽はアクが少なくそのまま使える

草もちなどの材料に使うのが一般的。春に摘み取ったばかりの新芽はアクが少ないので、そのまま使える。アクが強いものは、下ゆでするときに重曹をひとつまみ加えて。

主な栄養成分

ビタミンA ……… 440μg（700μg）
ビタミンE ……… 3.2mg（6.0mg）
カリウム ……… 890mg（2000mg）
カルシウム …… 180mg（650mg）
鉄 ………………… 4.3mg（10.5mg）
糖質 ……………… 0.9g

食べかたのヒント

ゆでると（100g中）
ビタミンA ……… 500μg
ビタミンE ……… 3.4mg
カリウム ……… 250mg
カルシウム …… 140mg
鉄 ………………… 3mg
糖質 ……………… 0.4g

草もちの材料としてなじみ深く、「モチグサ」という別名もあります。

よもぎの苦み、アクの正体は主にポリフェノールの一種タンニン。抗酸化作用によるがんや老化の予防、抗菌・消臭効果による虫歯や口臭予防、また抗炎症作用により花粉症にも効果を発揮するとされています。また、香り成分のシネオールにも抗菌作用があり、アレルギー疾患に効果的です。

ほかにも、ビタミン類、カリウム、カルシウムなど多様な栄養成分を含むよもぎは、世界中で古くから薬用として珍重されてきました。血行不良、生理痛、生理不順、冷え性などの婦人病全般に薬効があるとされ、皮膚や粘膜の機能にかかわるビタミンAを多く含むことから、肌荒れや湿疹の外用薬として利用されています。

緑の野菜

ライム

色素成分エリオシトリンによる糖尿病の合併症予防に期待

旬の時期：秋

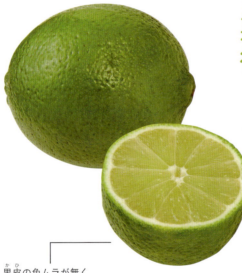

- 艶と張りがあり、重みのあるものを選ぼう
- 果皮の色ムラが無く、濃いグリーンの実ならベスト

保存方法

密閉式の保存袋に入れて冷蔵庫へ

酸が強いため、常温でも比較的長く日持ちする。ただし、密閉式の保存袋に入れ、冷蔵庫で保存した方が長持ちする。また、絞って果汁にしたものを冷凍保存しておくことも可能だ。

調理と食べ合わせのコツ

ストレートな酸味を冷菜に生かそう

酸味がストレートで、香りもフレッシュ。お酒のカクテル以外にもぜひ生かしたい。いわしのマリネ、まぐろのカルパッチョなど、生の魚介類に添えてきゅっとひと振り。

主な栄養成分

- ビタミンC ……… 33mg（100mg）
- パントテン酸 …… 0.16mg（5mg）
- 葉酸 …………… 17g（240μg）
- カリウム ……… 160mg（2000mg）
- カルシウム …… 16mg（650mg）
- 糖質 …………… 9.1g

※全果に対する果汁分35％の数値

食べかたのヒント

マリネにひと振り

特有の香りと酸味が食欲をそそる。鉄分が多い青魚や貝類に振りかけるなどすれば、鉄の吸収を高めるビタミンCの特性もしっかりと生かせる。

色とファイトケミカルのパワー

エリオシトリン（フラボノイド）

- ●抗酸化作用
- ●生活習慣病予防
- ●糖尿病の合併症予防

黄色い色素で、抗酸化作用をもつ。生活習慣病予防になるほか、糖尿病の合併症を抑える効果に期待されている。

コロンと丸みのあるかたちと、青い果皮が特徴です。香味と強い酸味があり、カクテルには欠かせない存在。日本に多く輸入されている「メキシカンライム」は、レモンよりひと回り小さいサイズですが、それより2倍以上大きい「タヒチライム」、酸味の少ない「スイートライム」などの種類があります。

レモンやライムの皮に多く含まれる色素成分エリオシトリンは、強い抗酸化力で注目されるフラボノイドの一種。抗酸化作用をもち、がんや老化も防ぐとされます。また、糖尿病の合併症を防ぐ効果も期待されています。そのほか、血圧の上昇を抑える働きももちます。酸味の主成分はクエン酸。新陳代謝を高めるだけではなく、エリオシトリンと同様に抗酸化パワーが知られています。

リーキ

旬の時期：秋

免疫力をアップするアリシンで疲労回復と風邪予防に

色とファイトケミカルのパワー

アリシン（硫化アリル）
- 抗酸化作用
- 風邪予防
- 疲労回復

抗酸化作用により、がんなどの予防に役立つほか、殺菌・抗菌作用により風邪予防にも有効とされる。

保存方法

乾燥を避けて冷蔵保存

乾燥しないように、ラップで包むかポリ袋に入れて冷蔵庫へしまうか、冷暗所に保存すると鮮度が長持ちする。傷みなどが無ければ1週間程度もつが、新鮮なうちに早めに食べきろう。

調理と食べ合わせのコツ

サラダやマリネに使いたい

食用にするのは、主に白い茎の部分。加熱すると特有の甘味が増し、煮くずれしにくい。下煮をしてからサラダなどに。グリルしオリーブオイルに漬けてマリネにも。

主な栄養成分

ビタミンB6	0.24mg (1.1mg)
ビタミンC	11mg (100mg)
ビタミンK	9μg (150μg)
カリウム	230mg (2000mg)
食物繊維	2.5g (18g)
糖質	4.4g

食べかたのヒント

ゆでると(100g中)

ビタミンB6	0.2mg
ビタミンC	9mg
ビタミンK	8μg
カリウム	180mg
食物繊維	2.6g
糖質	4.2g

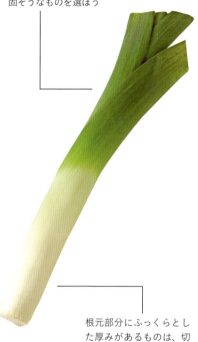

茎葉に張りと艶があり、巻きがしっかりとして固そうなものを選ぼう

根元部分にふっくらとした厚みがあるものは、切ったときにみずみずしく、甘味の多い優良品

ながねぎの茎をもっと太く短くしたような西洋ねぎで、「ポロねぎ」「ポワロー」などの呼び名がポピュラー。軟白栽培による白い茎の部分を、スープ煮やグラタンなどに使います。柔らかくゆでてビネガーソースをかけたホットサラダも、独特の甘味があっておいしいものです。

匂い成分である硫化アリルを含み、抗酸化作用ががん予防やコレステロール値の改善に有効に働きます。また、硫化アリルの一種・アリシンにはビタミンB1の吸収を高める働きもあり、免疫力をアップし、疲労回復に効果があるとされます。

独特の香りには胃液の分泌を促進し、消化吸収を高める作用も。腸の活動を活発にする食物繊維も含んでいるので、便秘がちな人にもぴったりの野菜です。

緑の野菜

リーフレタス
旬の時期：夏

β-カロテンをはじめとする抗酸化ビタミンがたっぷり

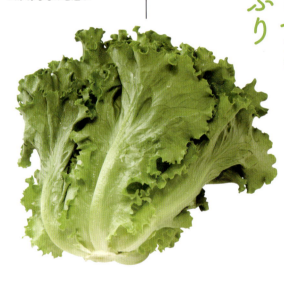

葉が鮮やかな緑色で、ふわりとしたボリュームがあるものを選ぶ

保存方法

ちぎった葉は密閉袋に入れて保存

保存は冷蔵庫の野菜室で。水に湿らせたキッチンペーパーで包むかポリ袋に入れて立ててしまおう。ちぎった葉を保存するときは、密封式の袋に入れ、1日前後で使いきるようにしたい。

調理と食べ合わせのコツ

ゴマ油などで炒めてビタミンEを摂取

柔らかいので巻き物にも合う。100gで16kcalと低カロリーなため、ダイエットにも最適。ビタミンEが豊富なゴマ油やオイスターソースで中華風の炒め物にしても。

主な栄養成分

- ビタミンA …… 200μg (700μg)
- ビタミンE …… 1.3mg (6.0mg)
- ビタミンK …… 160μg (150μg)
- カリウム …… 490mg (2000mg)
- カルシウム …… 58mg (650mg)
- 糖質 …… 1.4g

食べかたのヒント

生食でも加熱しても

生で食べるだけでなく加熱して食べてもおいしい。生食では意外と量が摂れないので、中心の固い部分を、肉と一緒にさっと炒めるなどの工夫を。

色とファイトケミカルのパワー

β-カロテン
- 抗酸化作用
- 動脈硬化予防
- 老化防止

β-カロテンと合わせて含まれるビタミンCやEによる、トリプルの抗酸化作用が動脈硬化予防などに役立つ。

葉が波打って結球しない「葉レタス」のグループに属し、明るい緑色の葉を持ちます。葉レタスの仲間には、サニーレタス、プリーツレタスもあります。

レタスの約10倍のβ-カロテンを含み、ビタミンCやEなどの抗酸化ビタミンも充実。カリウム、カルシウム、鉄などのミネラルも含む優秀な緑黄色野菜です。

特に注目したいのが、豊富なビタミンE。Eそのものにも強い抗酸化力があり、ほかの成分との合わせ技で強力な抗酸化作用を発揮します。また、老化防止や動脈硬化の予防にも効果が期待できます。

また、ビタミンCが美肌効果を高めたり、ビタミンAの作用で粘膜を丈夫にし、インフルエンザなどの感染症を予防したりと、有効に働きます。丈夫な骨づくりに欠かせないビタミンKも豊富です。

ルッコラ

ピリリとくる辛み成分は抗がんにも効果的

旬の時期：**春**

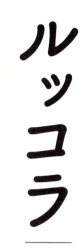

保存方法

ポリ袋に入れて冷蔵保存

鮮度が良好なものほど香りも鮮烈なので、ポリ袋に入れて冷蔵庫で保存し、遅くとも2日以内を目安に食べきっておきたい。一回の使用量は少ないので、よく摂れるよう小分けにして。

調理と食べ合わせのコツ

油との調理で吸収率を高める

美肌づくりに効果のあるβ-カロテンは、脂溶性なので油脂と一緒に調理すると吸収率が高まる。サーロインステーキや炭火焼きの付け合わせで食べれば、効力がアップ。

主な栄養成分

ビタミンA	300μg	(700μg)
ビタミンC	66mg	(100mg)
ビタミンK	210μg	(150μg)
カリウム	480mg	(2000mg)
カルシウム	170mg	(650mg)
糖質	0.5g	

食べかたのヒント

生で食べよう

辛味がさわやか。サラダや付け合わせでビタミンCもたっぷり摂れる。カリカリに焼いたベーコンや、鶏レバーのフライなど肉料理ともよく合う。

色とファイトケミカルのパワー

アリルイソチオシアネート

- 抗菌作用
- 抗がん作用
- 血栓予防

辛味成分のひとつ。唾液の分泌を促し消化を促進するほか、食欲増進にも効く。血栓予防効果で脳梗塞予防にも。

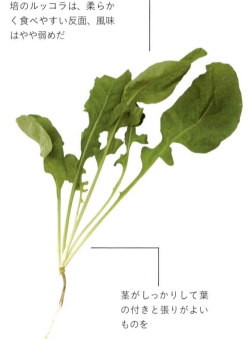

最近出回っている水耕栽培のルッコラは、柔らかく食べやすい反面、風味はやや弱めだ

茎がしっかりして葉の付きと張りがよいものを

アブラナ科のハーブで、ロケットサラダ」の名称でも知られています。舌先にピリッとくる辛みと、ごまの香ばしい香りが口に心地よく、サラダや付け合わせ材料として人気があります。

心地よい辛味の正体は、刺激成分のアリルイソチオシアネート。この成分には抗菌・抗がんの働きがあるとされています。さわやかな香りと辛味は料理の風味をアップさせるため、食欲不振や胃もたれの解消にも一役買ってくれます。また、解毒効果があるとされるグルコシノレートも含みます。

また抗酸化作用に優れるとされるビタミンA・C・Eが豊富なうえ、カルシウムも、高カルシウムで知られるこまつなと肩を並べるほどです。一回の使用量は少なめなので、よく摂ることを心がけるとよいでしょう。

緑の野菜

レタス
旬の時期：夏

β-カロテン、ビタミンC・Eの相乗効果で抗酸化作用が高まる！

一般的にレタスと呼ばれるのは、結球する玉レタスの品種。ヘッドレタス、ニューヨークレタスなどとも呼ばれ、サラダでおなじみの野菜です。

ファイトケミカルとしては、抗酸化作用をもつβ-カロテンが適度に含まれます。比較的多く含まれるビタミンEは、β-カロテンやビタミンCと共存することで抗酸化作用がアップ。細胞の老化を防ぎ、粘膜や髪を健康に保つほか、がんや心臓病予防にも効果的とされています。

なお、ビタミンEは美肌づくりやストレス抑制にも有効で、ラットの不妊症に効果のあったレタスの未知物質Xから発見されました。コレステロールの上昇抑制、血圧の調整とともに、ホルモン分泌を整え、生殖機能の健康維持に効果的です。

保存方法

湿らせた状態で冷蔵保存

乾燥に弱いので、冷蔵庫で保存するときは芯の部分に水で湿らせたキッチンペーパーを当ててからポリ袋に入れよう。レタスの外葉で使いかけのレタスを包むと、鮮度が長く保てる。

色とファイトケミカルのパワー

β-カロテン
- 抗がん作用
- 心臓病予防
- 老化防止

がんや心臓病のほか、老化を防ぐ働きをもつとされており、健康面でも美容面でも効力を期待できる。

調理と食べ合わせのコツ

豚肉などと合わせ栄養価をアップ

緑黄色野菜やたんぱく質を含む食材を組み合わせ、サラダで食べるのが一般的。ビタミンEが豊富なまめ類や、ビタミンB₁が豊富な豚肉と合わせると栄養価がアップ。

主な栄養成分

ビタミンA	20μg (700μg)
ビタミンE	0.3mg (6.0mg)
ビタミンK	29μg (150μg)
葉酸	73μg (240μg)
カリウム	200mg (2000mg)
糖質	1.7g

※土耕栽培の数値

食べかたのヒント

炒め物やスープにも

加熱調理して炒め物やスープにすると甘味が増し、かさが減るので、生よりたくさん食べられる。加熱しすぎないほうが食感が生きる。

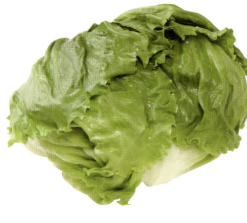

外側の葉がふんわりと柔らかく、ほどよい重みがあるものがよい

わけぎ

旬の時期：冬

β-カロテンなどビタミン群を多く含む緑黄色野菜

保存方法

刻んでおけば冷凍保存も可能

乾燥に弱い野菜なので、水で湿らせたキッチンペーパーで包み、冷蔵庫で保存。傷みやすいので、消費は早めに。刻んだものを冷凍しておけば、鍋の中に直接入れて解凍し使うこともできる。

調理と食べ合わせのコツ

調理するほか生で薬味にするのもよい

匂いや辛味がおだやかで、根と葉の両方にほどよい甘味がある。生で薬味に使う以外に、各種の料理に活用可能。さっぱりとした味わいを生かすなら、さっとゆでて和え物に。

主な栄養成分

ビタミンA	220μg	(700μg)
ビタミンB₆	0.18mg	(1.1mg)
ビタミンC	37mg	(100mg)
ビタミンE	1.4mg	(6.0mg)
食物繊維	2.8g	(18g)
糖質	4.6g	

食べかたのヒント

ゆでると (100g中)

ビタミンA	150μg
ビタミンB₆	0.13mg
ビタミンC	21mg
ビタミンE	1.5mg
食物繊維	3.1g
糖質	3.8g

色とファイトケミカルのパワー

β-カロテン

- 抗がん作用
- 心臓病予防
- 美肌効果

強い抗酸化作用により、がんや老化の予防に最適。肌や髪を健康の保つほか、粘膜を強化する働きも期待できる。

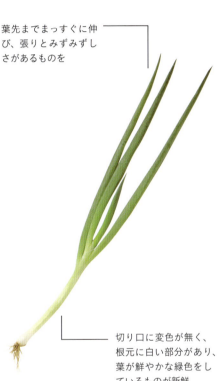

葉先までまっすぐに伸び、張りとみずみずしさがあるものを

切り口に変色が無く、根元に白い部分があり、葉が鮮やかな緑色をしているものが新鮮

長ねぎとたまねぎの雑種で、葉が細くて柔らかく、刺激臭や辛味が少ないのが特徴です。β-カロテン、ビタミンC・Eを多く含む緑黄色野菜で、ビタミンB₆も多く含みます。

β-カロテンは強い抗酸化作用をもつカロテノイドの一種で、抗がんや老化の抑制に働くほか、体内でビタミンAに変わって皮膚や粘膜を強化します。ビタミンC・Eにも抗酸化力があり、トリプルの効果で血中の過酸化脂質の生成を抑え、血栓をできにくくし、ストレスの解消や美肌づくりにも効果的です。

ミネラルではカリウムとカルシウムが比較的多く、高血圧の予防と改善、骨粗しょう症の予防などの効用が期待できます。食物繊維が腸の運動を活発にし、便秘を解消するなど、健康効果も多様です。

緑の野菜

わさび【山葵】

ツンと鼻に抜ける香り成分で消化促進！

旬の時期：**周年**

色とファイトケミカルのパワー

アリルイソチオシアネート
- 抗菌効果
- 消化促進
- 血栓予防

食欲増進や消化促進のほか、優れた抗菌・殺菌作用をもつとされる。食中毒の予防などにも効果的。

保存方法

黒ずんでも皮を厚めに向けばOK

乾燥に弱いため、水で湿らせたキッチンペーパーに包むかポリ袋に入れて冷蔵庫で保存しよう。表皮が黒ずんできても、厚めに皮をむけば、風味を損なわずにおいしく味わうことができる。

調理と食べ合わせのコツ

細かくおろすほど殺菌効果アップ

アリルイソチオシアネートは、シニグリンという配糖体(はいとうたい)が分解され、空気に触れて生成される。おろし金の目が細かいほど多くの細胞が空気に触れ、殺菌効果も高まる。

主な栄養成分

ビタミンB₂	0.15mg (1.2mg)
ビタミンC	75mg (100mg)
カリウム	500mg (2000mg)
カルシウム	100mg (650mg)
食物繊維	4.4g (18g)
糖質	14.0g

食べかたのヒント

わさび漬けにすると（100g中）

ビタミンB₂	0.17mg
ビタミンC	1mg
カリウム	140mg
カルシウム	40mg
食物繊維	2.7g
糖質	25.3g

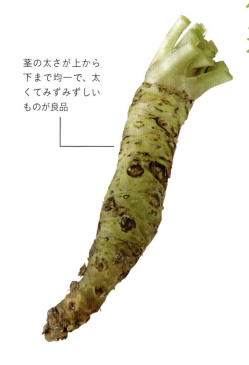

茎の太さが上から下まで均一で、太くてみずみずしいものが良品

日本原産の香辛野菜で、根茎(こんけい)の部分をすりおろして薬味に使うほか、葉や葉茎もおひたしや漬け物に利用できます。ビタミンC、カルシウムが含まれていますが、一度に多くの量が摂れないため、栄養成分のメリットはわずかに留まります。

わさびの有効作用は、むしろツンと鼻に抜ける特有の辛味にあり、その主成分であるアリルイソチオシアネートは、優れた抗菌作用で知られています。この辛味成分は、その強力な殺菌力で食中毒の予防や防カビに働くだけでなく、生魚などの生臭さを消し、刺激的な香りで唾液の分泌を促し、食物の消化吸収を促します。近年、アブラナ科の植物に特有の血栓(けっせん)を防ぐ作用、がんの予防や抑制に働く作用が注目され、海外でも健康食材としての人気が高まっています。

わらび【蕨】

旬の時期：春

山菜特有のポリフェノールが健康面や美容面で効果を発揮

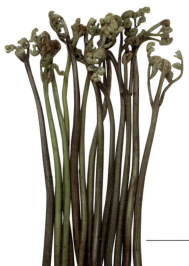

芽が開いて葉っぱ状のものは、筋が多く、アクもよく抜けない

茎が太く、ピンと真っすぐに伸びていて、芽の部分がよく巻いているものを選ぼう

保存方法

アク抜き後に冷蔵保存

アク抜きの済んだわらびは、水を張った保存容器に入れて冷蔵庫へ。暑い季節でなければ、4〜5日ほど日もちする。水気をよく切って、調理しやすいサイズにカットすればそのまま冷凍保存も。

調理と食べ合わせのコツ

灰か重曹でしっかりアク抜きを

生のわらびは、念入りにアク抜きをするようにしよう。わらび全体に灰か重曹（じゅうそう）をふりかけ、穂先の部分はうぶ毛をこそげ落としながら、特にていねいにまぶしつけよう。

主な栄養成分

ビタミンB_2 …… 1.09mg (1.2mg)
ビタミンE ……… 1.6mg (6.0mg)
葉酸 ………… 130μg (240μg)
カリウム …… 370mg (2000mg)
食物繊維 ……… 3.6g (18g)
糖質 ………………… 0.4g

食べかたのヒント

ゆでると（100g中）

ビタミンB_2 ……… 0.05mg
ビタミンE ………… 1.3mg
葉酸 …………………… 33μg
カリウム ……………… 10mg
食物繊維 ………………… 3g
糖質 ……………………… 0g

色とファイトケミカルのパワー

ポリフェノール

- 老化防止
- 糖尿病予防
- 抗がん作用

アクの成分のひとつ。抗酸化作用によるがんや老化予防に期待できる。乾燥させたものは食物繊維も非常に豊富。

日本に広く分布する山菜で、4〜5月に出る若芽の部分を摘んで食用にするほか、保存用の乾燥タイプもあります。

アクの正体はポリフェノール。ポリフェノールには、抗酸化作用があり、がんや細胞の老化を予防する働きが期待できます。シミやシワ、たるみなど肌の健康を保てるため、美容の面からも注目されている成分です。

なお、エネルギーの代謝（たいしゃ）や、皮膚や粘膜（ねんまく）の保護に役立つビタミンB_2も多く含みますが、これはアク抜きに重曹や灰を使うことで大半が消滅。実際にはその薬効はほとんど期待できないようです。

ただし、カリウムやマグネシウム、鉄などといったミネラルは、乾燥タイプの場合エキスがぐっと凝縮されるため、格段に食物繊維も多く含みます。

赤・紫色の野菜・果物は疲労回復と

アントシアニン

抗酸化作用をもつほか、眼精疲労の回復や血圧の安定、肝機能の改善に働きます。赤たまねぎやブルーベリー、なす、ぶどうなどに含まれる赤や紫色の色素成分です。天然には1000種類以上あるポリフェノール類の一種で、野菜なら色の濃い葉や茎、果物の場合は果肉をはじめ皮や種の近くにより多くの成分が含まれます。

リコピン

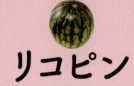

トマトやスイカに多く含まれる赤い色素。β-カロテンとは異なり、体内でビタミンAには変換されません。しかしβ-カロテンより強い抗酸化作用をもち、近年では大腸がんや胃がんなど、消化器系がんを予防するとされています。また、動脈硬化を防ぐ働きでも注目を集めました。強い抗酸化作用にともない、アンチエイジング効果もおおいに期待できます。

アンチエイジングに効果！

赤い野菜には、強い抗酸化作用や殺菌作用を持つ野菜がたくさん。目の疲労回復効果で有名なアントシアニンをはじめ、がん予防に効果的なリコピンやカロテノイドなど、中長期的な健康効果にも期待大。「ちょっと疲れたな」というときだけでなく、日頃から食べておきたい野菜ばかりです。

β-カロテン

パプリカやにんじんなどに豊富なβ-カロテンは、植物性カロテノイドの代表的存在。リコピン以外のカロテン類は、体内に吸収されると必要な量だけビタミンAに変わり、その効力を発揮します。呼吸器や鼻の粘膜を保護し、活性酸素の働きを抑え、生活習慣病やがんの予防に働きかけます。

カロテノイド

緑黄色野菜に多く含まれる赤、黄、オレンジなどの成分。強い抗酸化作用があり、がん予防に有効です。赤いとうがらしやパプリカに含まれる辛味成分のカプサイシンも、このカロテノイドの一種。カプサイシンは強力な殺菌作用を持ち、風邪予防や、刺激的な香りで新陳代謝を活発にすることから、肥満予防にも有用とされます。

赤・紫色の野菜

赤たまねぎ【赤玉葱】

抗酸化作用によるアンチエイジング効果に期待

旬の時期：春

保存方法

風通しがよい場所で直射日光は避ける

湿気や蒸れに弱く、傷みやすいので、風通しがよく、日の当たらない場所に吊るして保存するとよいだろう。冷蔵庫で保存する場合には、鮮度を保っているうちになるべく早く食べきりたい。

色とファイトケミカルのパワー

アントシアニン
- ●抗酸化作用
- ●老化防止
- ●肝臓機能の向上

ポリフェノールの一種であるアントシアニンにより、細胞の老化を防ぎ、アンチエイジング効果が期待できる。

調理と食べ合わせのコツ

レモン汁でいっそう鮮やかな色合いに

酸と合わせると色が鮮やかに引き立つため、ドレッシングやレモン汁でサラダ仕立てに。また、ビタミンB₁が豊富な豚肉と混ぜたり、ごまのトッピングなどもおすすめだ。

主な栄養成分

- ビタミンB₆ ……… 0.13mg (1.2mg)
- 葉酸 ……………… 23μg (240μg)
- カリウム ………… 150mg (2000mg)
- カルシウム ……… 19mg (650mg)
- 糖質 ……………… 7.3g

食べかたのヒント

生で食べよう

赤たまねぎは普通のたまねぎに比べて甘みが強く、水分が多いのが特徴。見た目の彩りもいいので、サラダに加えて生食がおすすめ。

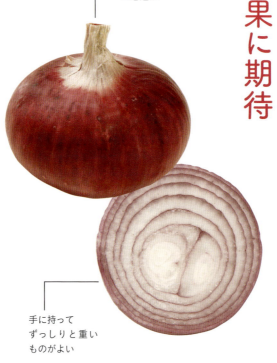

- 上の部分が茶色に変色していないものを選ぶ
- 手に持ってずっしりと重いものがよい

たまねぎは辛味品種と甘味品種に分けられ、「紫たまねぎ」「レッドオニオン」とも呼ばれる赤たまねぎは甘味品種に属します。皮の赤色は、アントシアニン系色素によるもの。抗酸化作用によりアンチエイジング効果も期待できます。水分が多く、ツンとした辛味や刺激臭が少ないため、生食に向きます。代表品種は、「湘南レッド」「アーリーレッド」など。彩りが美しいので、サラダや和え物などで楽しむ機会が増えました。

また、香り成分の硫化アリルを含み、免疫力を高めたり、ビタミンB₁の吸収率を高める作用があります。ビタミンB₁が不足すると起こりがちな食欲不振、イライラ、不眠症の改善にも効果的。血液をサラサラにして血栓を防ぐ作用や、コレステロールをコントロールする働きもあります。

あけび【通草】

鮮やかな紫色の皮が老化防止に役立つ

旬の時期：秋

色とファイトケミカルのパワー

アントシアニン
- 抗酸化作用
- 肝臓機能の向上
- 老化防止

美肌づくりに役立つビタミンCとアントシアニンは、同時に摂ることでアンチエイジング効果が増すと言われている。

保存方法

果皮の割れたものは保存せずにすぐ食べる

果皮が割れているものは熟してきている証拠。長く保存せずに食べきるほうがよい。まだ完熟していないものは、乾燥しないようラップで包んだりポリ袋に入れて、冷蔵庫の野菜室で保存しよう。

調理と食べ合わせのコツ

果肉はそのまま生食 皮は加熱調理する

果肉は生のまま、スプーンなどですくって食べる。果皮は揚げたり炒めたりして食べるが、やや苦味があるので、みそなどでしっかり味をつけたほうが食べやすい。

主な栄養成分

葉酸	30μg (240μg)
ビタミンC	65mg (100mg)
カリウム	95mg (2000mg)
糖質	20.9g

食べかたのヒント

果皮（100g中全果に対する果皮70%の数値）

葉酸	160μg
ビタミンC	9mg
カリウム	240mg
糖質	5.5g

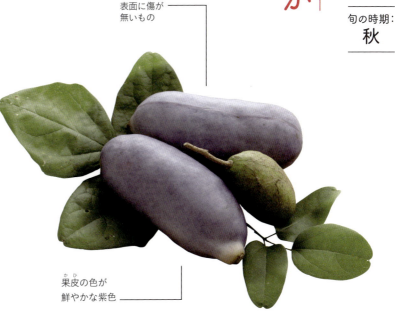

表面に傷が無いもの
果皮の色が鮮やかな紫色

あけびの原産地は日本のほか中国と朝鮮半島。食用にするのは主に果実と皮ですが、茎は漢方に利用されています。皮の鮮やかな紫色はアントシアニンによるもので、抗酸化作用により老化を防ぐと言われています。

果実は5〜8cmのだ円形で、厚い皮の中にゼリー状の果肉が入っています。熟すと紫色に色づき、外皮が縦に割れて中身が露出します。半透明になった果肉はとろりとして、上品な甘さ。果肉にはビタミンCが豊富で、100g中の含有量はいちごに匹敵します。抗酸化作用をもつアントシアニンと美肌に貢献するビタミンCは、一緒に摂ることでアンチエイジング効果が期待できます。またビタミンB群の葉酸も比較的多く含まれているほか、果皮にはカリウムが豊富なので、皮も上手に食べましょう。

赤・紫色の野菜

あずき【小豆】

旬の時期：周年

アントシアニンの抗酸化パワーでコレステロール値を抑制！

色とファイトケミカルのパワー

アントシアニン
- コレステロールのコントロール
- 肝臓機能の向上
- 抗酸化作用

活性酸素（かっせいさんそ）を取り除くため、コレステロール値の改善やがんの予防にも。赤い色の皮にはアントシアニンが豊富。

保存方法

食べきれないときは煮てあんこに

湿気を嫌うため、紙袋などに入れて風通しのよい場所で保存するのが最適。長く置くなら、虫がわかないように冷蔵すること。あんことして冷凍保存すれば好きなときに好きなだけ使える。

調理と食べ合わせのコツ

野菜と炊き合わせてさまざまな栄養を摂取

赤飯や和菓子の材料にするほか、野菜と炊き合わせる「いとこ煮」もよい。β-カロテンを多く含むかぼちゃや、食物繊維が豊富なれんこんとの組み合わせが代表的なもの。

主な栄養成分

たんぱく質	20.3g (50g)
ビタミンB₁	0.45mg (1.1mg)
ビタミンB₂	0.16mg (1.2mg)
カリウム	1500mg (2000mg)
鉄	5.4mg (10.5mg)
糖質	40.9g

食べかたのヒント

ゆでると（100g中）

たんぱく質	8.9g
ビタミンB₁	0.15mg
ビタミンB₂	0.06mg
カリウム	460mg
鉄	1.7mg
糖質	12.4g

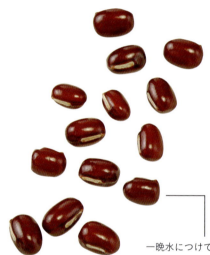

赤色が濃く、艶（つや）があってシワが無く、粒がそろっているものを選ぶ

一晩水につけても吸水しない豆は、なかが虫に食われて空洞になっている不良品の可能性も

日本での食用の歴史は古く、「古事記」に五穀（ごこく）のひとつとして登場するほど。赤い色味が、魔除け効果をもつとされていた時代もあったようです。

皮の赤い色素はアントシアニンです。抗酸化作用があるので、生活習慣病予防にも役立つほか、コレステロール値の改善や肝機能（かんきのう）を強化させる効果もあります。

また、あずきの外皮に含まれる苦味成分のサポニンにも利尿（りにょう）を促したり、血中のコレステロールを抑制して血液を浄化する作用があるので、カリウムとのダブルの効果で高血圧の予防に有効です。カリウムはほかにも、体内から過剰なナトリウムの一部を排出したり、水分の代謝（たいしゃ）をよくする働きがあります。主成分である炭水化物とたんぱく質以外にはビタミンB₁、鉄などの栄養素も多く含みます。

アセロラ

旬の時期：夏

アントシアニンやビタミンCなど美容成分たっぷり！

保存方法

生は傷むのが早いためすぐに食べきって

ジュースなどの加工品は、日持ちするとはいえ商品の賞味期限をよく確認して。生のアセロラは数日で傷んでしまうため、すぐ食べきって。食べきれない分はよく水洗いし、冷凍保存するのがよいだろう。

調理と食べ合わせのコツ

アセロラジュースでフルーツパンチ風に

ジュースで摂取することが多いが、いろいろな果物を食べやすく刻んで、アセロラジュースでフルーツパンチ風にすると、ほかの果物の栄養素も一緒に摂ることができる。

主な栄養成分

- ビタミンA ……甘・酸31μg（700μg）
- ビタミンC …… 甘800mg、酸1700mg（100mg）
- 葉酸 ……… 甘・酸45μg（240μg）
- カリウム … 甘・酸130mg（2000mg）
- 銅 ………… 甘・酸0.31mg（0.8mg）
- 糖質 ………………… 甘・酸7.1g

食べかたのヒント

ジュースにすると（10％果汁入り飲料／の場合100g中）

- ビタミンA ……………… 3μg
- ビタミンC ……………… 120mg
- 葉酸 ……………………… 5μg
- カリウム ………………… 13mg
- 銅 ………………………… 0.04mg
- 糖質 ……………………… 10.3g

色とファイトケミカルのパワー

アントシアニン

- ●抗酸化作用
- ●美肌効果
- ●肝臓機能の向上

ビタミンCの含有量がずば抜けて多いため、アントシアニンとの相乗効果で美肌効果はピカイチ。

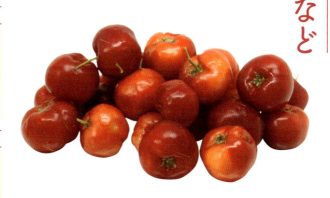

アセロラは直径2〜3センチくらいで、熟すると果皮が紅色になる果実。甘味種と酸味種があり、おもに加工品として活用されます。

アセロラの真っ赤な見た目はアントシアニンによるもの。抗酸化作用が特徴の成分で、老化防止や動脈硬化の予防などに効果的です。またビタミンCにも同様の働きがあり、2つの成分の相乗効果によりかなりの美肌効果が期待できます。そのほか、免疫力の向上などにも役立ちます。

ビタミンCの含有量は非常に豊富で、甘味種で100g当たり800mg、酸味種で1700mgと、レモンの50mgと比べても桁違いの多さです。加工品として利用することが多いのですが、10％果汁入り飲料でも120mgも含まれている、優れた美容効果の持ち主です。

赤・紫色の野菜

いちご【苺】

旬の時期：春

アントシアニンの抗酸化作用で美肌に効果的

色とファイトケミカルのパワー

アントシアニン
- 抗酸化作用
- 生活習慣病予防
- 肝臓機能の向上

活性酸素（かっせいさんそ）を軽減する抗酸化作用を持ち、老化防止にも。さまざま慢性疾患の予防や美肌効果に期待されている。

保存方法

洗わずにラップで覆い、冷蔵庫の野菜室へ

水に濡れると傷みやすく、ビタミンも損なわれるので、洗わずにパックの上からラップやポリ袋で覆い、冷蔵庫の野菜室へ入れる。洗って水気を切った後に砂糖をまぶし、冷凍保存することも可能。

調理と食べ合わせのコツ

ビタミンCは生食で摂取しよう

豊富なビタミンCを損なわないためには、サッと水で洗って生食(なましょく)がおすすめ。同じくビタミンCの含有量が多いキウイと食べれば、より高い美肌効果が期待できる。

主な栄養成分

ビタミンC	62mg (100mg)
パントテン酸	0.33mg (5mg)
葉酸	90μg (240μg)
カリウム	170mg (2,000mg)
食物繊維	1.4g (18g)
糖質	7.1g

食べかたのヒント

いちごジャムにすると(100g中)

ビタミンC	10mg
パントテン酸	0.06mg
葉酸	27μg
カリウム	79mg
食物繊維	1.1g
糖質	47.3g

※低糖度の場合の目安です

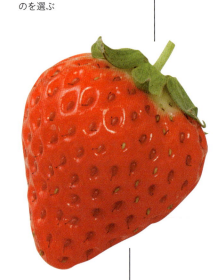

葉の緑色が鮮やかなものを選ぶ

選ぶときは表面に張りと艶(つや)があるものがよい

春を告げるフルーツとして人気がありますが、色のもつパワーの面でも注目したい効果がいろいろ。フラボノイドや赤い色素で抗酸化作用をもつアントシアニンなどの有効成分を含み、その優れた抗酸化作用が、さまざまな慢性疾患の予防に効果的であるとされています。

ビタミンCの豊富さも見逃せません。しかも、食物繊維も豊富です。赤く熟して甘いいちごはビタミンCも多いとされ、美肌効果もあります。ビタミンB群の一種である葉酸(ようさん)も多く含まれています。葉酸は血液循環系のリスク低減に役立つほか、最近では、認知症予防の働きもあるとされています。中サイズのいちごを10個くらい食べれば、1日の推奨量を軽くクリアしてしまう計算になります。

いちじく【無花果】

旬の時期：秋

抗酸化作用により美肌から がん予防まで幅広く働きかける！

色とファイトケミカルのパワー

アントシアニン
- 抗酸化作用
- 美肌効果
- 肝臓機能の向上

赤の色素成分で、抗酸化作用をもっている。がん予防や肝臓機能の向上、美肌に効果的として知られる。

保存方法

すぐに食べないときは ジャムにして保存する

完熟すると日持ちしないので、ポリ袋などに入れて冷蔵庫の野菜室で保存し、なるべく早めに食べきろう。また、ジャムやシロップ漬けにすることで、長期間保存しておくこともできる。

調理と食べ合わせのコツ

加熱は避けて サラダ仕立てに

フルーツとして食べるだけでなく、優しい甘味を生かして料理にも利用できる。加熱すると酵素の働きが失われるので、ローストビーフなどのつけ合わせに。

主な栄養成分

- ビタミンE ……… 0.4mg（6.0mg）
- カリウム ……… 170mg（2000mg）
- カルシウム ……… 26mg（650mg）
- 食物繊維 ……… 1.9g（18g）
- 糖質 ……… 12.4g

食べかたのヒント

乾燥いちじくは（100g中）

- ビタミンE ……… 0.6mg
- カリウム ……… 840mg
- カルシウム ……… 190mg
- 食物繊維 ……… 10.7g
- 糖質 ……… 64.6g

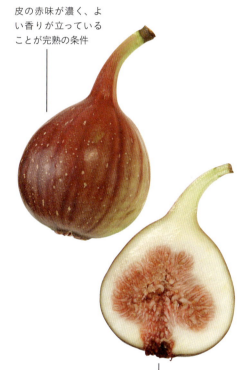

皮の赤味が濃く、よい香りが立っていることが完熟の条件

おしりの部分が裂けているものは、熟しすぎていることも

晩夏から初秋にかけて出回る季節感たっぷりの果物ですが、欧米では乾燥したものを使うことが多いようです。

色素成分のアントシアニンは抗酸化作用によりがん予防に作用します。また白い乳液にたんぱく質分解酵素が含まれるので、ハムにいちじくは理にかなった組み合わせと言えます。

生果にはビタミンE、カリウム、カルシウムなどが含まれ、食物繊維の一種である水溶性のペクチンが多く含まれているのが特徴です。ペクチンは腸の活動を促して便秘の予防に働くほか、コレステロール値や血糖値の上昇を抑えることで糖尿病や動脈硬化の予防にも有効。果汁に含まれるクエン酸には、疲れの原因となる乳酸を蓄積させない作用があり、疲労回復を助け、肌のトラブルも防ぎます。

赤・紫色の野菜

コールラビ

旬の時期：冬

アントシアニンを含む皮も捨てずに食べよう

色とファイトケミカルのパワー

アントシアニン
- 抗酸化作用
- 老化防止
- 肝臓機能の向上

ともに多く含むアントシアニンとビタミンCには抗酸化作用があり、老化防止に適している。

保存方法

葉を落としてキッチンペーパーに包む

葉に栄養がいってしまうため、日持ちをよくするには葉を落とし、乾燥しないようにキッチンペーパーに包んで冷蔵庫の野菜室へ。冬季なら、暖房の届かない場所なら冷蔵庫に入れなくてもよい。

調理と食べ合わせのコツ

加熱調理するなら汁ごと食べたい

アクが少なく生でも食べられる。皮は柔らかければそのままでもOK。赤紫のものはアントシアニンも摂取できる。加熱調理するならポトフなど汁ごと食べる料理が◎。

主な栄養成分

ビタミンC	45mg (100mg)
ビタミンK	7mg (150mg)
葉酸	73μg (240μg)
食物繊維	1.9g (18μg)
糖質	3.2g

食べかたのヒント

ゆでると(100g中)

ビタミンC	37mg
ビタミンK	8mg
葉酸	71μg
食物繊維	2.3g
糖質	2.9g

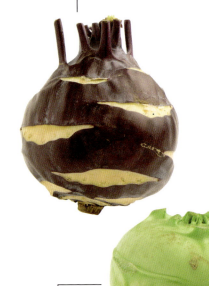

重みのあるものがよい。表面にひびわれが無いものを選ぶ

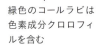

緑色のコールラビは色素成分クロロフィルを含む

コールラビは「球茎かんらん」「かぶかんらん」とも呼ばれるキャベツの一変種。かぶのように肥大した茎の根元の部分を食用にします。ほんのりと甘みがあり、ブロッコリーの茎のような風味と食感です。

栄養成分はキャベツと似ており、抗酸化作用が高く活性酸素の働きを抑制し、老化防止や動脈硬化防止に役立つビタミンCが比較的多く含まれています。また赤紫色の皮にはアントシアニンが含まれているので、食べるときは捨てないように。酢などを使うと色が引き立ちます。ビタミンCと同様に活性酸素の発生を抑える役割をもった成分で、より高いアンチエイジング効果が期待できるでしょう。

さらに、胃潰瘍の予防や肝臓の機能回復などに効果があるとされるビタミンUも含まれています。

さつまいも【薩摩芋】

美容と健康にうれしいファイトケミカルの宝庫

旬の時期：**秋**

保存方法

冷蔵庫に入れず常温保存を

ダンボールに入れて、少量ならキッチンペーパーに包んで冷暗所で保存。温度が低すぎる場所では低温障害を起こすので、冷蔵庫には入れないように。保存するときはほどよい水気と乾燥に注意。

調理と食べ合わせのコツ

調理しても栄養を損ないにくい

さつまいもに多いビタミンCやカリウムは、ほかの野菜では調理時に損失しやすいが、いも類ではあまり失われないのが特徴。そのまま食べるなら焼きいもや蒸しいもに。

主な栄養成分

ビタミンB₁	0.11mg (1.1mg)
ビタミンC	29mg (100mg)
ビタミンE	1.5mg (6.0mg)
カリウム	480mg (2000mg)
食物繊維	2.2g (18g)
糖質	29.7g

※皮むきの数値

食べかたのヒント

蒸すと(100g中)

ビタミンB₁	0.11mg
ビタミンC	29mg
ビタミンE	1.5mg
カリウム	480mg
食物繊維	2.3g
糖質	29.6g

色とファイトケミカルのパワー

アントシアニン

- 抗酸化作用
- 老化防止
- 肝臓機能の向上

ほかにも生活習慣病に役立つβ-カロテンやビタミンCなど栄養、機能性成分を豊富に含む。

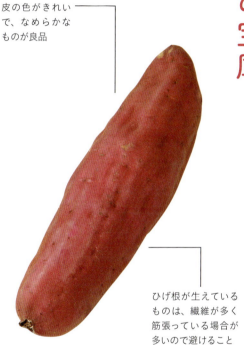

皮の色がきれいで、なめらかなものが良品

ひげ根が生えているものは、繊維が多く筋張っている場合が多いので避けること

江戸時代に薩摩国から栽培が広まったさつまいもは、ほっくりとした甘味が身上。赤紫の皮と黄色い果肉をもつ「紅あずま」や「鳴門金時」から、白肉種の「黄金千貫」まで、さまざまな人気品種があります。

紫色の品種の色はアントシアニンで、ポリフェノールの一種です。抗酸化作用があり、老化防止や生活習慣病の予防などに効果があります。特に黄色が濃い品種ではβ-カロテンによる生活習慣病予防効果も期待できます。

肌に張りや艶を与え、メラニン色素の沈着を防ぐビタミンC、細胞の老化を防ぐビタミンEが多く、美容に効果を発揮します。また豊富な食物繊維には、腸で水を吸って膨らむ水溶性食物繊維も多いため、排泄を促し、ダイエット中のおやつにも適します。

赤・紫色の野菜

すいか【西瓜】
旬の時期：夏

リコピンが多く動脈硬化や老化の防止に効果的

色とファイトケミカルのパワー

リコピン（カロテノイド）
- 抗酸化作用
- 老化防止
- 生活習慣病予防

赤肉腫はリコピンだけでなく、β-カロテンの含有量も多い。がんや動脈硬化など生活習慣病予防に役立つ。

保存方法

食べる直前まで冷やすと甘みアップ

保存は冷蔵庫に入れておくのが基本。含有される果糖は、冷やすほどに甘味が増すため、食べる直前まで冷やすほうがおいしい。ただし冷凍は食感や味が変化してしまうため避けよう。

調理と食べ合わせのコツ

ほかの果物と合わせカクテルにしても◎

そのまま食べるのが一般的だが、利尿作用の高いぶどうなどの果物と合わせ、フルーツカクテル風に味わうなどの方法も。白い皮部分をぬか漬けにして食べるのもよい。

主な栄養成分

ビタミンA	69μg	(700μg)
ビタミンC	10mg	(100mg)
パントテン酸	0.22mg	(5mg)
カリウム	120mg	(2000mg)
マグネシウム	11mg	(290mg)
糖質	9.2g	

食べかたのヒント

白い皮も食べよう

果肉の約90％は水分。アミノ酸の一種であるシトルリンは果肉より白皮に多く含まれているので、ぬか漬けにするなど工夫して白皮も食べたい。

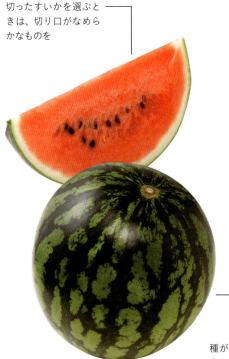

切ったすいかを選ぶときは、切り口がなめらかなものを

種が周囲に広がっているもの、縞模様の境目がはっきりしているものほど、甘味が強いと言われる

　果肉の90％が水分ですが、残りの10％に栄養素のカロテンやビタミンC、ミネラルとしてはカリウムが多く含まれます。果肉が赤いスイカには、カロテノイドの一種であるリコピンが、黄色の果肉にはβ-カロテンが多く含まれます。それぞれ抗酸化作用があることから、がんを抑制したり、動脈硬化の予防や老化を抑制する作用があります。

　カリウムはナトリウムの排出を促す作用があるため、利尿作用を高め、むくみの改善にも有効に働きます。白い皮や果肉に含まれるシトルリンは、血管を若返らせる効果に加え、疲労回復、新陳代謝の促進効果も期待されています。

　また、種にはビタミンEやリノール酸などの抗酸化物質が含まれることから、中国では昔からお茶菓子として親しまれています。

すもも

抗酸化作用があり
生活習慣病予防に効果的

旬の時期：夏

保存方法

熟すまでは常温で保存

熟しているものは、ポリ袋などに入れて乾燥を防ぎ、冷蔵庫の野菜室で保存を。青くて未熟なものはいったん常温で追熟させる。だんだんと赤みを帯び、香りが立ってきたら食べ頃。

調理と食べ合わせのコツ

皮も食べることで抗酸化作用を得られる

すももの果肉の部分は、クエン酸やリンゴ酸などの有機酸が含まれている。また、皮にはアントシアニンが含まれるので、果肉と一緒に食べると抗酸化作用も得られる。

主な栄養成分

ビタミンE	0.6mg (6.0mg)
葉酸	37μg (240μg)
カリウム	150mg (2000mg)
食物繊維	1.6g (18g)
糖質	7.8g

※にほんすもも（プラム）の数値

食べかたのヒント

プルーンは (100g中)

ビタミンE	1.3mg
葉酸	35μg
カリウム	220mg
食物繊維	1.9g
糖質	10.7g

色とファイトケミカルのパワー

アントシアニン

- 抗酸化作用
- 生活習慣病予防
- 老化防止

抗酸化成分であるアントシアニンやβ-カロテンを含むため、がんや老化、生活習慣病予防などに効果的。

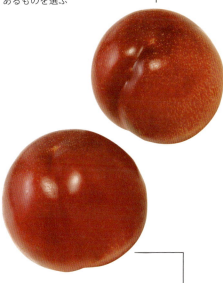

熟成が進みすぎていないもの、適度な弾力があるものを選ぶ

すももの場合は、一部に赤味が差し、白い粉におおわれたものが食べごろ

すもも（にほんすもも）と呼ばれるのは中国原産の品種で、別名で「プラム」とも呼ばれるもの。大型のソルダムも同じグループです。一方、「プルーン」の名前でおなじみの「西洋すもも」は、ヨーロッパ原産。果皮が薄く、果肉が締まっていることから、乾燥品や缶詰に加工されます。

赤色は色素成分のアントシアニンによるもので、抗酸化作用や生活習慣病の予防といった役割をもっています。同時に含まれるβ-カロテン、ビタミンEにも抗酸化作用があるため、相乗効果での予防が期待できます。

また、水溶性食物繊維のペクチンにはコレステロールの上昇を抑制する働きがあり、こちらも生活習慣病や、糖尿病の予防が期待できます。幅広い年齢の健康をキープするのに最適な果物です。

赤・紫色の野菜

セレベス

旬の時期：冬

さといもの仲間でぬめり成分が胃に優しく、疲労を回復

保存方法

新聞紙に包んで冷暗所で保存

低温と乾燥に弱いので冷蔵庫に入れるのは避ける。土をつけたままの状態で新聞紙で包み、風通しのよい冷暗所で保存する。1週間程度で味が落ちてしまうので、早めに食べきるほうがよい。

色とファイトケミカルのパワー

ムチン
- 胃粘膜の保護
- 疲労回復
- 免疫力アップ

特有のぬめりはムチンによるもの。胃粘膜を保護することで消化を促進。免疫力を高め、疲労回復効果も見込める。

調理と食べ合わせのコツ

調理方法次第で食感が変わる

ねっとりした食感を生かすなら煮物などに。食物繊維の多い食材と合わせれば、便秘の予防にも。薄切りにして焼いたり素揚げにするとホクホクとした食感になる。

主な栄養成分

ビタミンB₂	0.03mg (1.2mg)
ビタミンB₆	0.21mg (1.2mg)
葉酸	28μg (240μg)
カリウム	660mg (2000mg)
食物繊維	2.3g (18g)
糖質	17.5g

食べかたのヒント

水煮にすると (100g中)

ビタミンB₂	0.02mg
ビタミンB₆	0.16mg
葉酸	23μg
カリウム	510mg
食物繊維	2.2g
糖質	16.9g

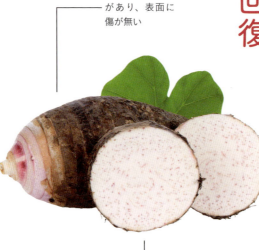

- ふっくらと丸みがあり、表面に傷が無い
- 重みのあるものを選ぼう

インドネシアのセレベス島から伝わったとされる、さといもの仲間のいもです。芽の部分が赤身を帯びるので「あかめいも」とも呼ばれます。親いもも子いもも食用にしますが、子いものほうが粘質性が高いようです。

ぬめり成分であるムチンは、胃の粘膜を保護して胃腸の機能を高めたり、血中コレステロールの上昇を抑えるなどの働きがあるとされています。また、免疫力を高める作用ももっており、疲労を回復させる役割も担ってくれます。

そのほか、ビタミンB₂やB₆、葉酸なども含んでおり、B₂は糖質の、B₆はたんぱく質のエネルギー代謝を助けてくれる成分です。

ちなみに、さといもよりはやや水分が少なく炭水化物が多いので甘みがありますが、さつまいもなどに比べると低カロリーです。

とうがらし【唐辛子】

カプサイシンの辛味が風邪予防や肥満予防に効果的

旬の時期：夏

色とファイトケミカルのパワー

カプサイシン
（カロテノイド）

- ●肥満予防
- ●抗菌作用
- ●美肌効果

新陳代謝（たいしゃ）を活発にする働きがあるとされ、ダイエットに効果的。抗菌作用もあるため風邪予防にも役立つ。

保存方法

長期保存するならカラカラに乾燥させる

水分の多い生のとうがらしは長期保存が難しいため、よく乾燥させてから密閉容器で保存をするとよい。生のまま保存するなら乾燥しないよう袋などに入れ、冷蔵庫の野菜室に入れる。

調理と食べ合わせのコツ

弱火で炒めていったん取り出す

とうがらしの粒子が細かいほど、カプサイシンの辛味が強く出る。焦げやすいので、最初に弱火で辛みと香りを出してから、いったん取り出しておくのがコツ。

主な栄養成分

ビタミンA	430μg	(700μg)
ビタミンC	92mg	(100mg)
ビタミンE	7.7mg	(6.0mg)
カリウム	650mg	(2000mg)
カルシウム	490mg	(650mg)
糖質	1.5g	

食べかたのヒント

油で炒めると(100g中)

ビタミンA	480μg
ビタミンC	56mg
ビタミンE	8.5mg
カリウム	690mg
カルシウム	550mg
糖質	2.2g

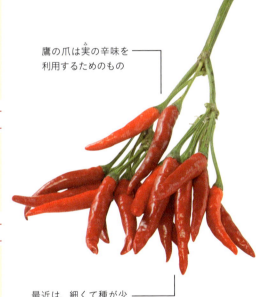

鷹の爪（み）は実の辛味を利用するためのもの

最近は、細くて種が少なく、ピリッと強い辛味をもつ青唐辛子も多く出回っている

香（から）辛料として使われるとうがらしには、「鷹の爪」、「伏見（ふしみ）辛」などがあります。β-カロテンをはじめ各種ビタミン、ミネラル、食物繊維ともに豊富な野菜ですが、辛味が強いです。辛味成分のカプサイシンは、強い殺菌作用や抗菌作用があることで知られ、刺激的な香りが胃液の分泌を促すことから、消化促進や食欲増進に役立ちます。また、近年は新陳代謝（たいしゃ）を活発にする効用から、ダイエットに有効な食材として注目されています。

カプサイシンの辛味は、ホルモン分泌を促してエネルギー代謝（たいしゃ）を促進させます。これによって体温が上がり、体脂肪の分解や、発汗作用で肌をきれいにする効果もあるとされます。また、辛味の刺激により塩分を控えることができるので、高血圧予防にも有効です。

赤・紫色の野菜

トマト

旬の時期：夏

がんや動脈硬化の予防に効く"医者いらず"の健康野菜

保存方法

量が多いときは煮込んで冷凍保存

保存はポリ袋に入れて冷蔵庫へ。たくさん手に入ったときは、水煮やトマトソースにして冷凍保存しておくと後で使いやすい。まだ青みの残っているものは、常温で追熟させるとよい。

調理と食べ合わせのコツ

肉や魚と相性がよく食べ合わせやすい

不溶性食物繊維を多く摂りたいなら、皮はむかずに。リコピンの抗酸化パワーを高めるには、ビタミンEを含むごまや、らっかせい、アーモンドと組み合わせたい。

主な栄養成分

ビタミンA	45μg	(700μg)
ビタミンC	15mg	(100mg)
ビタミンE	0.9mg	(6.0mg)
葉酸	22μg	(240μg)
カリウム	210mg	(2000mg)
糖質	3.7g	

食べかたのヒント

缶詰（ホール）は(100g中)

ビタミンA	47μg
ビタミンC	10mg
ビタミンE	1.2mg
葉酸	21μg
カリウム	240mg
糖質	3.1g

色とファイトケミカルのパワー

リコピン（カロテノイド）

- 抗酸化作用
- 抗がん作用
- 美肌効果

赤い色素成分のリコピンが、がんや動脈硬化の予防に作用する。ビタミンなども豊富で美容にも健康にもよい。

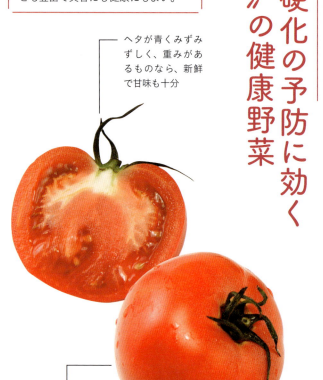

ヘタが青くみずみずしく、重みがあるものなら、新鮮で甘味も十分

角ばったものよりも、丸みがあるトマトのほうが糖度が高いものが多いよう

西洋では「トマトが赤くなると医者が青くなる」と言われるほど、多くの健康効果をもつ緑黄色野菜です。太陽の光で真っ赤に熟した露地栽培のトマトにはビタミンCが多く、β-カロテン、ビタミンB群、ビタミンEなどほかの抗酸化ビタミンも含まれます。

赤い色素成分のリコピンはカロテノイドの一種で、ビタミンAの効力はありませんが、β-カロテン以上の抗酸化力があるとされ、がんや動脈硬化に高い予防効果をもつことが報告されています。

ほかにも、血糖値の上昇を抑える働きがあるクエン酸、脳を活性化させるグルタミン酸、血液をサラサラにする香り成分のピラジンなど、多くの薬効をもっています。予防医学と美容健康の両面から熱い注目を浴びている健康野菜と言えそうです。

トレビス

旬の時期：冬

色素のアントシアニンが動脈硬化や血栓を防ぐ

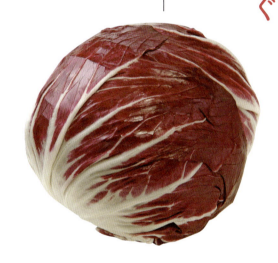

葉の色がくっきりしていて、全体に丸みがあり、巻きがしっかりしているものを

色とファイトケミカルのパワー

アントシアニン
- 抗酸化作用
- 肝臓機能の向上
- 生活習慣病予防

さまざまな生活習慣病の原因となる活性酸素を抑制する働きがある。がんや動脈硬化の予防なども期待されている。

保存方法

一度加熱するときは火の通しすぎに注意

鮮度が落ちやすいため、ラップできっちりと包み冷蔵庫の野菜室で保存する。早く消費するのがポイント。ゆでて冷凍するときは、加熱しすぎるとクセが増すため火の通しすぎに注意して。

調理と食べ合わせのコツ

アントシアニンが溶けないようサラダに

アントシアニンはゆでるとゆで汁のなかに溶け出すため、サラダなどでの生食がよい。ドレッシングのお酢のような酸と反応すると、鮮やかな色合いがアクセントに。

主な栄養成分

ビタミンE ……… 0.1mg (0.6mg)
ビタミンK ……… 13μg (150μg)
葉酸 …………… 41μg (240μg)
カリウム ……… 290mg (2000mg)
食物繊維 ……… 2g (18μg)
糖質 …………… 1.9g

食べかたのヒント

サクサクとした歯ざわり

歯ざわりを生かしアントシアニンも摂りやすいサラダがおすすめ。ソテーやグリルにして魚や肉料理の付け合わせにも。

キャベツに似たかたちですが、キク科の野菜であるチコリーの仲間で、同じようなほろ苦さとコクがあり、サクサクした歯ざわりも特徴のひとつです。

鮮やかな赤紫色の葉に含まれる色素成分は、ポリフェノールの一種であるアントシアニン。ブルーベリーにも含まれる青紫系の色素の仲間で、活性酸素の働きを抑えて動脈硬化や血栓を防ぐほか、脳血管障害や肝機能障害の改善、がんの予防効果などにも期待されている成分です。栄養素は全体的に多くありませんが、赤紫色素のアントシアニンには生理作用があるとされており、注目されています。

栄養素ではカリウムが多く、過剰なナトリウムの一部を体外に排出する働きから、利尿を促し、高血圧を予防します。腸の働きを整える食物繊維も豊富です。

赤・紫色の野菜

なす【茄子】

色素成分の強い抗酸化パワーが生活習慣病を予防

旬の時期：夏

色とファイトケミカルのパワー

ナスニン（アントシアニン）
- 抗酸化作用
- 生活習慣病予防
- 老化防止

アントシアニン系色素の一種であるナスニンを含み、抗酸化作用による生活習慣病予防の効果が注目されている。

保存方法

冷気に直接当たるのを防ぐ

比較的日もちするほうだが、冷気に当たると、しぼんだり種のまわりが茶色く変色したりしやすくなる。水分が逃げるのを防ぐためにも、1個ずつラップなどに包んで、野菜室で保存。

調理と食べ合わせのコツ

皮も食べてナスニンを摂取しよう

ナスニンを含む皮もしっかり食べたい。油と相性がよく、揚げることで甘味が増す。吸油率が高いので、熱湯をかけて油切りをすると、余分な油脂分をカットできる。

主な栄養成分

ビタミンK	10μg	(150μg)
葉酸	32μg	(240μg)
カリウム	220mg	(2000mg)
食物繊維	2.2g	(18g)
糖質	2.9g	

食べかたのヒント

ゆでると (100g中)

ビタミンK	10μg
葉酸	22μg
カリウム	180mg
食物繊維	2.1g
糖質	2.4g

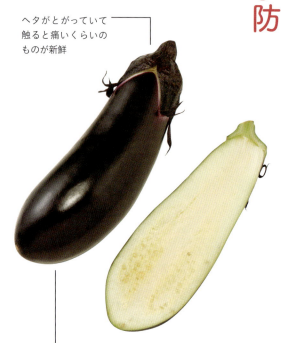

ヘタがとがっていて触ると痛いくらいのものが新鮮

皮の紫色にムラが無く、艶と張りがあるものが◎

中国から伝わった「なす」は、漢方では体を冷やす野菜として、鎮痛や消炎のために使われてきました。「秋なすは嫁に食わすな」ということわざも、体を冷やすことを心配する気づかいから生まれたとする説が有力です。

機能性成分でよく知られているのは、皮に含まれる色素成分のナスニン。これは強い抗酸化作用があるアントシアニン系の色素で、コレステロールの酸化を防ぎ、老化やがん化を抑える作用があります。生活習慣病予防に効果的なので、糖尿病、高血圧などが気がかりな人には心強い味方となります。

また、アク成分のクロロゲン酸も、抗酸化成分であるポリフェノールの一種。活性酸素による過酸化脂質の生成を抑え、生活習慣病全般の予防と改善に効果をもつとされています。

はつかだいこん【二十日大根】

旬の時期：夏

赤い根の部分に含まれる辛味成分でがんや血栓を予防

色とファイトケミカルのパワー

アリルイソチオシアネート
- 抗菌作用
- 抗がん作用
- 血栓予防

イオウ化合物のひとつ。アブラナ科の野菜の辛味成分の一種であり、がん予防や血栓予防に効果を発揮する。

保存方法

根と葉を切り分け別々に保存する

保存は乾いたキッチンペーパーにくるみ、ポリ袋などに入れて冷蔵庫の野菜室へ入れておく。根と葉は切り分けるのがベスト。す※が入りやすいので、できるだけ新鮮なうちに食べるのがおすすめ。

※す：大根やごぼうなどの芯に多くの細い穴を生じた部分。

調理と食べ合わせのコツ

熱や酸を避けてサラダに加えよう

酵素アミラーゼは熱や酸に弱いので、根は薄くスライスしてサラダで食べるのが一般的。フランスではフレッシュなバターをつけて前菜に食べることも多いそう。

主な栄養成分

- ビタミンC ……… 19mg (100mg)
- 葉酸 ………… 53μg (240μg)
- カリウム …… 220mg (2000mg)
- カルシウム … 21mg (650mg)
- リン ………… 46mg (800mg)
- 糖質 ………………… 1.9g

食べかたのヒント

油で炒めて

葉の部分には、β-カロテンなどの栄養素がたっぷり。β-カロテンは油溶性なので、油を使って炒めるとよいだろう。

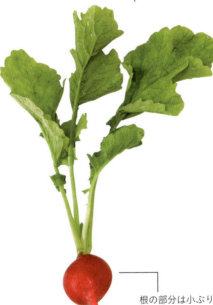

株元が太すぎるものや、割れ目のあるものは避けよう

根の部分は小ぶりでしまったものを、葉は鮮やかな緑色で、張りがあるものを選ぼう

生食向きのミニだいこんで、「廿日だいこん」の名前は、種まきから二十日前後で収穫できることに由来します。食用となる根の部分には、ビタミンCやカリウムなどの栄養素のほかに、アブラナ科の野菜の組織が損傷することで生成されるという、辛味成分の一種、アリルイソチオシアネートを含みます。がん予防や、血栓予防の効果をもつとされており、健康面で役立ちます。また、抗がん作用で言えば、含まれるグルコシノレートや食物繊維などにもその効果を期待できます。

だいこんと同じ消化酵素の働きをするアミラーゼを含み、胃もたれや食欲不振を解消する作用も。葉には、根には無いβ-カロテンやビタミンB群、カルシウム、鉄がたっぷり。葉も食べられる品種が増え、料理の用途も広がっています。

赤・紫色の野菜

パッションフルーツ

旬の時期：夏

がん予防にもおすすめ 美肌効果で女性にうれしい果物

保存方法

熟しているなら野菜室で保存

保存はポリ袋などに入れて冷蔵庫の野菜室で。熟す前なら、常温で追熟させることで甘みが増す効果も。輪切りにしたものを凍らせてシャーベット状にすると、ひと味違うおいしさが味わえる。

色とファイトケミカルのパワー

β-カロテン

- 抗がん作用
- 美肌効果
- 老化防止

活性酸素を抑えるβ-カロテンは、がんや老化予防、ビタミンB群と併せ美肌に役立つ。色素はアントシアニン。

調理と食べ合わせのコツ

シャーベットやゼリーにするのもよい

スプーンですくって食べると、トロピカルフルーツ特有の甘酸っぱさがストレートに味わえる。香りがよいのでジュースにしたり、ゼラチンで固めてゼリーにするのもよい。

主な栄養成分

- ビタミンA ……… 89μg (700μg)
- ビタミンC ……… 16mg (100mg)
- ナイアシン ……… 1.9mg (12mg)
- 葉酸 ……… 86μg (240μg)
- カリウム ……… 280mg (2000mg)
- 糖質 ……… 16.2g

食べかたのヒント

そのままデザートに

そのまま食べるなら、半分に切って種ごとスプーンですくう。香りがよいので、果肉部分を裏ごししてジュースやゼリーにするのもよい。

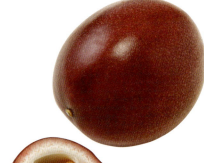

表面にシワが寄り、甘い香りが出てきたら食べ頃の合図

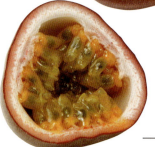

皮が張っている未熟果の状態では酸味が強すぎるので、完熟するまで待つ

ブラジル原産のフルーツで、黄色または紫色の果皮をもち、ゼリー状の果肉を多数の種ごと食べます。最近では日本でもハウス栽培されています。ちなみに、皮の色素はアントシアニンです。

β-カロテンはビタミンAに変換されて、皮膚や鼻、消化器の粘膜を健全に保つ働きがあり、美肌にも効果的。変換されずに残った分は、抗酸化作用により有害な活性酸素から体を守ります。

またパッションフルーツには、ビタミンB₆、ナイアシン、認知症予防で注目される葉酸などのビタミンB群が多く含まれます。これらは、いずれも三大栄養素のエネルギー代謝と密接な関係をもち、不足すると皮膚炎を含む肌のトラブルや貧血、神経障害などの症状を招くこともあるため、積極的に摂取したい果物です。

パプリカ

旬の時期：夏

抗酸化作用をもつ成分が多く がんや動脈硬化の予防に有効

ピーマンと同じとうがらし類の野菜ですが、ピーマンより肉厚で、独特の青臭さが無く、赤や黄色、オレンジのカラフルな色合いが特徴です。

ビタミン類の含有はピーマンとあまり変わりありませんが、β-カロテンやビタミンC・Eなどが多く、強い抗酸化力をもつ野菜と言えるでしょう。

特に赤いパプリカはカロテノイド系の色素成分であるカプサンチンを多く含み、がん予防や動脈硬化の予防に効果があるとされます。抗酸化ビタミンのビタミンCやEの効果も加わって、肌を美しく保つ、目の粘膜を保護するなどの効用も期待できそうです。

ビタミンCは熱で壊れやすいとされますが、パプリカの場合は果肉の組織が固いので、加熱しても損失しにくいとされます。

色とファイトケミカルのパワー

カプサンチン（カロテノイド）

- 抗酸化作用
- 抗がん作用
- 動脈硬化予防

ピーマンよりβ-カロテンやビタミンCが豊富で、赤はカプサンチンの働きもあり強い抗酸化作用が見込める。

保存方法

表面の水分をしっかり拭き取る

水気に弱いので、保存する際は表面の水分を十分に拭き取り、ポリ袋に入れて密封してから冷蔵庫の野菜室に。冷凍するならほどよい大きさに切って、使うときに調理しやすくしておこう。

調理と食べ合わせのコツ

サラダや蒸し焼き 炒めものにも

サラダに用いたり、オーブンで蒸したり、油で炒めたりと広く活用できる。β-カロテンの吸収率を高めるには、オリーブオイルでソテーしたり、マリネにするとよい。

主な栄養成分

ビタミンA（β-カロテン）
ビタミンC
カリウム

食べかたのヒント

オリーブオイルで ビタミンCが強化

ビタミンEを多く含むオリーブオイルと一緒に摂ることで、ビタミンCの抗酸化作用が上昇するのでおすすめ。

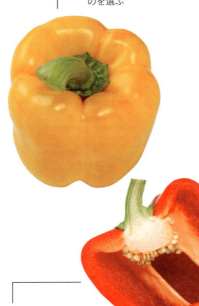

全体の色が均一で、表面にシワが無く、ヘタの切り口が鮮やかな緑色のものを選ぶ

種が育つと果肉が固くなるので、あまり大きくないものがおすすめ

赤・紫色の野菜

ビート
旬の時期：秋

アントシアニン系の色素 ベタシアニンでがんを予防

保存方法

キッチンペーパーに包んで乾燥を防ぐ

乾燥を嫌うので、キッチンペーパーなどに包み、風通しのよい場所か冷蔵庫の野菜室に入れておこう。期間は4〜5日程度が目安。

調理と食べ合わせのコツ

切らずにまるごと

ゆでるときに切るとせっかくの美しい赤色が流れ出てしまうので、必ず茎を少し残し、まるごとゆでるのが原則。市販の缶詰は、そのまま煮込み料理やポテトサラダに。

主な栄養成分

ビタミンC	5mg (100mg)
パントテン酸	0.31mg (5mg)
葉酸	110μg (240μg)
カリウム	460mg (2000mg)
食物繊維	2.7g (18g)
糖質	6.6g

食べかたのヒント

ゆでると(100g中)

ビタミンC	3mg
パントテン酸	0.31mg
葉酸	110μg
カリウム	420mg
食物繊維	2.9g
糖質	7.3g

色とファイトケミカルのパワー

ベタシアニン

- 抗酸化作用
- 抗がん作用
- 生活習慣病予防

強い抗酸化作用があり、がんや病気の原因となる活性酸素を抑制。がん予防効果が注目されている。

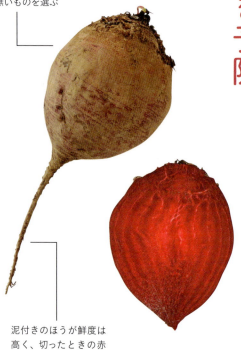

かたちがきれいな丸みをおび、表面に凹凸が無いものを選ぶ

泥付きのほうが鮮度は高く、切ったときの赤味も鮮やか

ビーツとも呼ばれ、日本ではあまりなじみの無い野菜ですが、アメリカやヨーロッパでは日常的に使われており、ロシア料理のボルシチには欠かせない野菜です。鮮やかな赤色と、やや土臭さのある甘味が特徴ですが、この甘味の素は主にショ糖で、体内で分解されるとブドウ糖に変わり、吸収されて、脳のエネルギー源となります。

赤い色はベタシアニンという成分で、アントシアニン系の色素です。強い抗酸化力があり、がん予防などの効き目が期待されています。また、赤血球の形成を助ける葉酸もたっぷりと含みます。葉酸は、造血や新しい細胞の増殖に必要で、認知症の予防にも効果があると言われています。豊富に含まれるカリウムは、ナトリウムを排出し、高血圧予防に有効です。

ぶどう

旬の時期：秋

速効性の疲労回復と動脈硬化の予防に有効

色とファイトケミカルのパワー

レスベラトロール（アントシアニン）

- ●抗酸化作用
- ●動脈硬化予防
- ●肝臓機能の向上

紫色の果皮(かひ)に含まれるアントシアニンをはじめ、フラボノイドなどのポリフェノールが相乗効果で抗酸化作用を発揮。

保存方法

甘味が減ってしまうので早めに食べる

保存はポリ袋に入れ、冷蔵庫の野菜室で2～3日を目安に。長く冷蔵庫に入れたままにすると、甘味が減ってしまうので注意しておこう。水につけると痛みやすくなるので、食べる直前に洗う。

調理と食べ合わせのコツ

大粒のぶどうはジュースにして飲もう

アントシアニンは主に皮と種の部分に含まれる。ただし、粒が大きいぶどうの皮や種を生で食べるのは消化に悪いので、ミキサーなどでジュースに混ぜて飲むとよい。

主な栄養成分

- ビタミンB₁ …… 0.04mg（1.1mg）
- ビタミンE …… 0.1mg（6.0mg）
- パントテン酸 …… 0.1mg（5mg）
- カリウム …… 130mg（2000mg）
- 糖質 …… 15.2g

食べかたのヒント

干しぶどうにすると（100g中）

- ビタミンB₁ …… 0.12mg
- ビタミンE …… 0.5mg
- パントテン酸 …… 0.17mg
- カリウム …… 740mg
- 糖質 …… 76.6g

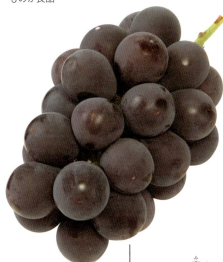

軸がしっかりと張っていて、実の表面に白い粉がふいているものが良品

実のつき方が密で、持ち上げても粒が落ちないものを

ジューシーでふくよかな甘味のぶどうの主成分は、脳のエネルギーになるブドウ糖や、果糖(かとう)などの糖分。これらの糖分は体内に吸収されやすく、即効性の疲労回復効果があります。

また、日本で多く食べられるデラウェアなども含め、皮や種に含まれるポリフェノールの抗酸化作用にも要注目。活性酸素(かっせいさんそ)による酸化作用を抑える働きがあり、生活習慣病の予防に有効です。そして、赤い色素はアントシアニン系の一種・レスベラトロールという成分で、動脈硬化(どうみゃくこうか)予防に有効。これが皮や種子に含まれるポリフェノールの正体です。

製菓の材料に使われる干しぶどうにすると、成分が濃縮されてカリウムやカルシウム、鉄などのミネラルの効果で、貧血や骨粗しょう症予防にも役立ちます。

赤・紫色の野菜

ブルーベリー

アントシアニン効果で目の健康を保つ

旬の時期：夏

色とファイトケミカルのパワー

アントシアニン
- 抗酸化作用
- 眼精疲労の回復
- 肝臓機能の向上

目に優しいというイメージのとおり、アントシアニンの作用で眼精疲労の回復や視覚機能の向上に効き目がある。

保存方法

常温保存や乾燥は避ける

保存は密閉容器やジップ付きの袋に入れ、冷蔵庫の野菜室で。2～3日以上食べないなら、粒のまま冷凍したほうが鮮度を保てる。またジャムにして冷蔵庫に入れておくのもおすすめ。

調理と食べ合わせのコツ

いちごやラズベリーのビタミンEと相性抜群

ビタミンEをたっぷり含んでおり、ビタミンAやCの多いフルーツを合わせることで、抗酸化性をさらにアップできる。ラズベリーやいちご、キウイフルーツなどと相性◎。

主な栄養成分

ビタミンE	1.7mg (6.5mg)
カリウム	70mg (2000mg)
食物繊維	3.3g (18g)
糖質	9.6g

食べかたのヒント

ジャムにすると (100g中)

ビタミンE	1.9mg
カリウム	75mg
食物繊維	4.3g
糖質	39.5g

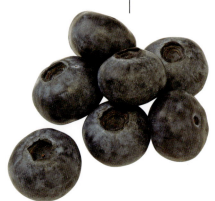

果皮が黒色に近くなるまで熟度が進み、大粒で平たい形のものが、甘味と酸味のバランスに優れている

表面に白い粉があるものが新鮮

生のブルーベリー人気に火をつけたのは、紫色の色素成分であるアントシアニン。アントシアニンは、優れた抗酸化作用で注目されるポリフェノール系の成分で、目の働きを活性化させる効能があるとされています。このアントシアニンが眼精疲労や視力の低下予防に有効に作用。パソコンやスマホで目を酷使する時間が増えるなか、こうしたフルーツに注目が集まるのも、当然の成り行きと言えるかもしれません。

栄養素としてはビタミンEを多く含み、老化の抑制や動脈硬化の予防に効果があります。

ちなみに、ブルーベリーに含まれるビタミンEは脂質を一緒に摂ると吸収がよいと言われています。乳脂肪を含むヨーグルトとの組み合わせは、味もよく効果的な食べ方です。

緑の野菜 | 赤・紫色の野菜 | オレンジ・黄色の野菜 | 白の野菜 | 茶・黒の野菜

べいなす

旬の時期：夏

紫色の色素成分を含む皮も食べるのが大事

色とファイトケミカルのパワー

ナスニン（アントシアニン）
- 抗酸化作用
- コレステロールのコントロール
- 高血圧予防

ナスニンの抗酸化作用は皮ごと食べることで効果を発揮する。カリウムとの合わせ技で高血圧の予防にも働く。

保存方法

洗うと痛みやすいのでそのままラップで包む

水に濡れると傷みやすく、ビタミンも損なわれるので、洗わずにパックの上からラップやポリ袋で覆い、冷蔵庫の野菜室へ入れよう。洗って水気を切った後に冷凍保存することもできる。

調理と食べ合わせのコツ

定番の田楽以外に洋風料理にも合う

有名なのは練りみそと白ごまをぬる田楽。ナスニンの抗酸化力をアップさせるビタミンC・Eを含むので、トマトやオリーブオイルと合わせイタリア風のマリネ仕立てに。

主な栄養成分

ビタミンK	9μg (150μg)
葉酸	19μg (240μg)
カリウム	220mg (2000mg)
食物繊維	2.4g (18g)
糖質	2.9g

食べかたのヒント

油で揚げると (100g中)

ビタミンK	31μg
葉酸	12μg
カリウム	220mg
食物繊維	1.8g
糖質	4.9g

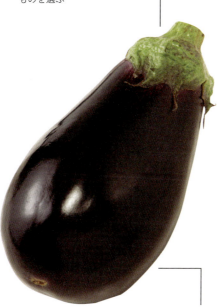

葉の緑色が鮮やかなものを選ぶ

選ぶときは表面に張りと艶があるものがよい

なすには江戸時代から多くの品種が栽培されており、球形をした丸なす、細長形の長なす、卵形、太長形などがあります。「べいなす」は、大型で丸みのある形をもつ、西洋なすのひとつ。

皮にはアントシアニン系の色素ナスニンが含まれています。ナスニンには活性酸素の働きを抑制する作用があり、コレステロール値を改善。結果的に動脈硬化や高血圧の予防、がんの予防に効く成分として注目されています。中国では体を冷やす野菜として鎮痛・消炎にも使われています。

ちなみに、アメリカ産のブラックビューティーという品種を日本で改良したことから、「米なす」の名前がつきました。大型の丸いなすで、肉質が締まっており、種が少なく茎やヘタの部分が緑色をしているのが特徴です。

ミニトマト

赤・紫色の野菜

リコピン、ビタミンは普通のトマトの約2倍で美肌に効果的

旬の時期：夏

色とファイトケミカルのパワー

リコピン（カロテノイド）
- 抗酸化作用
- 美肌効果
- 生活習慣病予防

リコピンは一般的なトマトの約2.5倍、β-カロテンやビタミンCの含有量は約2倍で、美肌などに効果的。

保存方法

パック入りのものはそのまま冷蔵庫へ

パックに入っているものはそのまま。パックが無いなら穴の開いたポリ袋に入れ、冷蔵庫の野菜室で保存する。気温が低いなら常温保存も可能だが、直射日光を避けてザルに入れるように。

調理と食べ合わせのコツ

生で食べるほか焼いてもおいしい

生でサラダなどに使うほか、焼いてもおいしい。抗酸化パワーを高めるには、アリシンを含むにんにくやたまねぎなどほかのビタミンも摂れる組み合わせのレシピがよい。

主な栄養成分

ビタミンA	80μg (700μg)
ビタミンC	32mg (100mg)
ビタミンE	0.9mg (6.0mg)
葉酸	35μg (240μg)
カリウム	290mg (2000mg)
糖質	5.8g

食べかたのヒント

生でも加熱しても

生食ならさわやかな風味があるが熱すると甘みも楽しめる。大量にあるならミキサーでトマトピューレにして、ビーフシチューなどに使おう。

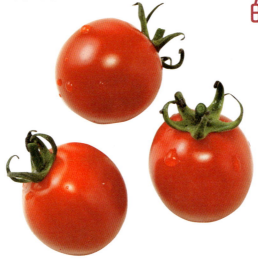

ヘタがピンと張って鮮やかな緑色をしたもの、皮に艶やかな張りがあるものを選ぼう

割れ目から腐りやすいので、皮が破れたものが無いかは要チェック

サイズは直径2〜3cmと小粒ながら、凝縮した甘みがあり、カリウム、β-カロテン、ビタミンC・Eなどの栄養素を一般的なトマトより豊富に含みます。

最近ではオレンジ色や黄色の高糖度ミニトマトも登場。ただし、注目を集める色素成分のリコピンを多く含むのは、赤色の品種です。リコピンがもつ抗酸化作用は体内の老化を防ぐため美肌やがん予防に効果的で、また動脈硬化を防ぐ役割も。その抗酸化力は、β-カロテンやビタミンEよりも強いとされます。

ほかにもカリウムは高血圧の予防に、β-カロテン、ビタミンC・Eの抗酸化ビタミンは、トリオの相乗作用も加わってがん予防や動脈硬化予防に高い効果を発揮。ブドウ糖、果糖は疲労回復効果があり、夏バテの解消にも役立ちます。

みょうが【茗荷】

色素成分と香り成分2つのファイトケミカルが体によい

旬の時期：夏

色とファイトケミカルのパワー

アントシアニン
- 抗酸化作用
- 抗がん作用
- 炎症抑制作用

生活習慣病の予防効果のほか、抗炎症作用にも期待できる。α-ピネンには消化促進、リラックス作用も。

保存方法

みずみずしさを保つには湿らせて冷蔵庫へ

保存は密閉容器に入れて野菜室で。霧吹きで湿らせたり、濡らしたキッチンペーパーで巻いておくと、みずみずしさが長持ちする。冷凍保存もできるので、先に刻んでおけば後で使いやすい。

調理と食べ合わせのコツ

香り成分が食欲増進に有効

体を温めるα-ピネンの香りを生かして、食欲増進に役立てよう。合わせやすいのは、なすやきゅうりとの塩もみ。また、ぬか漬けにすればビタミンB₁が浸透する。

主な栄養成分

ビタミンE	0.1mg (6.0mg)
ビタミンK	20μg (150μg)
カリウム	210mg (2000mg)
マンガン	1.17mg (3.5mg)
食物繊維	2.1g (18g)
糖質	0.5g

食べかたのヒント

生で食べよう

アクがあるので、切ってから水にさらしてアク抜きを忘れずに。香り成分のα-ピネンは揮発性なので、生で切ったり刻んだりするのがおすすめ。

先端が開いてつぼみが見えているものは、中がスカスカして繊維も固くなっている

身がしまっていて艶があり、ずんぐりとして厚みのあるものが上級品

魏志倭人伝にも登場するほど歴史が古い野菜ですが、食用にするのは世界でも日本だけと言われます。つぼみ状のものを「花みょうが」、軟白した若い茎を「みょうがたけ」と言います。漢方では消炎や解毒の作用がある生薬として、主に煎じ薬や外用薬に利用されてきました。日本料理と相性のよい独特の香りで、しゃっきりと軽快な歯ざわりが楽しめます。

色素成分であるアントシアニンには抗酸化作用があり、体によいことで知られています。活性酸素の害から体を守り、抗がん作用や老化防止による美肌効果、抗炎症作用などに期待されています。また、香りの素である精油成分α-ピネンには、胃の消化を助ける働きがあり、さわやかな香味には、リラックス効果や食欲を増進させる役割もあります。

むらさきいも

赤・紫色の野菜

果肉に詰まった紫色成分が肝臓の働きをよくしてくれる

旬の時期：**秋**

色とファイトケミカルのパワー

アントシアニン
- 抗酸化作用
- 肝臓機能の向上
- コレステロールのコントロール

中まで紫に染まっているのは、アントシアニンが豊富な証拠。コレステロールの抑制や肝機能の向上に効果的。

保存方法

乾燥や寒さに気をつけ冷暗所で保存

乾燥や低温に弱いので、新聞紙に包んで冷暗所で保存するとよい。使いかけのものはラップを切り口に貼り付けるように包み、冷蔵庫の野菜室へ。すぐに傷むので早めに使いきること。

調理と食べ合わせのコツ

じっくり加熱すると甘みが増す

オーブンなどでじっくり焼くと、でんぷん分解酵素のアミラーゼが働き甘み成分が生成されおいしい。皮も千切りにして、きんぴらや大学芋風にするとおいしく食べられる。

主な栄養成分

- ビタミンB₁ …… 0.12mg (1.1mg)
- ビタミンC …… 29mg (100mg)
- ビタミンE …… 1.3mg (60mg)
- カリウム …… 370mg (2000mg)
- 食物繊維 …… 2.5g (18g)
- 糖質 …… 29.2g

食べかたのヒント

蒸すと(100g中)
- ビタミンB₁ …… 0.13mg
- ビタミンC …… 24mg
- ビタミンE …… 1.9mg
- カリウム …… 420mg
- 食物繊維 …… 3.0g
- 糖質 …… 28.4g

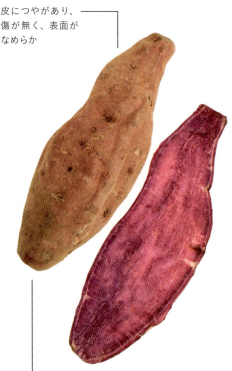

- 皮につやがあり、傷が無く、表面がなめらか
- ひげ根の穴が浅いものを選ぼう

むらさきいもは、果肉色が紫色のさつまいも。沖縄などで栽培される紫色のいもは「だいじょ」「紅いも」とも呼ばれるヤムイモ系のいもで別種です。

この特徴的な紫色の色素に含まれるアントシアニンはポリフェノールの一種で、優れた抗酸化作用をもつとされています。活性酸素の働きを抑制したり、コレステロールの酸化を抑制するなど、生活習慣病の予防に有効に働きます。また肝機能の改善などにも効果を発揮します。

さらに乳酸などの疲労物質がたまらないよう代謝を促すビタミンB₁や高血圧予防となるカリウムも豊富。抗酸化作用が高くメラニン色素の沈着を防ぐビタミンC、細胞を若々しく保つビタミンEがそろっているので、美容面での効果も期待できます。

もも【桃】

旬の時期：夏

美肌と整腸作用があり女性にうれしいペクチン

色とファイトケミカルのパワー

ペクチン（水溶性食物繊維）
- 整腸作用
- 大腸がん予防
- 美肌効果

整腸作用や便秘改善に効果的なペクチンを含む。また、抗酸化作用のあるお茶の苦味成分カテキンも含んでいる。

保存方法

普段は常温保存で熟したらすぐ食べる

未熟なままで冷やすと甘みが出ず、熟していても長く冷やすと甘みが抜けてしまうので、冷蔵庫に入れるのは食べる2〜3時間前がベター。あまり日持ちしないので、熟したら早めに食べよう。

調理と食べ合わせのコツ

ビタミンC・Eを含むフルーツと合わせる

カテキンの抗酸化力は、ビタミンCやEのサポートを受けるとパワーアップするため、キウイフルーツやレモン、いちごなどと合わせたコンポートなどがおすすめ。

主な栄養成分

ビタミンE	0.7mg (6.0mg)
ナイアシン	0.6mg (12mg)
カリウム	180mg (2000mg)
食物繊維	1.3g (18g)
糖質	8.9g

※白肉種の数値

食べかたのヒント

缶詰にすると(100g中)

ビタミンE	1.2mg
ナイアシン	0.3mg
カリウム	80mg
食物繊維	1.4g
糖質	19.2g

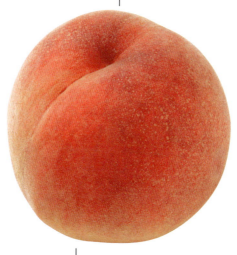

ふっくらときれいな丸みがあり、全体的に赤味が濃いものを選ぶ

皮の赤い部分に白い斑点が出ているものは、ほどよく成熟している

みずみずしい果物で、甘味の成分は主に果糖です。体内への吸収が早く、効率よくエネルギー源となるため、疲労回復に効果を発揮します。果物では、血圧を安定させるカリウムの含有量が多く、ビタミンB群の一種であるナイアシンも含まれています。ペクチンを含む水溶性食物繊維も豊富。ペクチンには整腸作用があり、便秘の改善や美肌づくりにも有効です。皮の近くには、緑茶に含まれるポリフェノール成分のカテキンが含まれています。カテキンには強い抗酸化性があるので、活性酸素の抑制や細胞を修復し、がん予防や老化抑制に作用します。皮をむくと、酸化酵素の働きでポリフェノールが酸化され、色が悪くなるうえに褐変により抗酸化作用も失われてしまうので、食べる直前に皮をむくようにします。

赤・紫色の野菜

ラズベリー
旬の時期：夏

美白やダイエット効果があり老化防止にも効くフルーツの女王

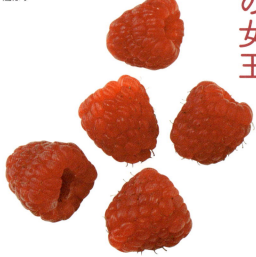

果皮の表面に張りがあり、シワが無く、鮮やかな紅色で黒ずみの無いものを選ぼう

色とファイトケミカルのパワー

アントシアニン
- 抗酸化作用
- 生活習慣病予防
- 肥満予防

アントシアニン同様に抗酸化作用をもつビタミンEも。ダイエット効果のある香り成分ラズベリーケトンにも注目。

保存方法

冷凍すれば長期保存も可能

乾燥に弱いため、保存はしっかりとふたの閉まる密閉容器か、ジップ付きのポリ袋に入れて冷蔵庫の野菜室へ。すぐに食べないときは、粒のまま冷凍で保存し、使うたびに自然解凍を。

調理と食べ合わせのコツ

特有の酸っぱさで爽やかさを演出

特有の甘酸っぱさは、ジャムやソースに最適。ただし、栄養分を損なわないように、煮すぎないのがコツ。フランボワーズソースの酸味は、豚肉の料理にもぴったりだ。

主な栄養成分

- ビタミンC ……… 22mg（100mg）
- ビタミンE ……… 0.8mg（6.0mg）
- 葉酸 ……… 38μg（240μg）
- カリウム ……… 150mg（2000mg）
- 食物繊維 ……… 4.7g（18g）
- 糖質 ……… 5.5g

食べかたのヒント

生食か、ジャムなどで

ビタミンEは脂溶性で乳製品と相性がよく、生果やジャムをヨーグルトやアイスクリームと食べるのがお手軽だ。ジャムにすると長期保存もできる。

小さな粒が集まった西洋キイチゴで、「フランボワーズ」のフランス名でも親しまれています。可憐な外見にも似合わず、ビタミンCやE、カリウム、鉄、カルシウム、抗酸化作用として働くポリフェノール類を含み、フルーツの王女と呼ぶにふさわしい果物。ラズベリーの鮮やかな赤色はアントシアニンという色素成分によるもの。強い抗酸化作用を持ち、糖尿病やがん、高血圧などの生活習慣病を予防します。また、ビタミンEとアントシアニンは、ともに老化防止の働きがあるとされ、アンチエイジング効果も期待できます。香り成分のラズベリーケトンは脂肪分解作用が強いと言われ、ダイエット効果が高い果物としても注目度が上昇中。食物繊維も豊富で、便秘や高血圧の予防も可能です。

りんご

多種類のファイトケミカルが美容と健康をバックアップ

旬の時期：**秋**

色とファイトケミカルのパワー

アントシアニン
- 抗酸化作用
- 抗がん作用
- 生活習慣病予防

りんごはアントシアニン、青りんごはクロロフィル、果肉はフラボノイドと部位や種類により異なる成分を含む。

保存方法

温度差に弱いので密閉袋に入れる

温度差に弱いので、冬なら外気保存、それ以外は密閉できる袋に入れて冷蔵庫での保存。エチレンガスを発生するため、ほかの果物と一緒に袋に入れると、熟成を早める効果がある。

調理と食べ合わせのコツ

皮ごと食べて逃さずキャッチ

皮の赤い色素がアントシアニンで、抗酸化作用が豊富。芯をくり抜いてオーブン焼きにしたり、りんごジャムにするなど、皮も捨てずに食べられる工夫をしたい。

主な栄養成分

ビタミンC	6mg (100mg)
ビタミンE	0.4mg (6.0mg)
ナイアシン	0.1mg (12mg)
カリウム	120mg (2000mg)
食物繊維	1.9g (18g)
糖質	14.3g

食べかたのヒント

ジュースにすると（ストレートジュースの場合）（100g中）

ビタミンC	3mg
ビタミンE	0.1mg
ナイアシン	0.1mg
カリウム	77mg
食物繊維	Tr
糖質	11.8g

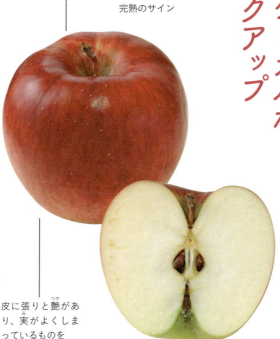

赤味が尻の部分まで回ったら、完熟のサイン

皮に張りと艶があり、実がよくしまっているものを

りんごの甘味成分は果糖やブドウ糖などの糖分で、どちらも素早くエネルギーに代謝される成分です。栄養素では、体内の過剰なナトリウムを排出する効果のあるカリウムが多く含まれます。熟したりんごの赤色はアントシアニンという色素成分によるもの。活性酸素の働きを抑える役割があり、老化防止やがんの予防効果のほか、高血圧の予防にもよいとされています。

酸味を構成しているクエン酸、リンゴ酸、酒石酸などの有機酸は、疲労物質の蓄積を防ぎ、疲労回復効果を高めてくれます。

水溶性食物繊維のペクチンにも富み、血糖値や血中コレステロールの上昇を防いで糖尿病を予防したり、便秘を改善し老廃物の排泄を促すなどさまざまな効果が期待できます。

赤・紫色の野菜

ルバーブ

旬の時期：夏

抗がん作用のある色素成分を皮つきのままジャムに生かして

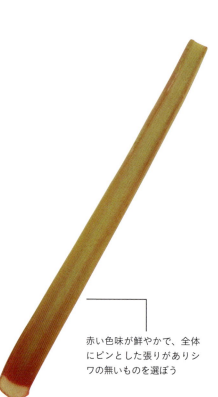

赤い色味が鮮やかで、全体にピンとした張りがありシワの無いものを選ぼう

保存方法

長期保存はアク抜き後スライスして冷凍

保存は冷蔵庫の野菜室で行うが、鮮度が失われやすいため、早く食べるほうがよい。水につけてアク抜きしたものをスライスして、保存袋に入れて密閉すれば、冷凍保存で半年間ほど保存できる。

色とファイトケミカルのパワー

アントシアニン

- ●抗酸化作用
- ●抗がん作用
- ●老化防止

活性酸素の働きを抑える抗酸化作用によって老化やがん化を抑える効果や、生活習慣病を予防する効果もある。

調理と食べ合わせのコツ

皮ごとジャムにしてお菓子の材料に

アントシアニン系の色素成分は、赤い皮近辺に含まれている。そのため、皮付きのままジャムにするのが最良。ぶつ切りにして砂糖をまぶし、煮詰めるだけで完成だ。

主な栄養成分

パントテン酸	0.1mg (5mg)
葉酸	31μg (240μg)
カリウム	400mg (2000mg)
カルシウム	74mg (650mg)
食物繊維	2.5g (18g)
糖質	3.5g

食べかたのヒント

ゆでると (100g中)

パントテン酸	0.1mg
葉酸	22μg
カリウム	200mg
カルシウム	64mg
食物繊維	2.9g
糖質	1.7g

見

た目はふきによく似ていますが、食用にするのは茎の部分のみです。強い酸味と独特の香りがあり、漢方では消化を助ける大黄の一種としての効用が知られています。

ルバーブには赤い色素が含まれますが、この赤い色はアントシアニン系の色素によるもの。活性酸素の働きを抑える抗酸化作用によって細胞の老化やがん化を防ぎ、血栓を予防して動脈硬化を防いでくれるなど、さまざまな面で健康をサポートします。

ほかの栄養素ではカリウム、カルシウムが含まれ、高血圧の予防や改善に役立つほか、骨粗しょう症の予防に効果が期待できます。また、水溶性の食物繊維ペクチンが多く、コレステロールの上昇を抑えたり、糖尿病の改善に一定の効果があります。

レッドキャベツ

紫系の葉がアントシアニンの優れた抗酸化作用を約束

旬の時期：**春**

色とファイトケミカルのパワー

アントシアニン

- 抗酸化作用
- 抗がん作用
- 生活習慣病予防

アントシアニンには抗酸化作用がある。がん予防のほか、ビタミンU（キャベジン）と併せ、免疫力アップも。

保存方法

冬なら常温でもよい 芯をくり抜き保存する

保存温度は0〜5℃が適温なので、冬なら外でも問題なし。夏なら、芯をくり抜いてから水に濡らしたキッチンペーパーや新聞紙を詰め、ポリ袋に入れて野菜室で保存しておくのがよい。

調理と食べ合わせのコツ

サッパリ爽やか 彩りのピクルス

加熱料理にはあまり向かないので、生のまま調理するのが基本。酢と組み合わせると、より鮮やかな紫になって彩り豊か。ピクルスにしてもより美しい色を楽しめる。

主な栄養成分

ビタミンB6	0.19mg	(1.2mg)
ビタミンC	68mg	(100mg)
ビタミンK	29μg	(150μg)
カリウム	310mg	(2000mg)
食物繊維	2.8g	(18g)
糖質	3.9g	

食べかたのヒント

生で食べよう

食欲をそそる鮮やかな色を生かすなら千切りにしてサラダなどでシャキシャキといただくのが王道。色を鮮やかにするお酢系のドレッシングとも合う。

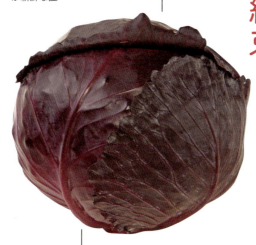

葉の紫色が濃く、表面に艶と張りのあるものが新鮮な証

カットした状態のものは、ラップできっちり包んで冷蔵庫で保存し、早めに使い切ること

葉の表面が鮮やかな紫色をしたキャベツで、「赤キャベツ」「紫キャベツ」と呼ばれます。普通のキャベツよりもサイズが小ぶりで、葉が固く巻き込んでいるのが特徴。赤味の強い葉とは対照的に葉肉は白く、切り口の美しさが見るからに食欲をそそります。

葉の表面の色はアントシアニン系色素によるもの。抗酸化作用をもつポリフェノールの一種で、がんや心臓病などの生活習慣病や老化抑制に役立ちます。酢のような酸性のものと併せると、いっそう色鮮やかになる性質を持ちます。

また、レッドキャベツは、淡色キャベツを上回るビタミンCを含み、キャベツに特有な栄養素ビタミンU（キャベジン）の効力と併せて、免疫力の強化や胃潰瘍の修復、肝臓の機能改善といった多くの好ましい働きが期待できます。

オレンジ・黄色の野菜・果物は美容効果が大！

β-カロテン

強力な抗酸化作用が、がん細胞の進行をブロックする効果を発揮します。なかでも、にんじんは緑黄色野菜でもβ-カロテンが豊富な野菜の代表格。屈指のβ-カロテン含有量を誇り、小ぶりのにんじん1本で1日の摂取量がまかなえるほど。一般にオレンジ色が濃いものほど、β-カロテンの含有量が多いとされています。

目や皮膚を健やかに保つ

オレンジや黄色の野菜・果物には、アンチエイジングや美肌にも効果的な注目の成分が多数。また、日頃から目や皮膚など粘膜の健康効果を保つ成分が多く含まれています。にんじんやかぼちゃなど、β-カロテンがたっぷりの緑黄色野菜の代表格も揃い踏み。一般に、β-カロテンは色が濃いものほど多く含まれるので、見た目にも鮮やかなものを選びましょう。

β-クリプトキサンチン

みかん、特に温州みかんに多く含まれると言われている黄色い色素。強い抗酸化作用によりがん予防効果をもち、大腸がんや皮膚がんなどのがんの抑制、粘膜の強化に効果があるとされています。体内で変換された後は、ビタミンAによる美肌効果も期待できます。

ゼアキサンチン

とうもろこしなどに含まれるオレンジ色の色素・ゼアキサンチンは、目の健康を保ってくれます。視力低下、白内障、緑内障などの予防と改善に効果があるとされ、まさしく目の保護のための成分のよう。網膜を保護することから、老化にともなう目の病気を防ぐ働きもあるとされています。

オレンジ・黄色の野菜

かき【柿】

渋味成分のタンニンが二日酔いを防ぐ

旬の時期：秋

保存方法

熟しやすい柿はポリ袋に入れて冷蔵庫で保存

柿はほかの果物より熟しやすく、常温だと2日ほどで柔らかくなってしまう。できれば、ポリ袋に入れて冷蔵庫で保存するようにしよう。柔らかくなったら、冷凍してシャーベットにしても。

色とファイトケミカルのパワー

タンニン
- 抗酸化作用
- 抗菌作用
- 二日酔い予防

タンニンは渋味の元。抗菌、抗酸化作用が有名だが、アルコールを分解する作用もあるので二日酔いにも。

調理と食べ合わせのコツ

ビタミンCにはビタミンEを合わせるとよい

ビタミンCの抗酸化力をサポートするビタミンEを含む食材と調理しよう。豆腐をすり鉢ですり、すりごま、かきを合わせて白和え風に仕立てれば悪酔い防止になる。

主な栄養成分

ビタミンA	35μg (700μg)
ビタミンC	70mg (100mg)
パントテン酸	0.28mg (5mg)
葉酸	18μg (240μg)
カリウム	170mg (2000mg)
糖質	14.3g

※甘がきの数値

食べかたのヒント

干しがきにすると（100g中）

ビタミンA	120μg
ビタミンC	2mg
パントテン酸	0.85mg
葉酸	35μg
カリウム	670mg
糖質	57.3g

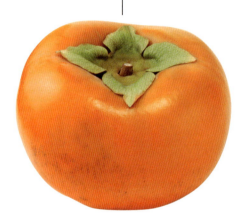

張りのあるヘタが、皮に貼りついているものが新鮮

皮はヘタの下まで色づいていて、艶やかなものを選ぼう

二日酔いによく効く果実として知られています。理由は、渋みの素であるタンニン。アルコール分解作用をもち、カリウムの利尿作用と合わせて二日酔いの素になる成分を体外に排出できます。

柿の若葉には抗アレルギー作用のあるポリフェノール成分の一種であるアストラガリンが含まれ、花粉が飛散する前から葉を煎じて飲むと花粉症予防にも有効とされています。

また、かきは「柿が色づくと医者が青くなる」と言われるほど栄養成分の多い果物。これは豊富なビタミンCによるもので、風邪のウイルスの働きを抑える作用をもちます。カロテノイドの一種で、強力な抗がん作用をもつとされるβ-クリプトキサンチンを含むので、ビタミンCとの相乗効果によるがん予防作用にも要注目です。

かぼちゃ【南瓜】

身体の錆を防ぐ "抗酸化トリオ" のビタミンパワー

旬の時期：夏

保存方法

丸ごとの状態なら常温で長期保存できる

丸ごとの状態なら常温で長期保存できる。カット済みのかぼちゃは、わたと種を除いてからラップに包み、冷蔵庫で保存しよう。ゆでたかぼちゃは、タッパーなどの保存容器に入れて冷凍保存すればよい。

調理と食べ合わせのコツ

β-カロテンの吸収率を高めるには油と調理

脂溶性のβ-カロテンを多く含むため、吸収率を高めるには油と調理するのがよいというのが定説。しかし、油を用いた料理と組み合わせて食べるだけでも、効果はある。

主な栄養成分

ビタミンA‥‥西330・日60μg（700μg）
ビタミンC‥‥‥西43・日16mg（100mg）
ビタミンE‥‥‥西4.9・日1.8mg（6.0mg）
カリウム‥‥‥西450・日400mg（2000mg）
食物繊維‥‥‥‥西3.5・日2.8g（18g）
糖質‥‥‥‥‥‥‥‥‥西17.1・日8.1g

※西は西洋かぼちゃ、日は日本かぼちゃの数値

食べかたのヒント

ゆでると（西洋かぼちゃ／100g中）

ビタミンA	330μg
ビタミンC	32mg
ビタミンE	4.7mg
カリウム	430mg
食物繊維	4.1g
糖質	17.2g

色とファイトケミカルのパワー

β-カロテン

- 抗がん作用
- 生活習慣病予防
- 老化防止

β-カロテンと共存するビタミンC・Eは「抗酸化トリオ」と呼ばれ、抗酸化作用の相乗作用が期待できる。

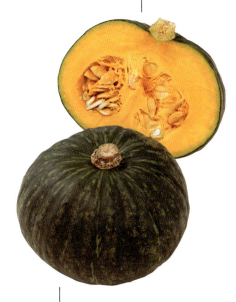

カットされたものを買うときは、果肉のオレンジ色が濃く、わたの部分が乾いていないものを

手にもったときに重みがあり、へたの切り口がコルクのように枯れているのが完熟のサイン

緑黄色野菜の代表的な存在で、「冬至に食べると風邪をひかない」ということわざも、β-カロテンやビタミンCが多く含まれていることに由来します。

かぼちゃは大きく分けて西洋かぼちゃ、日本かぼちゃ、ペポかぼちゃの3類があり、現在では西洋かぼちゃが主流。果肉の鮮やかなオレンジ色は、主にβ-カロテンによるものです。このβ-カロテンには抗酸化作用があるほか、ビタミンAとして風邪などの感染症の予防やがんの抑制などの働きもあります。食物中のβ-カロテンは吸収された後、ビタミンAに変わると言われています。また、β-カロテンと並び「抗酸化トリオ」と呼ばれるビタミンC・Eも含んでおり、その相乗作用で、血行の促進や肌荒れ防止効果も期待できます。

オレンジ・黄色の野菜

きく

旬の時期：秋

クロロゲン酸で脂肪燃焼に効果的なほか豊富なビタミンで老化予防も

保存方法

ゆでることで冷蔵保存も可能

冷蔵庫で保存するときは乾燥しないようにパックで密閉して、早めに食べること。冷凍保存する場合はゆでてからラップで小分けしておくと使いやすい。

調理と食べ合わせのコツ

熱湯でサッとゆでて冷水をくぐらせる

がくから花びらだけを取り外し熱湯でサッとゆでたあと、花びらがしんなりしたら冷水をくぐらせる。シャキシャキした歯ごたえを生かすため、ゆですぎに注意したい。天ぷらにしても美味。

色とファイトケミカルのパワー

クロロゲン酸（ポリフェノール）

- 抗酸化作用
- 脂肪燃焼効果
- 老化防止

ポリフェノールの一種であるクロロゲン酸の脂肪燃焼の効果に期待。ビタミンE・Kの効果と併せ老化予防にも。

主な栄養成分

ビタミンK	11μg	(150μg)
ビタミンE	4.6mg	(6.0mg)
葉酸	73μg	(240μg)
カリウム	280mg	(2000mg)
マンガン	0.36mg	(3.5mg)
糖質	3.1g	

食べかたのヒント

ゆでると(100g中)

ビタミンK	10μg
ビタミンE	4.1mg
葉酸	40μg
カリウム	140mg
マンガン	0.24mg
糖質	2.8g

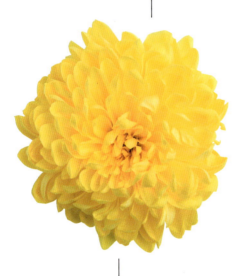

花びらに張りがあり、変色していない

花びらが落ちていない

食

食用ぎくにはさまざまな種類がありますが、シャキシャキとした歯ごたえと独特の香りが特徴で、ビタミンA、K、B群、ナイアシン、葉酸、Cなどが含まれ、まんべんなくビタミンを摂取できる野菜と言えます。

ポリフェノールの一種であるクロロゲン酸が含まれています。脂肪燃焼効果が期待できるほか、血糖値の上昇を抑制する働きをもちます。抗酸化作用があるイソクロロゲン酸も含むので、老化防止やがん予防などにも有効です。また、漬物などに用いられる紫の菊にはアントシアニンが含まれます。

ほかにも、ビタミンAのほか、骨の健康維持に不可欠なK、体内での酸化を防ぐEなど、ビタミン群に優れることも魅力。全体的に体を若々しく保つ成分が豊富な野菜と言えるでしょう。

きんかん【金柑】

旬の時期：冬

皮や袋に含まれるヘスペリジンが動脈硬化を予防

国産のかんきつ類で、果皮に甘味があり、薄くなめらかなことから、皮ごと食べられるところに特徴があります。

すじや袋の部分には、ビタミンPの別名をもつフラボノイドの一種、ヘスペリジンがたっぷり。動脈硬化や心筋梗塞の予防に働くほか、ビタミンCはメラニン色素の沈着を防いで美肌づくりをサポートする効果など、体の内側をきれいにする効果があります。黄色のカロテノイド系色素成分、β-クリプトキサンチンも含まれており、活性酸素を消去することで、老化からくる視力の低下やがん予防に効果的とされています。

ちなみに、多くの栄養素が凝縮されているのは皮の部分。レモンに匹敵するビタミンCのほか、ビタミンB₁・E、β-カロテンなどのビタミン類が充実しています。

保存方法

冷やしすぎによる低温障害にご用心

冷暗所なら常温で1週間はもつ。冷蔵庫の野菜室で保存する場合は、乾燥しないようにビニール袋などに入れると長持ちするが、低温障害が出ることがあるので冷やしすぎには注意を。

調理と食べ合わせのコツ

皮ごとジャムにすれば肉料理でも重宝する

栄養分がぎっしり詰まった皮を果肉と一緒に食べられるのが魅力。砂糖やはちみつでシロップ漬けにしたり、ジャムなどにすれば肉料理に添えて使うこともできる。

主な栄養成分

- ビタミンC ……… 49mg (100mg)
- ビタミンE ……… 2.6mg (6.0mg)
- カリウム ……… 180mg (2000mg)
- カルシウム ……… 80mg (650mg)
- 食物繊維 ……… 4.6g (18g)
- 糖質 ……… 12.9g

食べかたのヒント

皮ごと食べよう

きんかんは皮が甘くて食べやすい。特にすじや袋にはフラボノイドの一種、ヘスペリジンが含まれているので、できるだけ皮ごと楽しみたい。

色とファイトケミカルのパワー

ヘスペリジン

- ●コレステロールのコントロール
- ●抗がん作用
- ●動脈硬化予防

フラボノイドの一種で、苦味成分。皮や袋などに含まれ、コレステロールのコントロールや抗がん作用をもつ。

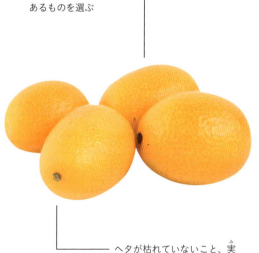

表面に張りと艶があるものを選ぶ

ヘタが枯れていないこと、実にしまりがあり、重量感があることも大切なポイント

オレンジ・黄色の野菜

ぎんなん【銀杏】

旬の時期：秋

苦味成分アルカロイドの働きで免疫力を強化できる

保存方法

実がしぼんでいくので早めに皮むきを

風通しのよい場所なら常温保存も可能。また、殻付きの状態なら冷蔵庫で保存できるが、時間とともに実がしぼんでいくので、張りがあるうちにサッとゆでて皮をむき、冷凍保存したい。

色とファイトケミカルのパワー

アルカロイド

- 免疫力アップ
- 抗がん作用
- 鎮痛作用

独特のえぐ味や苦味はアルカロイドによるもの。免疫力を高め、がん細胞の増殖を抑えるほか、鎮痛作用ももつ。

調理と食べ合わせのコツ

ビタミンEを含む食材と合わせたい

おいしく食べられるのは、10～11月頃に出回る翡翠色の新物だ。旬の季節はぎんなんに含まれるビタミンC・Eの抗酸化性がさらに高まる。

主な栄養成分

ビタミンB₁	0.28mg	(1.1mg)
ビタミンC	23mg	(100mg)
ビタミンE	2.5mg	(6.0mg)
パントテン酸	1.27mg	(5mg)
カリウム	710mg	(2000mg)
糖質	33.2g	

食べかたのヒント

ゆでると（100g中）

ビタミンB₁	0.26mg
ビタミンC	23mg
ビタミンE	1.6mg
パントテン酸	1.02mg
カリウム	580mg
糖質	33.4g

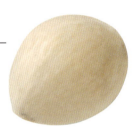

殻の表面が白く、黄ばみのないものを選ぶ

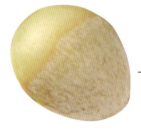

振ったときに音がするものは、なかの実が縮んでしまっているので避けよう

ぎんなんは、良質なたんぱく質や脂質も含まれる栄養食品で、カリウムの働きで過剰なナトリウムを体外に排出させ、高血圧や動脈硬化の予防に役立ちます。

ファイトケミカルとして含まれる苦味成分のアルカロイドは、免疫力向上の作用をもち、がん予防や鎮痛、せきを鎮める効果が期待できます。また、疲労回復やストレスの軽減に作用するビタミンB₁、抗酸化作用をもち、老化やがん予防に効くとされるビタミンEを含むのもポイント。漢方ではせき止めの薬として使用されていたほか、膀胱の括約筋を強くする効果があるとして、夜尿症の改善にも処方されてきました。

ただし、中毒物質のメチルピリドキシンも含まれるので、食べすぎると下痢などの症状を起こすこともあります。

五穀

多様な穀類の栄養を一度に摂取できる

旬の時期：秋

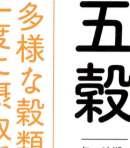

保存方法

白米と同様に冷暗所や冷蔵庫へ

基本的には白米と保存方法は同じ。密閉容器に入れ、冷暗所または冷蔵庫で保存する。特に夏場は虫が湧く恐れもあるため、冷蔵庫での保存がおすすめ。白米と比べ風味は劣化しにくいとされる。

調理と食べ合わせのコツ

五穀だけで炊いて料理に混ぜてもよい

精白米に適量加えて炊飯するのが一般的。五穀だけで炊いてから、ハンバーグや肉団子などに混ぜてもおいしい。五穀だけで少量炊くときは、鍋を利用するとよい。

主な栄養成分

食物繊維	5.1g (18g)
たんぱく質	12.6g (50g)
ビタミンB₁	0.34mg (1.1mg)
ビタミンE	0.6mg (6.0mg)
カリウム	430mg (2000mg)
糖質	65.1g

食べかたのヒント

アマランサスは (100g中)

食物繊維	7.4g
たんぱく質	12.7g
ビタミンB₁	0.04mg
ビタミンE	1.3mg
カリウム	600mg
糖質	57.5g

色とファイトケミカルのパワー

ポリフェノール

- 老化防止
- 糖尿病予防
- 抗がん作用

五穀（ごこく）に含まれるきびからは、ポリフェノールを摂取可能。抗酸化作用により美肌や生活習慣病予防に効果が。

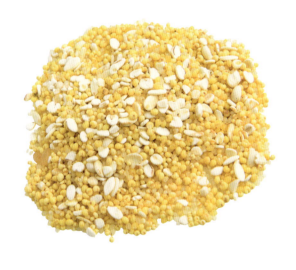

ここで紹介する「五穀（ごこく）」は、日本食品標準成分表2015年版（七訂）に収録された、米、大麦、あわ、ひえ、きびなどの5種類の穀類を含むものです。

五穀は含まれる穀類によって、さまざまなファイトケミカルを摂ることができます。たとえばきびやあわ、ひえにはポリフェノールが含まれ、いずれも強い抗酸化作用があります。

特徴を見ていくと、大麦は精白して加熱圧迫した押し麦などが米などと一緒に炊飯して利用されることが多い穀類。あわときびはユーラシア大陸で広く栽培されてきた中央アジアなどが原産の雑穀、ひえは日本で栽培化されたと考えられている雑穀です。いずれもカリウムやリン、銅などが豊富で、あわには鉄も多いなど、ミネラルをまんべんなく含んでいます。

オレンジ・黄色の野菜

とうもろこし

旬の時期：夏

黄色いゼアキサンチンが視力低下や動脈硬化を予防

穀物としての乾燥コーンと野菜としてのスイートコーン（未熟）があります。鮮やかな黄色はカロテノイドの一種、ゼアキサンチンによるもの。抗酸化作用によって、動脈硬化や視力低下予防に効果的な成分とされています。また、胚芽にはリノール酸を含む脂質やビタミンB_1が豊富。リノール酸はコレステロール値をコントロールするのに有効ですが、摂りすぎは血栓の原因になるので注意しましょう。

乾燥コーンは米や麦と並ぶ三大穀物のひとつで、炭水化物やたんぱく質や脂質を多く含みます。一方のスイートコーンは、胚芽の部分にビタミンB_1・B_2・Eなどのビタミン類、カリウム、リンなどのミネラルを含み、必須アミノ酸のリジンが足りないので、卵やえだ豆と組み合わせて食べましょう。

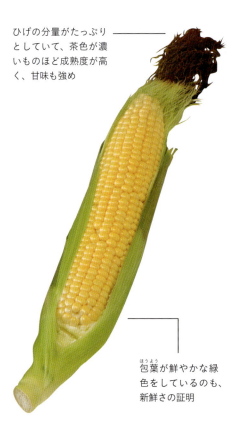

ひげの分量がたっぷりとしていて、茶色が濃いものほど成熟度が高く、甘味も強め

包葉が鮮やかな緑色をしているのも、新鮮さの証明

色とファイトケミカルのパワー

ゼアキサンチン（カロテノイド）

- ●抗酸化作用
- ●視力低下予防
- ●動脈硬化予防

黄色の色素成分。カロテノイドの一種で、抗酸化作用によって、視力低下や動脈硬化などを予防する。

保存方法

栄養価値が落ちるので早めに調理したい

収穫後は急速に栄養価値が落ちるので、できるだけ早く調理したい。保存するときは皮つきのままラップで包んで野菜室で保存する。すぐ食べないなら、ゆでてから冷凍保存する方法もある。

調理と食べ合わせのコツ

リジンを含む肉や卵などと組み合わせる

とうもろこしのたんぱく質は、必須アミノ酸のリジンが少ないので、リジンを多く含む肉や卵、乳製品などを組み合わせると、たんぱく質の栄養価値を高める。

主な栄養成分

ビタミンB_1	0.15mg (1.1mg)
ビタミンB_2	0.1mg (1.2mg)
ビタミンB_6	0.14mg (1.2mg)
カリウム	290mg (2000mg)
食物繊維	3g (18g)
糖質	13.8g

食べかたのヒント

ゆでると（100g中）

ビタミンB_1	0.12mg
ビタミンB_2	0.1mg
ビタミンB_6	0.12mg
カリウム	290mg
食物繊維	3.1g
糖質	15.5g

なし【梨】

旬の時期：秋

ポリフェノールでがん予防 そのほかの成分で便秘改善も

かつては赤なし系の「長十郎」、青なし系の「二十世紀」が日本の代表的な品種でしたが、現在は「幸水」「豊水」「新高」「新水」などの品種が主流です。

ポリフェノールは強力な抗酸化作用をもちます。活性酸素を抑制してくれるほか殺菌作用があり、がん予防効果も期待できます。

さわやかな甘味には、脂質の酸化やでんぷんの劣化を防ぐソルビトールという成分が含まれ、便秘の解消や腸内環境を整えるうえで有効に働くとされています。ビタミンやミネラルなどの含有量は低いものの、クエン酸、リンゴ酸などの酸に疲労回復効果があります。

ちなみに、なしのシャリシャリとした食感は、石細胞と呼ばれるリグニンとペントザンという食物繊維のかたまりで、便秘の改善も期待できます。

色とファイトケミカルのパワー

ポリフェノール
- 抗酸化作用
- 抗がん作用
- 老化防止

光合成で生成される植物の味や色素成分。抗酸化作用があり、最近では抗がんや老化防止効果も注目されている。

保存方法

キッチンペーパーで包んで乾燥を防ぐ

なしは常温で保存し、食べる1日前～数時間前に冷蔵庫に入れて冷やす。また、乾燥を防ぐためにキッチンペーパーなどで包むようにしたほうが日持ちする。

調理と食べ合わせのコツ

たんぱく質を分解し肉類の消化を助ける

たんぱく質を分解する酵素プロテアーゼが含まれるので、肉類の消化を助ける働きがある。韓国料理では、肉の下味になしをすりおろしたものを加えたりする。

主な栄養成分

ナイアシン ……… 0.2mg (12mg)
カリウム ……… 140mg (2000mg)
食物繊維 ……… 0.9g (18g)
糖質 ……… 10.4g

※日本なしの数値

食べかたのヒント

缶詰にすると（100g中）

ナイアシン ……… 0.1mg
カリウム ……… 75mg
食物繊維 ……… 0.7g
糖質 ……… 18.4g

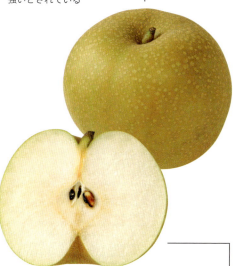

軸がしっかりしていて、実のかたちが横に広がりぎみのものが甘味が強いとされている

青なしは、皮に透明感があることもポイント

オレンジ・黄色の野菜

夏みかん【夏蜜柑】

旬の時期：夏

色素成分オーラプテンが老化防止と美肌に効果的

色とファイトケミカルのパワー

オーラプテン
- 抗がん作用
- 老化防止
- 美肌効果

皮に含まれている色素成分で、抗酸化作用をもっている。がん予防のほか、老化を防いで美肌効果も。

保存方法

マーマレードにすれば日もちする

ポリ袋などに入れて冷蔵庫で保存しよう。皮と果肉をマーマレードや砂糖漬けにして、長期保存するのもよい。皮を使う場合は一度熱湯に通し、苦味を除き、皮を柔らかくしてから用いる。

調理と食べ合わせのコツ

栄養素が豊富なわたや皮を捨てずに味わう

栄養成分のメリットを生かすには、食物繊維やビタミンPと呼ばれるヘスペリジンを多く含むわた・皮と一緒にマーマレードにするのもよい。

主な栄養成分

ビタミンC	38mg (100mg)
葉酸	25μg (240μg)
カリウム	190mg (2000mg)
食物繊維	1.2g (18g)
糖質	8.8g

食べかたのヒント

缶詰にすると(100g中)

ビタミンC	14mg
葉酸	12μg
カリウム	92mg
食物繊維	0.5g
糖質	18.9g

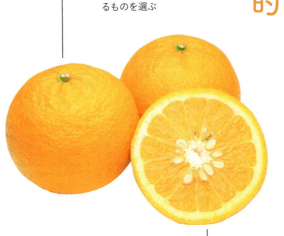

- ヘタが付いているものを選ぶ
- 皮の表面に斑点や傷が無いもので、適度な重みがあるものがよい

正式名称は「夏橙」で、「温州みかん」と並ぶ代表的なかんきつ類でしたが、酸味が強いことから人気が衰退し、現在では「甘夏みかん」にその座を明け渡しました。

色素成分のファイトケミカルは、オーラプテン。主に皮の部分に含まれており、抗酸化作用により、がんや老化予防に効果的です。肌や髪を美しく健康に保つのにも有効とされており、美容の面でも取り入れたい成分と言えるでしょう。また、筋やわた、袋にはヘスペリジンというポリフェノール成分も。血圧、中性脂肪値を抑える働きが期待できます。

酸味の素はクエン酸。代謝をコントロールし疲労回復に役立ちます。ビタミンCとの相乗効果で高血圧予防や肝臓機能を高めるなど、多様な効果を発揮します。

にんじん【人参】

旬の時期：春

豊富なβ-カロテンやリコピンががんのリスクを低下させる

色とファイトケミカルのパワー

β-カロテン
- 抗酸化作用
- 抗がん作用
- 老化防止

β-カロテンが豊富。東洋系にんじんの赤色はリコピンによる。ともに抗酸化効果が高くがん予防に効果がある。

保存方法

水分をよく拭き取って冷暗所に保存しよう

保存は冷暗所か冷蔵庫で行う。湿気や乾燥を嫌うので、水分をよく拭き取ってからポリ袋などに入れて保存しよう。寒い冬季なら新聞紙に包んで冷暗所に保存するのが望ましい。

調理と食べ合わせのコツ

皮はむかずそのまま調理に使いたい

β-カロテンは皮の下にもっとも多く含まれる。無農薬のにんじんなら、たわしなどで表面の汚れを落とし、皮はむかずにそのまま調理に使うことをおすすめしたい。

主な栄養成分

ビタミンA …… 720μg（700μg）
ビタミンB₆ …… 0.1mg（1.2mg）
葉酸 …… 21μg（240μg）
カリウム …… 300mg（2000mg）
食物繊維 …… 2.8g（18g）
糖質 …… 6.5g

食べかたのヒント

皮付きでゆでると（100g中）
ビタミンA …… 710μg
ビタミンB₆ …… 0.09mg
葉酸 …… 17μg
カリウム …… 270mg
食物繊維 …… 3.0g
糖質 …… 5.4g

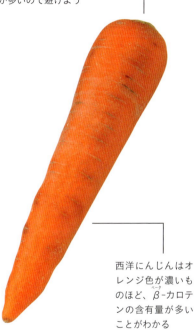

茎の切り口が太いものは、固い芯の部分が多いので避けよう

西洋にんじんはオレンジ色が濃いものほど、β-カロテンの含有量が多いことがわかる

カロテノイドはにんじんから発見されただけに、屈指のβ-カロテン含有量を誇り、中サイズのにんじん2分の1本で、1日の成人女性の推定平均必要量がまかなえます。西洋にんじん特有の鮮やかなオレンジ色はβ-カロテン、京にんじんなど東洋系ニンジンの赤色はリコピンによるもの。リコピンにビタミンAの効力はありませんが、強い抗酸化作用をもち、がんや心臓病、動脈硬化などの予防に有効とされています。

にんじんに含まれる因子が白血球を増やして免疫力を高め、がんのリスクを低下させることが実証されており、医学の世界でも「にんじんはがん予防に効果あり」が共通の認識です。ミネラル群ではカリウムが多く、血圧を安定させる働きで、血栓や動脈硬化の予防効果も期待できます。

パイナップル

オレンジ・黄色の野菜

すっぱいクエン酸が疲れた体を癒してくれる

旬の時期：夏

保存方法

葉の部分を下にすると甘味が全体に回る

風通しのよい冷暗所ならキッチンペーパーで包んで常温保存。香りがよくなったときが食べごろの合図。それまでは室温におく。カット時は乾燥防止のためカット面をラップで包み冷蔵。

色とファイトケミカルのパワー

クエン酸

- ●疲労回復
- ●免疫力アップ
- ●風邪予防

クエン酸は酸味の成分。疲労物質の乳酸(にゅうさん)を溜まりにくくし、複合作用で疲労を回復する効果がある。

調理と食べ合わせのコツ

ブロメラインの働きで豚肉との相性は抜群！

酢豚や豚肉のローストなど、豚肉との相性は抜群。これはパイナップルに含まれるたんぱく質分解酵素のブロメラインが、肉質を柔らかくする働きをもち、消化を助けるため。

主な栄養成分

ビタミンB₁	0.08mg (1.1mg)
ビタミンB₆	0.08mg (1.2mg)
ビタミンC	27mg (100mg)
カリウム	150mg (2000mg)
食物繊維	1.5g (18g)
糖質	11.9g

食べかたのヒント

ジュースにすると（ストレートジュースの場合）(100g中)

ビタミンB₁	0.04mg
ビタミンB₆	0.07mg
ビタミンC	6mg
カリウム	210mg
食物繊維	0g
糖質	11.0g

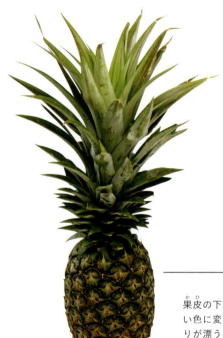

未熟な果肉を食べると、消化不良でお腹をくだしたり、舌がピリピリとして荒れてしまうこともある

果皮(かひ)の下部が黄色っぽい色に変わり、甘い香りが漂うようになったら完熟のサイン

パイナップルには、たんぱく質分解酵素のブロメラインが含まれ、これが肉類などの動物性たんぱくの消化を助け、胃もたれや胸やけを予防します。炭水化物の代謝を助けるビタミンB₁も含まれ、疲労回復や夏バテ予防に効果を発揮。ファイトケミカルとしては、酸味成分として含まれるクエン酸も疲労物質の乳酸を溜まりにくくし、複合作用で疲れをいやします。また、クエン酸は食欲増進効果も期待できるので、エネルギー吸収の面でも心強い味方に。これら疲労回復のほか、ビタミンCとクエン酸の相乗効果で健康的な美肌づくりにも有効に作用するでしょう。利尿(りにょう)作用に優れるカリウムなども豊富で、便秘を改善する食物繊維など、栄養バランス面でも優秀な果物と言えます。

バナナ【甘蕉】

旬の時期：周年

数えきれないほどの効能をもつフルーツの優等生

色とファイトケミカルのパワー

ポリフェノール
- 抗酸化作用
- 抗がん作用
- 生活習慣病予防

ポリフェノール類のほか、セロトニンのリラックス効果、果糖のエネルギー源を含み、スポーツや勉強時に最適。

保存方法

低温に弱いため常温保存が基本

低温に弱いので常温で保存すること。バナナの柄の部分をラップで巻いたうえに全体をラップすると長持ちする。逆に青いバナナは、りんごと一緒に袋に入れると、エチレンガスの作用で早く熟す。

調理と食べ合わせのコツ

熟すほど甘味が増し抗酸化力もアップ！

熟すほどに甘味が増し抗酸化力がアップする。「シュガースポット」と呼ばれる茶色い斑点が見られたら、食べごろ。牛乳や卵を加えてミルクセーキにするとおいしい。

主な栄養成分

ビタミンB6	0.38mg	(1.2mg)
ビタミンC	16mg	(100mg)
葉酸	26μg	(240μg)
カリウム	360mg	(2000mg)
食物繊維	1.1g	(18g)
糖質	21.4g	

食べかたのヒント

乾燥させると(100g中)

ビタミンB6	1.04mg
ビタミンC	Tr
葉酸	34μg
カリウム	1300mg
食物繊維	7.0g
糖質	71.5g

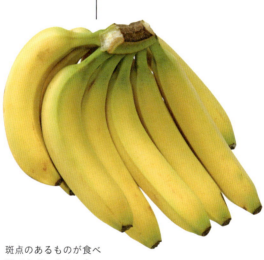

軸の付け根がしっかりしていて、皮が均一に黄色いものを

斑点のあるものが食べ頃ですが、すぐに食べないときは、黒ずんでいるものは避けよう

バナナは数えきれないほどの効能をもつフルーツの優等生です。特に体内でエネルギー源となる甘味成分の果糖やブドウ糖、ショ糖などは吸収されやすく、スポーツ選手が競技の前後にバナナで素早くエネルギー補給する場面もよく見られます。

ファイトケミカルには、各種のポリフェノールを含みます。細胞の酸化を抑える作用があるので、各種の成分による相乗効果でがんの予防に効果も期待できます。

でんぷんも含まれるので持続力もあり、血糖値が下がって脳の栄養が不足したときなどにも最適のフルーツです。老化の抑制や動脈硬化の予防に有効なビタミンC、高血圧を予防するカリウムなど、体の機能を整える役割をもつ栄養成分も多く含むので、一年を通して食べたい果物です。

オレンジ・黄色の野菜

パパイア

強い抗酸化効果をもつリコピンが含まれる

旬の時期：夏

保存方法

未熟なものは20℃前後で追熟させよう

緑色部分の多いパパイアは追熟させるため、新聞紙などで包んで20℃前後の室内においておく。追熟させ、果肉の色が完全に黄色くなったら冷蔵庫の野菜室で保存し、なるべく早く食べること。

色とファイトケミカルのパワー

リコピン
- 抗酸化作用
- 抗がん作用
- 生活習慣病予防

ビタミンAには変換されないが、強い抗酸化作用がある。活性酸素の抑制効果が強く、がんや老化を予防。

調理と食べ合わせのコツ

レモンやライムの絞り汁を加えよう

パパイアは酸味が少ないため、レモンやライムの絞り汁を加えると甘味も際立っておいしくなり、ビタミンCの効力もパワーアップ。独特の香りが苦手な人にもおすすめ。

主な栄養成分

- ビタミンA …… 40μg (700μg)
- ビタミンC …… 50mg (100mg)
- ビタミンE …… 0.3mg (6.0mg)
- カリウム …… 210mg (2000mg)
- 食物繊維 …… 2.2g (18g)
- 糖質 …… 7.3g

※完熟パパイアの数値

食べかたのヒント

未熟のときは (100g中)
- ビタミンA …… 10μg
- ビタミンC …… 45mg
- ビタミンE …… 0.1mg
- カリウム …… 190mg
- 食物繊維 …… 2.2g
- 糖質 …… 7.2g

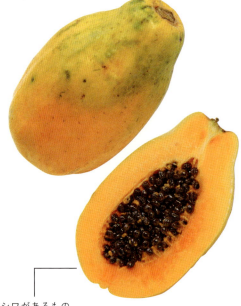

表面に艶があり、ずっしりと重みのあるものを選ぼう

シワがあるものは、古くなっているので注意を

日本人になじみの深いトロピカルフルーツのひとつ。果肉の完熟果を生でデザートとして味わうほか、未熟な果実を野菜として食べることもあります。沖縄や東南アジア諸国では、緑色の未熟果を千切りにし、サラダや炒め物などの料理に使います。

色素成分には、抗酸化性の強いリコピンが含まれ、がんや生活習慣病予防にも効力を発揮。また、βーカロテンやビタミンCが多く、完熟果にはビタミンEも含まれるので、トリプル効果で活性酸素の発生を抑えます。果汁に含まれるたんぱく質分解酵素のパパインは、肉類の消化を助け胃もたれや胸やけを防ぎます。

わさびにも含まれる成分アリルイソチオシアネートを含み、肝臓の解毒酵素の働きを高め、発がん物質を抑えます。

152

びわ【枇杷】

旬の時期：夏

抗がん効果が強い色素 β-クリプトキサンチンを含む

色とファイトケミカルのパワー

β-クリプトキサンチン（カロテノイド）
- 抗がん作用
- 動脈硬化予防
- 高血圧予防

β-カロテンの5倍の発がん抑制効果をもつとされる。クロロゲン酸やタンニンも含みファイトケミカルに富む。

保存方法

冷蔵保存するより常温保存がおすすめ

風通しのよい場所に常温で保存すれば3日程度はもつ。冷蔵庫で冷やしたい場合は、食べる2〜3時間前に入れるとよいだろう。むくとすぐに褐変がはじまるので、できるだけ早めに食べよう。

調理と食べ合わせのコツ

レモン汁をひと振りすれば甘さが際立つ!

酸味が少ないので、食べる直前にレモン汁をひと振りするとフレッシュな酸味が加わり、甘味も際立つ。また、ホワイトリカーや氷砂糖で漬けてびわ酒にするのもいい。

主な栄養成分

- ビタミンA……68μg（700μg）
- カリウム……160mg（2000mg）
- 食物繊維……1.6g（18g）
- 糖質……9.0g

食べかたのヒント

缶詰にすると・（100g中）
- ビタミンA……39μg
- カリウム……60mg
- 食物繊維……0.6g
- 糖質……19.2g

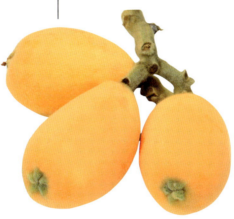

ヘタがしっかりとしていて、果皮に張りがあるものを選ぼう

表面に密生しているうぶ毛と、ブルームと呼ばれる白い粉が新鮮さの目印

原産は中国。「水果子」と呼ぶのがふさわしいジューシーな果実です。β-カロテンが豊富に含まれ、体内でビタミンAに変化し、目の粘膜を健康にして視力を保つ役割を果たします。

また、β-カロテンの5倍も発がん抑制効果があるとされるβ-クリプトキサンチンを含むことから、がん予防はもちろん、動脈硬化予防や高血圧の改善など、さまざまな効果が期待できます。

一方、皮や種の近辺に多く含まれるのが、ポリフェノール成分のクロロゲン酸です。苦味をもつ成分で、発がん物質の生成を抑えて、その動きを不活発にさせる働きや、肌を健康に保つ効果をもっています。また、びわの葉にはクエン酸、リンゴ酸、タンニンなどの成分も含まれているため、薬用とされています。

オレンジ・黄色の野菜

まくわうり【真桑瓜】

β-カロテンとビタミンCで高齢者にうれしい効果がいっぱい

旬の時期：夏

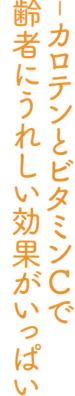
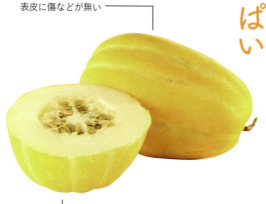

- 表皮に傷などが無い
- 重みのあるもの

保存方法

未熟なものは室温で保存し追熟させる

市場に出回っているものは完熟まで間があるので、未熟なものは室温で保存して、追熟させるとよい。切ったものは種を除き、ラップをして冷蔵庫へ。ちなみに、冷蔵庫へ入れると熟成しないので注意しよう。

色とファイトケミカルのパワー

β-カロテン

- 抗がん作用
- 心臓病予防
- 老化防止

抗酸化作用が高く、老化やがん、生活習慣病の予防に役立つ。同様の作用をもつビタミンCとのダブル効果も。

調理と食べ合わせのコツ

完熟したものを生食するのがいちばん

完熟したものを生で食べるのがおいしい。バナナなどを加えヨーグルトスムージーにすると、整腸作用も期待できる。果実を切った際に未熟なものは漬物にしてもよい。

主な栄養成分

- ビタミンA ── 黄15、白0μg（700μg）
- ビタミンC ── 黄・白30mg（100mg）
- 葉酸 ── 黄・白50μg（240μg）
- カリウム ── 黄・白280mg（650mg）
- 糖質 ── 6.8g

食べかたのヒント

甘い香りがすれば食べごろ

市場に出回るときは完熟まで間があることも。室温でしばらく追熟させてから食べよう。果実を切って未熟だったときは、漬物にして食べることも。

まくわうりは日本国内で古くから栽培されていた果実で、丸型や円筒形のものがあり、大きいものでも1kgくらい。植物学上はメロンと同一の果実です。

甘みや香りは乏しいですが、さわやかな風味が特徴。炭水化物やカロリーも控えめなので、ダイエット中の人にはうれしい果実です。

黄肉種には抗酸化作用の高いβ-カロテンが含まれます。同じく抗酸化作用が高く、がんの発生や体内の細胞の老化を抑制したり、動脈硬化を予防するのに有効なビタミンCもたっぷり。認知症や脳梗塞を抑える可能性があるとされる葉酸も多く含まれるので、高齢者のおやつにもよいでしょう。

また、約90％が水分でできており、カリウムが豊富なため、尿の排泄効果やナトリウムの排出効果が期待できます。

マンゴー

旬の時期：夏

黄色いエリオシトリンとビタミンC・Eが抗酸化パワーを発揮

色とファイトケミカルのパワー

エリオシトリン（ポリフェノール）
- 抗酸化作用
- 抗がん作用
- 糖尿病予防

色素はエリオシトリンで、ビタミンC・Eとともに抗酸化作用を発揮。β-カロテンも含み、熟すほど増加する。

保存方法

冷蔵保存は避け常温で追熟させよう

熟す前に冷蔵庫に入れると完熟しないので、常温で保存して追熟させるようにしよう。冷蔵庫の野菜室に入れる場合は、ポリ袋に入れてから保存しよう。

調理と食べ合わせのコツ

甘いフルーツサラダで疲労回復しよう

果肉に格子状の切れ目を入れ、種を外して食べる。ブドウ糖や果糖を多く含むブドウやメロンなどをプラスしてフルーツサラダにすれば、疲労回復効果を高められる。

主な栄養成分

- ビタミンA ……… 51μg（700μg）
- ビタミンC ……… 20mg（100mg）
- ビタミンE ……… 1.8mg（6.0mg）
- 葉酸 …………… 84μg（240μg）
- カリウム ……… 170mg（2000mg）
- 糖質 …………… 15.6g

食べかたのヒント

そのままデザートに

常温保存して追熟させたマンゴーの甘味を堪能するには、食べる1〜2時間前に冷蔵庫に入れて冷やすのがコツ。生クリームとも相性がよい。

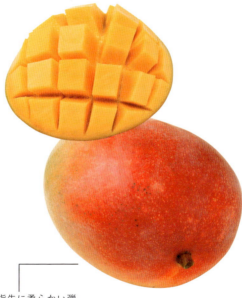

果肉全体が色づき、厚みのあるものを選ぶのがよい

指先に柔らかい弾力が感じられれば、完熟している

チェリモヤ、マンゴスチンと並んで、世界三大美果のひとつとされる南国のフルーツです。黄色い果肉に含まれるエリオシトリンはポリフェノール成分。フラボノイド系の色素成分で、過酸化脂質の生成を抑え、がん予防や糖尿病の予防に効果をもつとされています。

ねっとりと濃厚な甘味をもつ果肉は、β-カロテン、ビタミンC・E、抗酸化ビタミンを含み、活性酸素の働きを抑制して細胞の老化を防ぐ働きがあります。抗酸化作用をもつ成分が多く含まれるので、相乗効果が期待できるでしょう。

なお、マンゴーは食物繊維が比較的多く便秘の改善にも有効とされています。最近は、健康面だけではなく美肌づくりに最適な美容食としても人気が高まっています。

オレンジ・黄色の野菜

みかん【温州蜜柑】

旬の時期：冬

黄色い袋や皮ごと食べればがん予防効果がアップ

色とファイトケミカルのパワー

β-クリプトキサンチン
- 抗酸化作用
- 抗がん作用
- 美肌効果

抗酸化力が高く免疫力を高める効果があるほか、生活習慣病の予防や、美肌効果なども期待できる。

保存方法

重ねていない状態なら常温で長期保存可能

常温保存可能だが、高温と湿度に弱いので果実を重ねて段ボールに入れておくとカビが生える。通気性をよくするためにカゴなどに入れて涼しいところに置く。冷蔵保存するときはポリ袋に小分けして。

調理と食べ合わせのコツ

ビタミンを摂るなら生食が一番

ビタミンCは水にも熱にも弱いため、生で食べるのが一番。ペクチン、フラボノイドなどは、袋や皮、白い筋に多く含まれているので積極的に食べるようにしたい。

主な栄養成分

ビタミンA	84μg	(700μg)
ビタミンB₁	0.1mg	(1.1mg)
ビタミンC	32mg	(100mg)
カリウム	150mg	(2000mg)
糖質	11.0g	

※温州みかん＜じょうのう＞普通の数値

食べかたのヒント

ジュースにすると（ストレートジュースの場合）（100g中）

ビタミンA	35μg
ビタミンB₁	0.06mg
ビタミンC	29mg
カリウム	130mg
糖質	10.6g

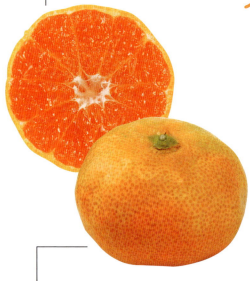

濃いオレンジ色で、表面がなめらかで、ヘタの切り口が大きくないものがおすすめ

皮が薄く実にしっかり張りつき、フカフカしていないこともポイント

温州みかんはビタミンCが豊富です。中サイズのものを3～4個食べれば、1日のビタミンC摂取目安量100mgをクリアできてしまうほど。また、白い筋の部分には毛細血管を強くして、動脈硬化予防に働くヘスペリジンを含みます。

一方、β-カロテンよりも抗酸化力が高いとされる色素成分のβ-クリプトキサンチンが非常に多く含まれます。さらに、苦味成分のリモネン、テルペノイドなど、抗がんに有効とされるファイトケミカルが含まれます。これらの作用とビタミンC・Eの抗酸化力が組み合わさって、脳卒中や心臓病予防に効果を発揮します。また、みかんの袋に含まれる水溶性食物繊維のペクチンは便秘を改善したりコレステロールや血糖値の上昇を抑える働きがあります。

ミニキャロット

小さくてもβ-カロテンの豊富さは群を抜く

旬の時期：春

色とファイトケミカルのパワー

β-カロテン
- 抗酸化作用
- 抗がん作用
- 老化防止

β-カロテンは体内でビタミンAに変わり、含まれるビタミンCやビタミンEとの相乗効果を発揮する。

保存方法

湿気に弱いので新聞紙に包んで保存

湿気と蒸れに弱いので、水気はよく拭き取り、新聞紙に包んで冷暗所で保存しよう。夏場は冷蔵庫の野菜室に。固ゆでして、よく水気を切った後に、ラップに包んで冷凍保存することも可能。

調理と食べ合わせのコツ

グラッセなら栄養素を逃さない

β-カロテンは脂溶性なのでバターを使うグラッセがおすすめ。作り方は皮をむかずにバター、砂糖、塩、コショウ、水と一緒に柔らかくなるまで煮るだけだ。

主な栄養成分

ビタミンA ...... 500μg（700μg）
ビタミンB₆ ...... 0.1mg（1.2mg）
ビタミンK ...... 13μg（150μg）
カリウム ...... 340mg（2,000mg）
食物繊維 ...... 2.7g（18g）
糖質 4.8g

食べかたのヒント

含め煮やカレー ポトフなどにも合う！

和風にするならだしで含め煮※にするとよい。多くの食材とも合うので、ポトフやカレー、シチューなどに入れるのがおすすめだ。

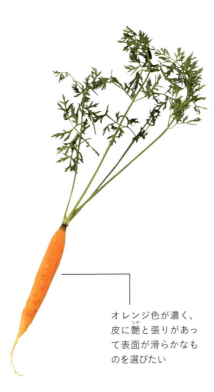

オレンジ色が濃く、皮に艶と張りがあって表面が滑らかなものを選びたい

※含め煮（ふくめに）：たっぷりの煮汁でゆっくりと煮て、味をよく染み込ませること。

にんじんの小型品種で、長さ10cmほどのミニサイズですが、甘味が強く、栄養成分も一般種にひけをとりません。ベランダでも簡単に育ち短期間で収穫できるので、新鮮なミニキャロットを食卓で楽しむ人も増えています。

にんじん同様、体内でビタミンAに変わるβ-カロテンの量は、ほかの緑黄色野菜と比べても多く含まれます。免疫力を高め、がんや心臓病を予防する効果があるβ-カロテンの威力については、すでによく知られるところです。β-カロテンをもっとも多く含むのは皮の下の部分ですが、表皮が柔らかくひと口サイズのミニキャロットなら、無駄なく効率的にカロテンを摂取できます。加熱調理でも短時間で火が通せるので、熱による栄養の損失も少なくなるでしょう。

オレンジ・黄色の野菜

ゆず【柚子】

旬の時期：秋

脳に働きかけるさわやかな香りで頭すっきり、リラックス

色とファイトケミカルのパワー

リモネン
- 抗ストレス作用
- 免疫力アップ
- 精神安定

リラックス効果に優れるとされる、香り成分。交感神経を刺激し、脳を活動的にするので代謝アップも期待できる。

保存方法

丸ごと冷凍保存で1～2カ月はもつ

未熟果の青みが残っている七分着色のころが、もっとも果汁が多く香味も高い。果汁を絞って冷凍保存、もしくは丸ごと保存袋に入れて冷凍保存しても1～2カ月は風味が変わらない。

調理と食べ合わせのコツ

薬味や風味付けに最適な野菜

皮の香りを生かして活用しよう。薬味や風味付けには最適。ビタミンEとの組み合わせで抗酸化力が高まるので、あん肝などEを多く含む食材と組み合わせたい。

主な栄養成分

ビタミンB₁	0.05mg	(1.1mg)
ビタミンC	40mg	(100mg)
パントテン酸	0.29mg	(5mg)
カリウム	210mg	(2000mg)
カルシウム	20mg	(650mg)
糖質	6.6g	

食べかたのヒント

薬味や風味付けに

クエン酸とビタミンCのダブルの抗酸化効果が期待できる。あん肝をゆず果汁入りのぽん酢で食べたり、かぼちゃのバター焼きの薬味に添えても。

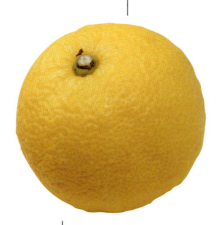

張りのある実を選ぼう

黄ゆずは皮を削って凍らせるか、乾燥させて保存をする

黄色い成熟果の「黄ゆず」が秋に出回ります。果汁は酸味が強く、ぽん酢の材料にも使われますが、皮を刻んだりすったり、香りを楽しむことが多いです。

リモネンは、そんな香り成分のひとつ。脳に働きかけてリラックスさせる効果があるとされています。水溶性のビタミンCの多い皮を生かしたゆず湯は賢い習慣です。

また、交感神経を刺激することで、脳が活動的になり、目が覚める、代謝が上がるといった効果も期待できます。免疫力を高める機能性もあるとされ、がん予防成分としても注目されています。

果汁には抗酸化作用を向上させるクエン酸がたっぷり含まれるため、ビタミンCとのダブル効果が発揮されます。香り付けに幅広く使えるので、さまざまな食材と合わせてみましょう。

レモン

旬の時期：秋

ポリフェノールがビタミンCの働きを助け老化を防止

色とファイトケミカルのパワー

ポリフェノール
- 抗酸化作用
- 生活習慣病予防
- 老化防止

抗酸化作用をもちビタミンCの働きを促進。コラーゲン生成を促進するルチン、抗アレルギー成分のルテオリンも。

保存方法

低温に弱いレモンは野菜室で冷蔵保存する

輸入レモンは防腐剤が添加されており常温でも長持ちするが、国産レモンは1週間ほど。また、レモンは低温に弱いので、ポリ袋に入れて冷蔵庫の野菜室で保存するようにしよう。

調理と食べ合わせのコツ

皮ごと摂取する塩レモンなどがいい

皮には抗酸化作用をもつポリフェノールが豊富に含まれているので、オリーブオイル漬けにしたり塩レモンなどにして皮ごと摂取するのがおすすめ。

主な栄養成分

- ビタミンC……… 50mg (100mg)
- ナイアシン……… 0.1mg (1.2mg)
- パントテン酸…… 0.18mg (5mg)
- 葉酸……………… 19μg (240μg)
- カリウム………… 100mg (2000mg)
- 糖質……………… 8.6g

※全果に対する果汁分30%の100g分の数値

食べかたのヒント

生牡蠣と合わせる！

ビタミンCは抗酸化作用だけでなく、実は鉄分の吸収を高める作用もある。そのため、あさりや生牡蠣のように鉄分の多い貝類との相性がよい。

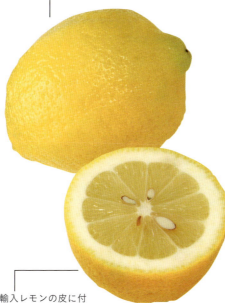

皮に張りがあり、きれいな紡錘形をしていて、重みのあるものを選ぶ

輸入レモンの皮に付いているワックスは、塩をつけてこすれば落とすことができる

　抗酸化ビタミンや有機酸を多く含み、美容効果が高いフルーツの代表的な存在です。

　抗酸化作用にすぐれる各種ポリフェノールが含まれており、ビタミンCの働きをサポートします。苦味成分はヘスペリジンというポリフェノール。こちらも毛細血管を健全に保ち、内出血を抑制します。さらに、レモン果汁に含まれるクエン酸は疲労物質を分解し、香り成分がストレス症状を緩和します。このように、レモンは若さを保つために有効な成分を多く備えている果物と言えるでしょう。

　ちなみにビタミンCは、かんきつ類でトップクラスの含有量。細胞のコラーゲン生成を促進するビタミンCは抗酸化作用があり、血管を丈夫にして血栓や動脈硬化、高血圧などの症状を防ぎ、美肌づくりに有効に働きます。

※DHA＝ドコサヘキサエン酸、EPA＝エイコサペンタエン酸

白

白色の野菜・果物はがん予防、抗菌作用など

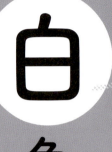

イソフラボン

大豆をはじめとした、ひよこ豆など、豆類に多く含まれるポリフェノールの一種です。女性ホルモンと似た作用があるので、乳がんの予防や更年期障害の緩和にも有効とされ、女性の心強い味方です。また、骨粗しょう症の予防にも効果的。

β-グルカン

グルカンはブドウ糖を含む多糖類の総称で、きのこ類に多く含まれるβ-グルカンはその代表。強い抗がん作用を持ち、きのこを利用した抗がん剤も研究が進められているほど。免疫力を高め、免疫システムを正常に働かせる効果があるので、がんだけでなくアレルギーや生活習慣病の予防などにも期待されています。

免疫を高め、病を撃退！

白い野菜や果物には、抗がん作用のある成分が多く含まれるのが特徴。他にも免疫力アップや殺菌作用など、力強い身体を作るのには欠かせない成分が含有されています。イソフラボンは乳がんを予防し、きのこ類に豊富なβ-グルカンや、にんにくやねぎ類に含まれるアリシンは、免疫力アップと抗がんに効果的です。

アリシン

にんにくやねぎ類に特有の刺激成分が、硫化アリルのアリシン。にんにくの強い刺激臭のもとは、この成分です。がん予防の働きをもち、強い殺菌作用もあります。さらに、免疫力を強化して、ウイルスや細菌から体を保護します。ビタミンB1と一緒に摂れば、アリチアミンという物質になり、体内に長く留まり疲労回復を助けます。力強さが頼もしい成分です。

アルファルファ

白の野菜

基礎代謝を高めるオクタコサノールが含まれ体力増強の強い味方

旬の時期：**周年**

保存方法

日持ちしない野菜
すぐに食べない場合は、ポリ袋に入れ、空気を十分に抜いてから封をし、冷蔵庫の野菜室で保存しよう。日持ちはしないので、早めに食べきること。購入したらすぐ食べるのが原則。

調理と食べ合わせのコツ

カロテノイドと一緒に摂取したい
アルファルファに含まれるビタミンEは、ビタミンCやβ-カロテンなどのカロテノイドを一緒に摂ると、相乗作用で抗酸化性が高まる。にんじんなどとサラダで食べよう。

色とファイトケミカルのパワー

オクタコサノール
- 疲労回復
- 体力増強
- 抗ストレス作用

渡り鳥のスタミナ源として知られ、筋肉機能を助ける。疲労回復や、身体機能のバランスを整えるのに最適。

主な栄養成分

ビタミンB₆	0.1mg (1.2mg)
ビタミンE	1.9mg (6.0mg)
ビタミンK	47μg (150μg)
葉酸	56μg (240μg)
食物繊維	1.4g (18g)
糖質	0.6g

食べかたのヒント

サラダで食べよう
オレンジ、グレープフルーツなどの果物とも好相性。含まれるビタミンEは脂溶性なのでドレッシングと合わせると、吸収効率が高くなる。

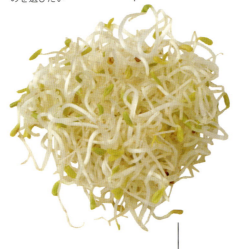

根に透明感があり、茎が白く、しゃきっとした張りのあるものを選びたい

しなびやすいので、買ったその日のうちに食べるのが理想的

中央アジアで牧草として利用されてきた植物「アルファルファ」の種子を発芽させ、栽培したものです。新芽野菜のスプラウト類のなかではもっとも小さく、芽も細めで柔らかく、生のままサラダなどに用います。

緑の葉の部分がほとんど無いため、ファイトケミカルであるオクタコサノールを含みます。β-カロテンは少なめですが、ファイトケミカルの一種で、身体機能を整える働きがあるとされ、体力の増強や疲労回復、心臓機能の強化に効果的。アルコールの一種で、身体機能の強化に効果的。疲れたとき摂ってほしい野菜です。

また、ビタミンEも含まれ、過酸化脂質の生成を抑え、老化の抑制やがんの予防、コレステロールを抑えるといった作用も期待できます。ビタミンAやビタミンCを含む食材と組み合わせると、その効力をより高めることが可能です。

うど【独活】

旬の時期：春

色と香りの成分が体と自律神経を整える

保存方法

陽に当てないで保存することが大事

光に当てると固くなる性質があるので、新聞紙などで包んで冷暗所で保存しよう。長期保存したい場合は、使うサイズに切って下ゆでしてから冷凍しよう。塩漬けにして保存しても問題無い。

調理と食べ合わせのコツ

使う前に酢水にさらして変色を予防

皮のまわりに強いアクがあるため、皮は厚めにむくのがポイント。切った直後に酢水（酢を少量たらした水）にさらせば、切り口が茶色く変色するのを防ぐことができる。

主な栄養成分

葉酸	19μg (240μg)
カリウム	220mg (2000mg)
カルシウム	7mg (650mg)
リン	25mg (800mg)
食物繊維	1.4g (18g)
糖質	2.9g

食べかたのヒント

水でさらすと (100g中)

葉酸	19μg
カリウム	200mg
カルシウム	6mg
リン	23mg
食物繊維	1.6g
糖質	1.8g

色とファイトケミカルのパワー

フラボノイド

- 抗酸化作用
- 抗がん作用
- 老化防止

色素成分。抗酸化作用でがんや老化を予防。香り成分は自律神経を整えるテルペン。アクの成分はポリフェノール。

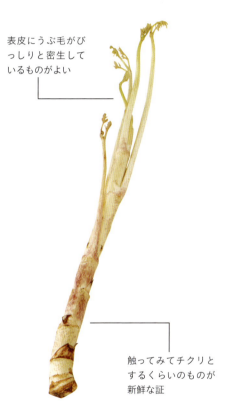

表皮にうぶ毛がびっしりと密生しているものがよい

触ってみてチクリとするくらいのものが新鮮な証

本来は日本全国に自生する野草ですが、現在はほとんどが光を当てずに軟化栽培したもの。若い茎や穂先の部分を食用にするもので、独特の香りと歯ざわりのよさが魅力です。

カリウムを除けば栄養素は全体的に低めですが、ファイトケミカルであるフラボノイドが含まれます。フラボノイドの抗酸化作用はがんや老化予防の効果が知られています。また、発がん物質の活性を阻害する作用ももつとされており、細胞の突然変異を防ぐ働きや、抗菌・抗ウイルスの効果も期待できます。

香りは、テルペンの有効成分。テルペンには自律神経を調整する機能があると言われ、精神の安定に寄与するほか、漢方では発汗、鎮痛、利尿、消炎などの作用もあるとされています。

エシャロット

白の野菜

旬の時期：夏

アリシンの効用で毎日の疲れをリフレッシュ

保存方法

しょうゆや甘酢に漬けて
らっきょうのように、みそやしょうゆ、甘酢に漬けて保存する「即席漬け」もおすすめ。そのまま保存するなら、ポリ袋に入れ、冷蔵庫の野菜室に入れておこう。

調理と食べ合わせのコツ

ビタミンB_1と併せて効果をアップ
硫化アリルのアリシンは、ビタミンB_1を含む食材と合わせることで、その効果をより高める働きをもっている。豚肉のソテーの風味づけや、うなぎの蒲焼きの箸休めに。

主な栄養成分

ビタミンB_6	0.11mg (1.2mg)
ビタミンK	6μg (150μg)
カリウム	290mg (2000mg)
マンガン	0.37mg (3.5mg)
食物繊維	11.4g (18g)
糖質	6.4g

食べかたのヒント

生で食べよう
洗ってそのまま、または刻んで。生のまま、みそをつける食べ方でも。ビタミンB_1を含む焼きのりを添えるのもよい。

色とファイトケミカルのパワー

アリシン（硫化アリル）
- ●風邪予防
- ●疲労回復
- ●免疫力アップ

辛味と臭い成分で、免疫力アップに加えて抗酸化作用ももつとされる。がん予防や疲労回復、風邪予防に効果的。

- ベルギーエシャロット
- エシャロット（根らっきょう）
- ラップに包んで冷蔵庫で保存するが、日持ちがしないため、早めに使いきることが大切
- 鱗茎の部分が白く、よくしまって艶があるものを選ぶ

らっきょうによく似た鱗茎（地中にある茎）と、緑色の茎葉（地上の茎に付く葉）からなり、独特のピリッとした辛味と刺激的な匂いが特徴です。日本で出回るエシャロットは、軟白栽培された「根らっきょう」。商品名を「エシャレット」と言います。

辛味と匂いは、イオウ化合物の硫化アリル（アリシンを含む）によるもの。ねぎ類やにんにくなどに共通して含まれ、強い殺菌作用と抗酸化力をもちます。がんや生活習慣病を予防するほか、疲労回復効果も高く、ストレスの解消作用にも一役買ってくれそうです。

ほかにも栄養成分として注目したいのは、食物繊維の多さ。野菜には珍しい水溶性食物繊維の割合が高く、コレステロールや血圧、血糖値の上昇を抑えるうえで有効に働きます。

えのきたけ【榎茸】

β-グルカンで免疫力アップ、ビタミン群で疲労も回復！

旬の時期：**秋**

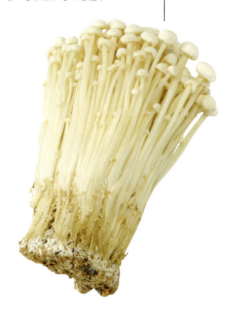

白くて張りがあり、かさが開ききっていないもの、べとつきが無いものを選ぶ

保存方法

袋に入れたまま冷蔵庫で保存しよう

袋に入れたままの状態で冷蔵庫で保存するが、根元を切ると鮮度が急に落ちるので、全部使わないときは小分けにちぎり、根を取らない状態で保存。使うサイズに切っておき、冷凍保存も可能。

調理と食べ合わせのコツ

幅広い料理で活用できる

クセの無い味わいと歯ごたえが楽しめ、おひたしや汁の実、鍋物、バター炒めなど、幅広く利用することができる。食物繊維が多く、便秘がちな人におすすめ。

主な栄養成分

ビタミンB_1	0.24mg (1.1mg)
ビタミンB_2	0.17mg (1.2mg)
ナイアシン	6.8mg (12mg)
パントテン酸	1.4mg (5mg)
カリウム	340mg (2000mg)
糖質	3.7g

食べかたのヒント

ゆでると(100g中)

ビタミンB_1	0.19mg
ビタミンB_2	0.13mg
ナイアシン	3.7mg
パントテン酸	0.96mg
カリウム	270mg
糖質	3.3g

色とファイトケミカルのパワー

β-グルカン

- 免疫力アップ
- 抗がん作用
- 生活習慣病予防

免疫力の向上などに効果的とされる。風邪や生活習慣病の予防、抗がん作用などに期待できる。

えのき、くわ、しいなどの広葉樹（こうようじゅ）の枯れ木に自生するきのこですが、流通する白い「えのきたけ」は暗室で栽培されたもの。野生種と交配させ、日光にあてて色をつけたものが「味えのき」の名前で売られています。

ファイトケミカルとして主に含まれるのはβ（ベータ）-グルカン。免疫力向上の成分として有名で、がんや風邪予防などに効果的です。そのほか、免疫力を高めることで感染症の予防にもなると言われ、日常的に摂取したいきのこです。

また、ほかにもビタミンB群を多く含みます。ビタミンB_1は炭水化物の代謝をよくし、疲労物質を取り除いたり、脳を活性化させます。ビタミンB_2はたんぱく質、脂質（しつ）、炭水化物の代謝に不可欠な栄養素で、過酸化（かさんか）脂質の分解を促して細胞の老化を防ぎます。

白の野菜

エリンギ

旬の時期：夏

風邪やがん予防に働く！低カロリーでダイエットにも

保存方法

温度と光に注意して保存する

高温と光に弱いので、保存はラップに包んで冷蔵庫へ。日もちしないため、なるべく早く食べきるようにする。ポリ袋などに入れて冷蔵庫の野菜室で保存するのが基本。

調理と食べ合わせのコツ

歯ごたえを損なわず多様な料理に使える

香り、味ともにクセが無く、火を通してもしんなりしないので、さまざまな加熱調理に向く。また、歯ごたえもしっかりと残り、多くの食材との組み合わせが可能だ。

主な栄養成分

ビタミンB1	0.11mg (1.1mg)
ビタミンB2	0.22mg (1.2mg)
ビタミンD	1.2µg (5.5µg)
カリウム	340mg (2000mg)
食物繊維	3.4g (18g)
糖質	2.6g

食べかたのヒント

焼いて食べよう

にんにくの風味をきかせたオリーブ油でソテーし、パセリをふる、レモンを絞るなどの食べ方は、味もよくなり、ビタミンCをしっかりと補える。

色とファイトケミカルのパワー

β-グルカン

- 免疫力アップ
- 抗がん作用
- 生活習慣病予防

含まれるビタミンB群と併せ免疫力を向上させる働きをもつとされており、体力回復やがん予防に効果的。

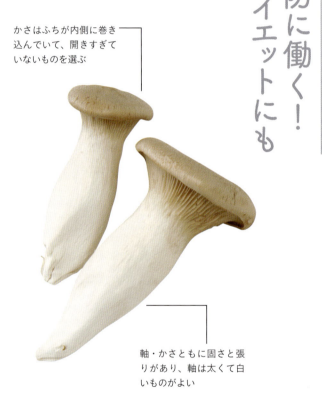

かさはふちが内側に巻き込んでいて、開きすぎていないものを選ぶ

軸・かさともに固さと張りがあり、軸は太くて白いものがよい

きのこの中では比較的新顔で、「白あわびたけ」とも呼ばれます。あわびに似たシコシコした歯ざわりで、風味は、ほかのきのこに比べると、やや淡白です。

数あるきのこのなかでも栄養価値は高いほうで、ファイトケミカルとしてはβ-グルカンが含まれています。免疫力を高める効果があると言われており、風邪やがんの予防効果が期待できます。

また、しいたけやしめじを上回る食物繊維量で腸内環境を整えるのに役立ってくれます。

きのこ類の例外にもれず、低カロリーで、炭水化物、脂質、たんぱく質の代謝に有効なパントテン酸やナイアシンもたっぷり。加熱してもかさが減らず、しっかりした食べごたえを得られるため、特にダイエット時の食事を作る際にも重宝するきのこと言えます。

かいわれだいこん【貝割れ大根】

抗酸化パワーの強い成分やビタミン群がたくさん

旬の時期：夏

最近注目されている「スプラウト（野菜の新芽）」のなかでも、もっとも広く普及している野菜です。ピリッとしたさわやかな辛味があり、緑と白の美しいコントラストが涼やか。

かいわれだいこんのビタミン群も驚くばかりの充実ぶり。β-カロテンやビタミンCが多く含まれ、抗酸化作用が強いとされるビタミンEも含んでいます。ビタミンC、E、β-カロテンとのトリオでその効力がさらに強くなるので、がんの抑制や抗ストレス、肌のトラブル改善まで、幅広い効果が期待できます。

また、ツンとした辛味の成分であるシニグリンにも抗酸化作用があり、がん細胞の活動を抑制する働きにも期待も。一度に多く食べる野菜ではありませんが、栄養成分は充実しています。

色とファイトケミカルのパワー

β-カロテン
- ●抗酸化作用
- ●抗がん作用
- ●老化防止

抗酸化作用をもつβ-カロテンやビタミン類がズラリとそろう。辛味成分のシニグリンにも抗酸化作用が。

保存方法

根元に水を含ませてから保存

根元のスポンジが乾いているなら、水を含ませてからパックに戻し、ポリ袋などに入れて保存を。長く置くと辛味が抜けるので早く食べきりたい。水を入れすぎると根腐れを起こすので注意しよう。

調理と食べ合わせのコツ

スープにして溶けたビタミンも摂取

加熱調理なら甘味が加わるうえ、量がたっぷり食べられる。水溶性のビタミンを多く含むため、スープや汁物にし、溶け出したビタミンも一緒に摂りこみたい。

主な栄養成分

ビタミンA	160µg	(700µg)
ビタミンB₂	0.13mg	(1.2mg)
ビタミンC	47mg	(100mg)
ビタミンE	2.1mg	(6.0mg)
ビタミンK	200µg	(150µg)
糖質	1.4g	

食べかたのヒント

生で食べよう

ピリッとした辛味と軽快な歯ざわりを楽しむなら、ほかの野菜などと組み合わせ、サラダや和え物でたっぷり摂りたい。

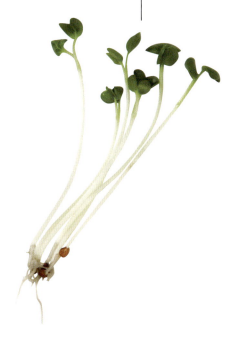

茎が真っ白でみずみずしく、葉は緑色が濃いものを選びたい

白の野菜

かぶ【蕪】

旬の時期：冬

栄養価値の高い葉や茎も捨てずに食べ尽くしたい

根の白い部分にも緑の葉にも、それぞれの栄養効果があり、特に甘味を増す冬にはたっぷり食べたい野菜です。

辛味の正体は、アリルイソチオシアネート。刺激的な香りで唾液の分泌を促すことで食欲増進、消化促進の効果があるとされ、血栓予防にも期待できます。

一方、葉のほうには、こまつなに近い量のβ-カロテンが含まれています。アリルイソチオシアネートと同様に強い抗酸化作用をもっており、がんや老化を予防するのに有効な成分なので、残さずしっかり食べましょう。

根の部分はでんぷん分解酵素のアミラーゼも含みます。アミラーゼはでんぷんの消化を助け、胃もたれや胸やけを防ぎますが、加熱に弱いところが難点。多量に摂取するなら生で食べましょう。

色とファイトケミカルのパワー

アリルイソチオシアネート

- ●抗菌作用
- ●消化促進
- ●血栓予防

辛味成分で、食欲増進のほか、強い殺菌力により食中毒予防、解毒作用などに期待できる。血栓予防にも効果的。

保存方法

まずは根と葉を切り分けておく

買ってきたらすぐに根と葉を切り分けておこう。根はポリ袋に入れ、葉は水で湿らせたキッチンペーパーで包んでから保存する。

調理と食べ合わせのコツ

生で食べてジアスターゼの効能を生かす

根は、生食するとアミラーゼを生かせる。また、アミラーゼの効用はでんぷんの分解酵素を含むご飯との組み合わせがよい。

主な栄養成分

ビタミンC	19mg (100mg)
パントテン酸	0.25mg (5mg)
葉酸	48μg (240μg)
カリウム	280mg (2000mg)
食物繊維	15g (18g)
糖質	3.1g

※皮つきの根の数値

食べかたのヒント

ゆでると(100g中)

ビタミンC	16mg
パントテン酸	0.22mg
葉酸	49μg
カリウム	310mg
食物繊維	1.8g
糖質	2.9g

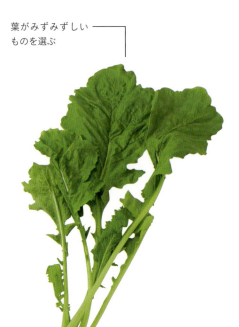

葉がみずみずしいものを選ぶ

根の部分の皮がなめらかで、表面に艶と張りがあるもの

カリフラワー

旬の時期：冬

ビタミンCに加えて辛味成分の アリルイソチオシアネートで血栓予防

カリフラワーは、地中海東部の地域で野生のキャベツの改良種として生まれたアブラナ科の野菜です。

ファイトケミカルとしては、含硫化合物のアリルイソチオシアネートを含んでいます。辛味が胃を刺激して、食欲増進に役立つほか、血栓予防への効果も期待できます。また、発がん性物質を抑える働きがあるとされており、がん予防に作用する野菜としても注目されています。

栄養素で注目したいのは、キャベツの2倍の含有量をもつとされている、ビタミンC。ビタミンCは風邪のウイルスの働きを抑えるので、冬の風邪対策にもうれしい野菜。コラーゲンの合成を促進し、メラニン色素の沈着を防いでくれ、美肌対策に有効です。

保存方法

固めにゆでてから冷凍保存しよう

ポリ袋に入れて冷蔵庫で保存するが、傷むのが早いので、固めにゆでて冷凍保存してもよい。解凍後も歯ざわりを残すには、しっかりと水気を切ってから冷凍しよう。

調理と食べ合わせのコツ

甘味成分は水に溶けやすい

甘味成分は、花蕾（中心の白い部分）より、茎の部分に多く含まれる。ただし、水溶性なので、加熱や下ゆでは水分を閉じ込めやすい電子レンジや蒸し器がおすすめる。

主な栄養成分

ビタミンB₂	0.11mg (1.2mg)
ビタミンC	81mg (100mg)
ビタミンK	17μg (150μg)
パントテン酸	1.3mg (5mg)
カリウム	410mg (2000mg)
糖質	2.3g

食べかたのヒント

ゆでると(100g中)

ビタミンB₂	0.05mg
ビタミンC	53mg
ビタミンK	31μg
パントテン酸	0.84mg
カリウム	220mg
糖質	1.9g

色とファイトケミカルのパワー

アリルイソチオシアネート

- 抗菌作用
- 消化促進
- 血栓予防

香りが唾液の分泌を促すため食欲増進に効果的。殺菌作用で食中毒予防に。また、がん予防にもよい。

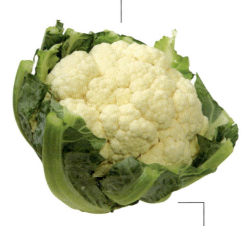

シミの無い真っ白なもの

つぼみのきめが細かく、固くしまっていてる

白の野菜

かんぴょう【干瓢】

旬の時期：**周年**

豊富な食物繊維が便秘改善に役立つ

保存方法

時々干して乾燥させるとよい

冷暗所での保存が基本だが、湿気を含みやすいという特徴があるため、時々日に干して乾燥させると日持ちがよくなる。市販されているものは、カビを防ぐために燻製（くんせい）されているのが一般的。

色とファイトケミカルのパワー

不溶性食物繊維

- 腸内環境の改善
- 便秘解消
- 大腸がん予防

腸の活動を促進し、大腸がんの予防効果が期待できる。また不溶性食物繊維（ふようせい）は便秘予防や解消にもよい。

調理と食べ合わせのコツ

みそ汁の具材にもおすすめ

長く保存してあったかんぴょうを戻すときは、水で洗ってから塩少々をかけてもみ、水洗いした後にお湯でゆでる。みそ汁の具にしたり、緑黄色（りょくおうしょく）野菜とごま和（あ）えにしても。

主な栄養成分

ナイアシン	2.7mg (12mg)
葉酸	99μg (240μg)
カリウム	1800mg (2000mg)
カルシウム	250mg (650mg)
食物繊維	30.1g (18g)
糖質	38.0g

食べかたのヒント

ゆでると(100g中)

ナイアシン	0.3mg
葉酸	7μg
カリウム	100mg
カルシウム	34mg
食物繊維	5.3g
糖質	1.9g

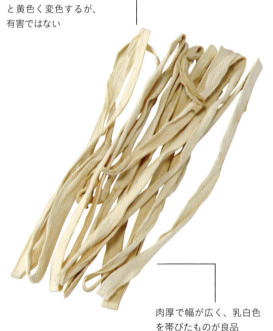

保存期間が長くなると黄色く変色するが、有害ではない

肉厚で幅が広く、乳白色を帯びたものが良品

かんぴょうの原料は、ウリ科のゆうがおの果実で、果肉を厚さ3mm、幅4cm程度のひも状にむいたものを、2日間ほど天日（てんぴ）に干してつくります。果実を生で食べることはほとんどなく、かんぴょうの加工用として、栃木県や茨城県を中心に栽培されています。

また、食物繊維を多く含むことも特徴のひとつで、特に不溶性食物繊維が豊富です。溶けずに腸まで届くことで便秘予防になるほか、腸内の有害物質を体外へ排出させる働きも期待されています。

「干物（かんぶつ）」にした食物は、栄養素が濃縮される特徴があり、かんぴょうの場合はカリウムやカルシウムが多くなります。カリウムにはナトリウムの排泄（はいせつ）を促進する効能があり、塩分過多になるのを防ぐことで血圧の安定に繋がります。

切干しだいこん 【切干し大根】

腸内環境を整える食物繊維の重要な供給源に

旬の時期：周年

色とファイトケミカルのパワー

不溶性食物繊維

- ●腸内環境の改善
- ●便秘解消
- ●大腸がん予防

腸を健全に保つ不溶性食物繊維も豊富。だいこんよりもカリウムやカルシウムの量が凝縮され格段に多く含む。

保存方法

さっと使えるように常備しておくと便利

変色した場合、水洗いで再び色は白くなるが、あらかじめ防ぐなら冷蔵庫での保存がおすすめ。未開封なら1年近く日持ちする。かさが少なく、場所も取らないので、常備しておくと便利。

調理と食べ合わせのコツ

卵焼きの中に入れるのもアリ

生のだいこんには無い風味をもち、食物繊維の供給源ともなる優れた食品。みそ汁の具にしたり、ねぎと一緒に卵焼きの具材にも。調理前は水に20〜30分間浸けて戻す。

主な栄養成分

ビタミンB$_1$ …… 0.35mg (1.1mg)
ビタミンB$_2$ …… 0.2mg (1.2mg)
カリウム …… 3500mg (2000mg)
カルシウム …… 500mg (650mg)
食物繊維 …… 21.3g (18g)
糖質 …… 48.4g

食べかたのヒント

きんぴらや五目煮に

きんぴらにするならだいこんの葉も一緒にするとよい。また、れんこんや油揚げ、にんじん、こんにゃくなどと五目煮にしてもおいしい。

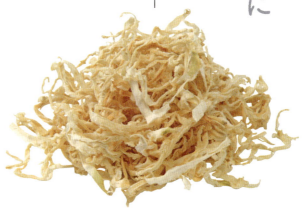

秋から冬にかけて天日干しにするため、春頃になると色が黄色く変色してしまうことがある

日本古来の保存食で、千切りのだいこんを天日で干し、乾燥させたもの。生のだいこんの水分がとんだ分だけ、ぎゅっと濃縮された旨味や甘味が味わえ、カリウムやカルシウム、鉄などの栄養素が飛躍的に多くなります。しかし、実際に食べられる量はあまり多くありません。

食物繊維も豊富です。腸を掃除して健全に保つ働きがあるとされており、便秘解消や、大腸がん予防にも期待できます。また、カリウムは、過剰なナトリウムの一部を排出する働きがあり、高血圧の予防に効果が。コレステロール値を抑制し、生活習慣病を防ぎます。

ビタミンB$_1$・B$_2$・B$_6$、ナイアシンなどのビタミンB群も豊富で、脂質や炭水化物、たんぱく質の代謝を促進し、疲れにくい体質づくりにも、役立ってくれそうです。

白の野菜

さといも【里芋】

ぬめり成分にはさまざまな胃腸を整える効果が

旬の時期：秋

保存方法

寒さに弱いため常温保存がベター

乾燥と寒さに弱いので、新聞紙に包んで常温で保存するとよい。冷蔵庫に入れると低温障害で傷むことがあるので要注意。また、洗うとカビやすくなるため、使う直前に洗うように。

色とファイトケミカルのパワー

ムチン
- 胃粘膜の保護
- 疲労回復
- 免疫力アップ

さといものぬめりはムチンやガラクタンという成分によるもの。ムチンには胃腸の働きを高める作用がある。

調理と食べ合わせのコツ

余分なぬめりをとる下準備が必要

ぬめりが多いため、塩で軽くもみ、水から煮てぬめりをとるなどの準備が必要。食物繊維を多く含むごぼうやこんにゃくを合わせると、高血圧などの予防効果がアップ。

主な栄養成分

ビタミンB6	0.15mg (1.2mg)
ビタミンE	0.6mg (6.0mg)
葉酸	30μg (240μg)
カリウム	640mg (2000mg)
食物繊維	2.3g (18g)
糖質	10.8g

食べかたのヒント

水煮にすると (100g中)

ビタミンB6	0.14mg
ビタミンE	0.5mg
葉酸	28μg
カリウム	560mg
食物繊維	2.4g
糖質	11.0g

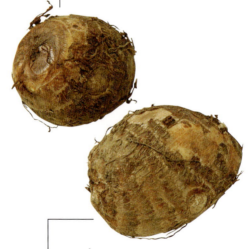

表面が乾いているものよりも、泥付きで湿っているものがベター

押してみたときに実が固く、ふかふかしていないものを選ぶ

水分が多く、いも類のなかでは低カロリーです。一方、たんぱく質やカリウムなどの栄養素、食物繊維を豊富に含みます。

独特のぬるっとしたぬめりは、たんぱく質と炭水化物が結合して生まれるムチンやガラクタンという成分によるものです。ムチンには胃粘膜を保護して胃腸の機能を高める作用があります。ガラクタンは血中のコレステロールの上昇を抑えたり、がんのリスクを減らし、脳細胞を活性化する働きがあるとされます。また、マンナンには整腸作用があります。ビタミンEは抗酸化作用があり、老化の抑制や血行改善に効果があります。いも類のなかでも特に豊富なカリウムは、余分なナトリウムの排出を促す作用により、高血圧の改善に役立ちます。

しょうが【生姜】

血行をよくして体を温める その名も"ショウガオール"

旬の時期：夏

色とファイトケミカルのパワー

ジンゲロール（ショウガオール）

- ●抗菌作用
- ●食欲増進
- ●発汗作用

辛味成分で、消臭作用があるほか抗菌・殺菌作用も認められている。ほかにも、発汗作用、食欲増進効果も。

保存方法

乾燥すると繊維が多くなる

風通しのよい室温ならかなり日もちするが、乾燥すると繊維が多くなるので、湿らせたキッチンペーパーに包んで保存しよう。すりおろしたものを冷凍で保存しておくと、薬味に使う際に重宝する。

調理と食べ合わせのコツ

辛味や香りの成分は細かく刻み薬効アップ

辛味、香り成分は刻んだりおろしたりすると薬効アップ。胃潰瘍の予防に有効とされるキャベツや、ビタミンCを含むブロッコリーと合わせれば、体力アップに。

主な栄養成分

ビタミンB6	0.13mg (1.2mg)
ビタミンE	0.1mg (6.0mg)
カリウム	270mg (2000mg)
マンガン	5.01mg (3.5mg)
食物繊維	2.1g (18g)
糖質	4.5g

食べかたのヒント

酢漬けにすると（100g中）

ビタミンB6	0mg
ビタミンE	0.1mg
カリウム	21mg
マンガン	0.78mg
食物繊維	2.4g
糖質	1.6g

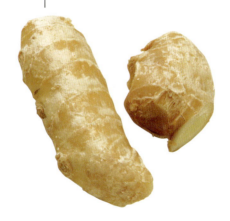

実が固くしまっていて、表面が乾きすぎていないものがよい

薬効豊かな香辛野菜の代表選手ですが、その作用は主に辛味や香り成分によるもの。辛味の主成分はジンゲロールで、熱を加えることによってショウガオールに変化します。生でも、加熱した後でも体を温めて発汗を促す働きがあり、風邪や冷え症に効果的です。近年ではショウガオールの抗菌作用、抗酸化作用ががん予防に有効とされ、抗がん食品としての注目度が高まっています。

香り成分のジンギベレンやシトロネラールには、胃腸の機能を高める作用があり、漢方では下痢止めや解毒剤としても使われます。胃液の分泌を促すため、食欲もアップ。たんぱく質分解酵素も含まれるので、生ですりおろして、あるいは炒め物の香り付けにと、料理に合わせてさまざまに使いこなせる柔軟さも大きな魅力です。

白の野菜

しろうり【白瓜】

パリパリと歯ごたえのよい食感が便秘を改善

旬の時期：夏

保存方法

ラップで包んで冷蔵庫へ

乾燥させないようにラップで包んで冷蔵庫で保存するが、鮮度が落ちるのは早い。新鮮なうちに使い切るようにしよう。半分に切ったものも同様にラップに包んで保存するが、種は取り除く。

調理と食べ合わせのコツ

淡白な味なので塩漬けやぬか漬けに

塩漬けやぬか漬けなど、漬物にして味わうほか、椀種やくず煮などの和風料理に仕立てても、さっぱりおいしく食べられる。しょうがなどと組み合わせれば冷え対策にも。

主な栄養成分

ビタミンK	29μg	(150μg)
葉酸	39μg	(240μg)
カリウム	220mg	(2000mg)
食物繊維	1.2g	(18g)
糖質	2.1g	

食べかたのヒント

塩漬けにすると (100g中)

ビタミンK	44μg
葉酸	43μg
カリウム	220mg
食物繊維	2.2mg
糖質	1.5g

色とファイトケミカルのパワー

食物繊維

- 整腸作用
- 抗がん作用
- 生活習慣病予防

整腸作用をもつ。また、コレステロールや有害物の排出を促すことで、生活習慣病やがんの予防にも効果的。

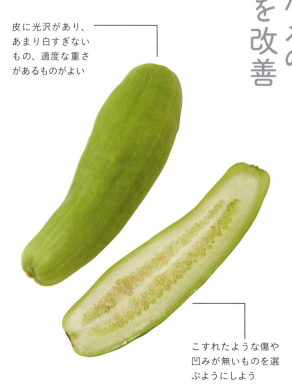

- 皮に光沢があり、あまり白すぎないもの、適度な重さがあるものがよい
- こすれたような傷や凹みが無いものを選ぶようにしよう

メロンやまくわうりなどと同じ仲間です。メロンと違って糖分をほとんど含まないので、主に野菜として使用します。豊富に含む食物繊維には、腸内環境を整える働きのほか、コレステロールや有害物の排出を促進する作用も。動脈硬化や糖尿病、がんなどの予防によいとされています。

また、カリウムも多く、体内から過剰なナトリウムの一部を排出してバランスを整える働きから、血圧の上昇を抑える効果や利尿作用が期待されます。ただし、塩分の多い漬物では、ナトリウムの摂取が通常より増えてしまいがちなので注意しましょう。血液の凝固やカルシウムの吸収に働くビタミンK、食物繊維なども含みます。独特のパリパリとした歯ざわりを楽しんで、食欲を高めるための野菜として、使ってみましょう。

すぐきな【酸茎菜】

旬の時期：冬

葉にはβ-カロテンたっぷり 抗酸化作用でがんを予防

色とファイトケミカルのパワー

β-カロテン
- 抗がん作用
- 心臓病予防
- 老化防止

青い葉は抗酸化作用をもち、がんや生活習慣病などを予防する。体内の細胞を若々しく保つ効果も期待できる。

保存方法

長期保存するなら塩漬けに

生のすぐきなはポリ袋に包んだ状態で冷蔵庫に入れ保存しよう。長期保存するならすぐき漬けなどにするのがおすすめ。この場合も冷蔵庫で保存し、賞味期限を確認しておいしく食べきりたい。

調理と食べ合わせのコツ

淡白な味なので塩漬けやぬか漬けに

すぐき漬けは切ってそのまま食べるほか、細かく刻んで炒飯にしたり、卵焼きなどに混ぜたりと、さまざまな楽しみ方ができる。ただし、塩分を摂り過ぎないよう注意しよう。

主な栄養成分

ビタミンB₂ ……葉0.13・根0.03mg (1.2mg)
ビタミンC ……葉73・根13mg (100mg)
ビタミンK ……葉280・根0μg (150μg)
カリウム ……葉680・根310mg (2000mg)
糖質 ……葉1.4・根3.0g

食べかたのヒント

すぐき漬け (100g中)
ビタミンB₂ ……………… 0.11mg
ビタミンC ……………… 35mg
ビタミンK ……………… 270μg
カリウム ……………… 390mg
糖質 ……………… 0.9g

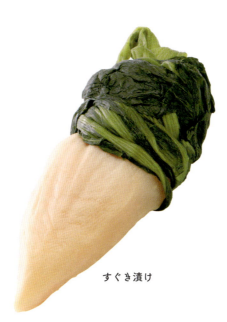

すぐき漬け

　すぐきなは「加茂菜（かもな）」とも呼ばれるかぶの一種で、京都の伝統野菜のひとつ。葉は肉厚でしっかりとしており、根は短い円すい形で、葉も根も食用にしますが、ほとんどがすぐき漬けとして食べられています。すぐきなの葉の部分はβ-カロテンが多く含まれる緑黄色野菜。β-カロテンは強い抗酸化作用をもち、がんや生活習慣病を予防するのに役立ちます。また細胞の健康を保つ働きもあり、髪や肌を若々しく維持する老化予防にも効果的です。

　ビタミンKはたんぱく質のはたらきを補い、出血予防にも役立ちます。葉酸は赤血球の生成を助けるほか、細胞をつくるときに必要な核酸を合成。ビタミンB₂はたんぱく質の合成にかかわり皮膚を正常に保つなどの働きがあるビタミンです。

だいこん【大根】

白の野菜

旬の時期：冬

特有のピリリとした辛味は抗酸化作用に富み、付け合わせに最適

保存方法

葉と根を切り離して保存しよう

葉付きのものは新聞紙に包んで冷暗所で保存。葉と根をカットしたものは冷蔵庫の野菜室で保存しよう。葉は、さっとゆでて水気をしぼれば、冷凍庫に入れて長期保存も可能。

調理と食べ合わせのコツ

根の部分はだいこんおろしで栄養確保

だいこんの根（実）は淡色野菜、葉の部分は緑黄色野菜。根の部分はアミラーゼの働きが強く、アミラーゼは加熱に弱いので、だいこんおろしで活用しよう。

色とファイトケミカルのパワー

アリルイソチオシアネート

- 抗菌作用
- 消化促進
- 血栓予防

唾液の分泌を促し、食欲増進・消化促進効果に期待できる。またがんの予防や、解毒作用を助ける働きも。

主な栄養成分

ビタミンC	12mg (100mg)
パントテン酸	0.12mg (5mg)
葉酸	34μg (240μg)
カリウム	230mg (2000mg)
食物繊維	1.4g (18g)
糖質	2.7g

※皮つきの根の数値

食べかたのヒント

ゆでると(100g中)

ビタミンC	9mg
パントテン酸	0.1mg
葉酸	38μg
カリウム	210mg
食物繊維	1.6g
糖質	2.9g

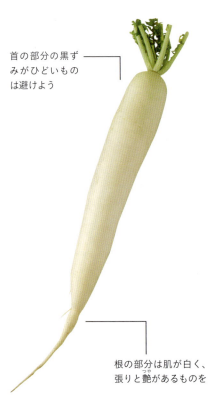

- 首の部分の黒ずみがひどいものは避けよう
- 根の部分は肌が白く、張りと艶があるものを

だいこんは、胃腸の働きを助ける多種類の酵素が豊富に詰まっており、「自然の消化剤」とも言われています。

辛味成分であるアリルイソチオシアネートもそのひとつ。特有のピリリとした辛味が唾液の分泌を促す作用があり、食欲増進・消化促進の効果があるとされています。アリルイソチオシアネートは、解毒作用を助けるのに役立つなど、多様な機能性を持ち合わせているのも魅力です。

消化機能でいえば、でんぷん分解酵素のアミラーゼの存在も重要。でんぷんの消化を促すことで、胸やけや胃もたれを予防する効果があります。根の先端のほうが酵素活性が強まるので、残さず食べきりましょう。大根おろしにして生で利用することで、効率よく摂取できます。

大豆

旬の時期：周年

更年期障害の緩和や美肌効果など女性にうれしい作用がいっぱい

保存方法

密閉するためジップ付きポリ袋に入れて

保存は、ジップ付きのポリ袋に入れ、空気を十分に抜いて密閉した状態で冷蔵庫へ。固めにゆでたものを冷凍保存することもできる。そのままの状態で長期保存すると味が落ちてしまうので要注意。

色とファイトケミカルのパワー

イソフラボン

- ●更年期障害の緩和
- ●美肌効果
- ●乳がん予防

ホルモンバランスを整え、美肌にも。ほかにも大豆レシチン、大豆サポニンを含み、女性にうれしい成分が豊富。

調理と食べ合わせのコツ

ひじきなどと合わせサポニンをおいしく摂取

大豆サポニンには血中脂質やコレステロールの酸化を抑える働きがあるが、過剰摂取は甲状腺に悪い影響を与える場合も。ひじきとの食べ合わせが好相性。

主な栄養成分

- たんぱく質 ……… 33.8g (50g)
- ビタミンB₁ ……… 0.71mg (1.1mg)
- ビタミンE ……… 2.3mg (6.0mg)
- カリウム ……… 1900mg (2000mg)
- 食物繊維 ……… 17.9g (18g)
- 糖質 ……… 11.6g

食べかたのヒント

ゆでると (100g中)

- たんぱく質 ……… 14.8g
- ビタミンB₁ ……… 0.17mg
- ビタミンE ……… 1.6mg
- カリウム ……… 530mg
- 食物繊維 ……… 6.6g
- 糖質 ……… 1.8g

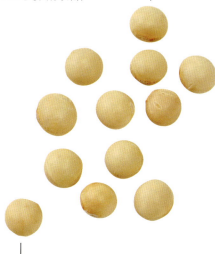

虫食いや斑点が無く、シワが少なくてかたちがよいことも大切な条件

粒のサイズが均一で、色艶のよい豆を選ぼう

多くのたんぱく質を主成分とする大豆は、「畑の肉」と言われるほど。体内で十分に生成されない必須アミノ酸が、バランスよく含まれています。

ファイトケミカルとしては、イソフラボン、大豆サポニンが含まれます。イソフラボンは、ホルモンバランスを整える成分として知られており、更年期障害の緩和や、美肌キープに有効とされています。乳がんの予防にも作用するため、女性にはうれしい成分です。大豆サポニンの抗酸化作用は、がんや生活習慣病、老化などを防止するため、やはり健康面のほか美容面でも摂りたい成分です。

そのほかの栄養素では、ビタミンB₁・B₂・Eなどのビタミン類、カリウム、カルシウム、鉄などのミネラル類に富み、食物繊維も豊富です。

白の野菜

チコリー【菊苦菜】

苦味成分チコリ酸が強力な抗酸化作用を発揮

旬の時期：冬

保存方法

しっかりラップで包んで冷蔵保存

乾燥と冷気に弱いので、なるべく買ったその日のうちに食べきること。保存が必要なときは、きっちりとラップに包み、冷蔵庫の野菜室で。

調理と食べ合わせのコツ

鉄が豊富な食材と合わせて貧血予防に

鉄が豊富なあさりやはまぐり、ほうれんそうなどと合わせて、優しい味わいのコンソメスープに仕立てると、貧血予防に。レモン汁を加え下ゆですると、黒ずみを防げる。

主な栄養成分

- ビタミンE ……… 0.2mg (6.0mg)
- ビタミンK ……… 8μg (150μg)
- カリウム ……… 170mg (2000mg)
- カルシウム ……… 24mg (650mg)
- 食物繊維 ……… 1.1g (18g)
- 糖質 ……… 2.8g

食べかたのヒント

魚介の付け合せに

イタリアではソテーしたホタテの付け合わせにオーブンなどで加熱したチコリーを使う。チコリーのほろ苦さは、脂っこい肉料理と相性が抜群。

色とファイトケミカルのパワー

チコリ酸

- ●抗酸化作用
- ●肝臓機能の向上
- ●消化促進

肝臓機能を向上に貢献するため疲労回復にも効果的とされる。また消化促進や抗酸化作用にも期待できる。

- 葉の巻きがしっかりとしていて、表面にみずみずしい艶があるものを選ぶ
- 緑色がかっているものは、鮮度の面でいまひとつ

フランス料理でおなじみで、「アンディーブ」の呼び名で知られています。はくさいの芯を小さくしたような形と色合いで、葉にはほろ苦さがあります。

ビタミンやミネラルは少なめですが、俗にチコリ酸と呼ばれる苦味成分に数々の効果があるとされます。チコリ酸はポリフェノールと酒石酸の結合したもので、ポリフェノール特有の強い抗酸化力により、活性酸素の働きを抑え、肝臓の機能を高める働きがあると言われます。チコリ酸は根の部分に特に多く含まれ、ドイツでは根を乾燥、焙煎、粉砕し、糖尿病の特効薬として「チコリコーヒー」の名で売られているほど。

また、チコリー特有の香気成分や苦味成分は、胃酸の分泌を促し、消化を助けて胃もたれや胸やけを防いでくれます。

ながいも【長芋】

ヌルヌルには消化を助ける成分がたっぷり

旬の時期：秋

独特のねばりをもつツヤツヤヤマノイモ科に属し、同じグループの「やまといも」と同様に、生食ができます。

でんぷん分解酵素のアミラーゼが含まれているので、ご飯との組み合わせは理にかなっています。

ムチンはぬめりの主成分のひとつで、胃の粘膜を保護する作用をもつとされており、消化促進、内臓機能の強化に一役買ってくれます。ながいもにはもうひとつの粘り成分デオスコランも含まれています。血糖値を下げる働きがあると言われており、あの独特のヌルヌルにはさまざまな効能が詰まっていることがわかります。

栄養素としてはカリウムを多く含みます。カリウムは体内の水分バランスを調整して利尿作用を高めたり、血圧のコントロールに役立ちます。

保存方法

とろろ状にして冷凍保存してもよい

乾燥を嫌うので、キッチンペーパーで包み、冷蔵庫か冷暗所で保存しよう。すりおろしてとろろ状にしたものを保存袋に入れ、パックして冷凍で保存しても重宝する。

調理と食べ合わせのコツ

加熱して食べてもおいしい

加熱するとほくほくした旨味が加わり、生とはまた違ったおいしさが味わえる。アミラーゼなどでんぷん分解酵素が含まれるので、白飯と合わせて。

主な栄養成分

ビタミンB₁ ……… 0.1mg (1.1mg)
パントテン酸 …… 0.61mg (5mg)
カリウム ………… 430mg (2000mg)
食物繊維 ………… 1g (18g)
糖質 ……………… 12.9g

食べかたのヒント

水煮にすると(100g中)

ビタミンB₁ ……… 0.08mgg
パントテン酸 …… 0.5mg
カリウム ………… 430mg
食物繊維 ………… 1.4g
糖質 ……………… 11.2g

色とファイトケミカルのパワー

ムチン

- 消化促進
- 胃粘膜の保護
- 内臓機能の強化

粘り気の主成分で、水溶性食物繊維。胃の粘膜を保護して、消化を促進する。また、生活習慣病の予防も。

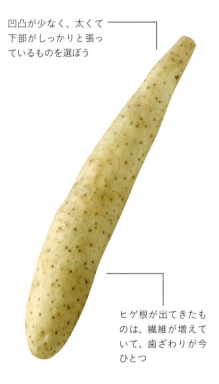

凹凸が少なく、太くて下部がしっかりと張っているものを選ぼう

ヒゲ根が出てきたものは、繊維が増えていて、歯ざわりが今ひとつ

にんにく【葫・大蒜】

白の野菜

アリシンの抗酸化作用による抗がん作用に期待

旬の時期：夏

保存方法

皮が付いたままばらして吊るす

網袋に入れて風通しのよい場所に吊るすか、皮が付いたまま粒をバラバラに離し、ラップで包んで冷蔵庫へ。新にんにくをしょうゆに漬け、密閉容器で保存すると、調味料に使えて便利だ。

色とファイトケミカルのパワー

アリシン（硫化アリル）

- ●抗酸化作用
- ●風邪予防
- ●疲労回復

香り成分。殺菌作用による風邪予防、また抗酸化作用によるがん予防などが知られる。加熱すると血栓予防にも。

調理と食べ合わせのコツ

切ったりすったりすれば薬効アップ

アリシンの効用は、切るなどして細胞が壊され、酵素の働きが活発になることで高まる。細かくした後は10分ほど放置してから食べると、効果も香りもより高まる。

主な栄養成分

ビタミンB₁	0.19mg (1.1mg)
ビタミンB₆	1.53mg (1.2mg)
カリウム	510mg (2000mg)
リン	160mg (800mg)
食物繊維	6.2g (18g)
糖質	21.3g

食べかたのヒント

炒めると（100g中）

ビタミンB₁	0.23mg
ビタミンB₆	1.80mg
カリウム	610mg
リン	200mg
食物繊維	6.8g
糖質	23.8g

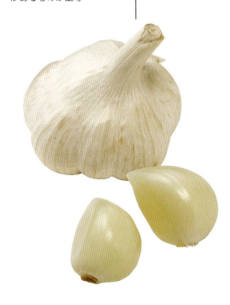

皮が白くしっかりと重なって、ふっくら丸みがあるものが上等

強い匂いで料理に欠かせない香辛料として、古くからスタミナ剤として、世界中で広く利用されています。

主な効果は、辛味成分のアリシンによるもの。にんにくは、もともとねぎ類に共通する硫化アリルをたっぷり含んでいますが、すったり切ったりすると、硫化アリルの一部であるアリインが酵素の働きでアリシンに変わります。これが抗酸化作用を発揮し、抗がん予防の効果を発揮するのです。このアリシンを加熱すると、血液をサラサラにして血栓を防いでくれるアジョエンに変わります。

また、アリシンは体内でビタミンB₁と結合すると吸収率を高め、エネルギー代謝をスムーズに行う役割を果たします。この作用こそが、にんにくが強壮剤として重用されるに至ったゆえんなのです。

はくさい【白菜】

旬の時期：冬

抗がん作用のほか血栓予防や代謝アップにも効果を発揮！

淡色野菜の仲間ですが、緑色の濃い部分は緑黄色野菜のように、β-カロテンやビタミンCを多く含んでいます。

がん予防成分のグルコシノレートが含まれており、噛んだり、すったりすると、アリルイソチオシアネートという辛味成分に変化します。この成分の一種スルフォラファンには発がん物質を抑制する働きがあり、がんの予防効果が注目されています。ほかにも食欲増進・消化促進、血栓予防、代謝を高めるなどさまざまな作用があるので、積極的に摂取しましょう。

また、ビタミンCは、風邪の予防やストレスの軽減、疲労回復などに効果を発揮。鍋物やスープなどで、汁ごとたっぷり食べられるはくさいは、水溶性のビタミンCやカリウムの損失を抑えられるのも強みです。

色とファイトケミカルのパワー

アリルイソチオシアネート
- 抗菌作用
- 消化促進
- 血栓予防

がん予防のほか、食欲増進、血栓を予防する働きも期待できる。代謝を高める効果も期待でき、消化促進にも。

保存方法

根元に切れ目を入れて鮮度長持ち

丸ごと保存するならキッチンペーパーで包み冷暗所へ。カットしてから保存する場合はラップで包んだ後にポリ袋に入れ、野菜室へ入れよう。

調理と食べ合わせのコツ

ビタミンCは外側の葉に多い

白菜のビタミンCは、部位によって含有量が違う。もっとも多いのが外の色の濃い葉なので、この部分は鍋物やスープなどで摂取したい。内側の葉は生食に向く。

主な栄養成分

ビタミンC	19mg (100mg)
ビタミンK	59μg (150μg)
葉酸	61μg (240μg)
カリウム	220mg (2000mg)
カルシウム	43mg (650mg)
糖質	1.9g

食べかたのヒント

ゆでると (100g中)

ビタミンC	10mg
ビタミンK	87μg
葉酸	42μg
カリウム	160mg
カルシウム	43mg
糖質	1.5g

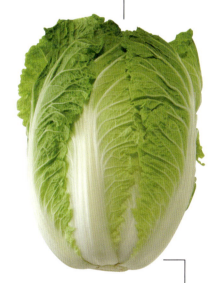

葉がすき間なくしっかりと巻いていて、適度な弾力があるものを

半分にカットされている場合は、切り口の白さが鮮度の目安になる

発芽玄米

白の野菜

旬の時期：周年

玄米と異なる栄養成分が含まれ精神状態の安定にも効く

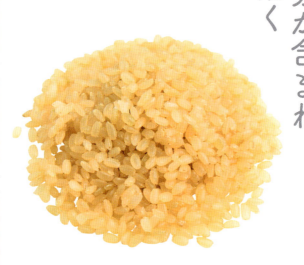

保存方法

密閉容器に入れて冷暗所に置いておく

湿気や匂い移りなどを防ぐため、密閉して冷暗所で保存。少量なら密閉して冷蔵庫で保存するとよい。炊いた後に余ったなら、白米と同様にラップで包んで冷凍庫に入れておくとよい。

色とファイトケミカルのパワー

γ-アミノ酪酸

- 抗ストレス作用
- 内臓機能の強化
- 高血圧予防

抑制系の神経伝達物質として機能する。ストレスの緩和や腎臓、肝臓の機能を高める役割も期待できる。

調理と食べ合わせのコツ

玄米より柔らかく炊飯器で炊きやすい

発芽過程で玄米より柔らかくなるので、精白米と同じように炊飯器で炊きやすい。独特のプチプチした食感が食べ慣れないうちは、精白米と混ぜて炊いてもよい。

主な栄養成分

炭水化物	74.3g
ビタミンB_1	0.35mg (1.1mg)
ビタミンB_6	0.34mg (1.2mg)
パントテン酸	0.75mg (5mg)
マンガン	2.07mg (3.5mg)
糖質	71.2g

食べかたのヒント

炊くと（100g中）

炭水化物	35.0g
ビタミンB_1	0.13mg
ビタミンB_6	0.13mg
パントテン酸	0.36mg
マンガン	0.93mg
糖質	33.2g

緑の野菜　赤・紫色の野菜　オレンジ・黄色の野菜　白の野菜　茶・黒の野菜

発芽玄米は、玄米を水などに浸してわずかに発芽させたもの。発芽させることで玄米より柔らかくなり、γ-アミノ酪酸（GABA／ギャバ）が増加します。

ギャバは脳や脊髄で抑制系の神経伝達物質として有効。興奮した神経を落ち着かせたり、ストレスを緩和したりする作用に期待できます。また、腎臓の働きを活発にして利尿作用を促すので血圧を下げる効果も。さらに、肝臓にも働きかけて機能を活性化させます。ほかにも内臓の働きを活発にして、消費エネルギー量を高める効果にも有効でしょう。

ビタミン類では糖質の代謝に欠かせないB_1、たんぱく質の分解に必要なB群、三大栄養素の代謝に働くパントテン酸が多く、ミネラルもバランス良く含まれています。

ひよこ豆

イソフラボンの効能が女性にうれしい

旬の時期：**周年**

ヒヨコマメ科に属する、西アジア原産の豆。「ガルバンゾー」とも呼ばれます。

ひよこ豆は大豆と同様に、イソフラボンを含んでいます。イソフラボンは、女性ホルモンのエストロゲンと似た作用を発揮し、バランスを整える成分として有名です。身体的、精神的な不調をきたす更年期障害の緩和に加えて、肌の健康維持、さらにはがん予防など、幅広く効果を発揮。年齢問わず、女性にはうれしい成分です。

糖質の代謝に働くビタミンB_1、アルコールの代謝を促進するナイアシン、悪性貧血や認知症予防に期待ができる葉酸、体内で補酵素として機能するパントテン酸など、ビタミン類が豊富です。

ミネラルでは、鉄の利用を促す銅に加えカリウムが豊富なので貧血予防に効果が期待できます。

色とファイトケミカルのパワー

イソフラボン
- 更年期障害の緩和
- 美肌効果
- 乳がん予防

イソフラボンはホルモンバランスを整える作用を持ち、更年期障害の緩和や美肌によいと言われている。

保存方法

冷凍保存するならゆで汁も一緒に

密閉容器に入れ、冷暗所で保存。冷蔵庫の野菜室でもよい。水煮にしたあとは冷蔵庫に入れ、一昼夜以内に使い切ること。また冷凍保存する際は栄養素が溶けているゆで汁も一緒に冷凍しよう。

調理と食べ合わせのコツ

煮込む前に一晩水に漬ける

乾燥した豆をゆでるときは、洗ってからたっぷりの水に一晩つけておき、水を入れ替えて好みの固さまで煮る。ゆでた豆はサラダにしたり、ドライカレーなどもおいしい。

主な栄養成分

ビタミンB_1	0.37mg (1.1mg)
ビタミンB_6	0.64mg (1.2mg)
鉄	2.6mg (10.5mg)
銅	0.84mg (0.8mg)
リン	270mg (800mg)
カリウム	1200mg (2000mg)
糖質	45.2g

食べかたのヒント

ゆでると (100g中)

ビタミンB_1	0.16mg
ビタミンB_6	0.18mg
鉄	1.2mg
銅	0.29mg
リン	120mg
カリウム	350mg
糖質	15.8g

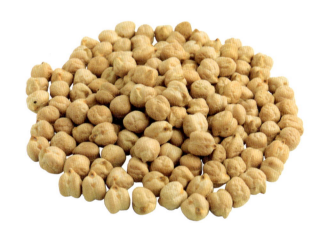

白の野菜

ひらたけ

きのこ類の主成分である
β-グルカンで免疫力アップ！

旬の時期：秋

色とファイトケミカルのパワー

β-グルカン

- 免疫力アップ
- 抗がん作用
- 生活習慣病予防

きのこの主成分であるβ-グルカンが免疫力を高める。がんや生活習慣病予防に有効なほか、鉄の吸収を促進。

保存方法

使い残した分にはオリーブオイルを

生はラップに包んで冷蔵庫で保存。使い残しが出た場合は、オリーブオイルで炒めてから冷ましたものを容器に入れ、ひらたけが完全に浸るまでオリーブオイルを足してから密閉保存を。

調理と食べ合わせのコツ

硫化アリルを含む素材と合わせよう

ビタミンB₁を含むため、にんにくやにらに含まれる硫化アリルと一緒に摂ると体内への吸収率が高まる。ビタミンDはカルシウムの吸収を高めるので乳製品とも好相性。

主な栄養成分

ビタミンB₁	0.4mg (1.1mg)
ビタミンB₂	0.4mg (1.2mg)
ビタミンD	0.3μg (5.5μg)
ナイアシン	10.7mg (12mg)
カリウム	340mg (2000mg)
糖質	3.6g

食べかたのヒント

ゆでると（100g中）

ビタミンB₁	0.3mg
ビタミンB₂	0.27mg
ビタミンD	0.5μg
ナイアシン	7mg
カリウム	260mg
糖質	2.9g

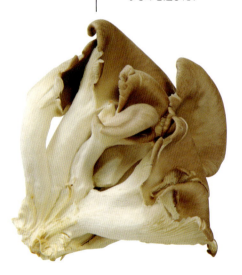

かさに艶と張りがあり、茎の太さが均一なものを選びたい

平べったいかさと白い茎をもち、クセの無い淡白な風味のきのこ。広葉樹の切り株などに自生する天然ものは、あわびにもたとえられる独特の風味がありますが、市販品のほとんどは、おがくずや米ぬかを利用した容器栽培によるもの。近年は、びん栽培のひらたけが「ほんしめじ」の名前で流通しています。

きのこの主成分であるβ-グルカンを含みます。多糖類の食物繊維の一種で、ウイルスなどから体を守る白血球の免疫細胞の働きを活性化させ、免疫力を向上させます。がん予防、生活習慣病の予防にも効果があるとされ、低カロリーのきのこでたっぷり摂りたい成分です。また、エネルギー代謝をサポートするビタミンB₁、B₂、ナイアシン、パントテン酸は、きのこ類でもトップクラスの含有量です。

ブロッコリースプラウト

抗がん作用をもつスルフォラファンが注目度上昇中

旬の時期：冬

色とファイトケミカルのパワー

スルフォラファン

- ●生活習慣病予防
- ●抗がん作用
- ●解毒作用

がん予防効果で注目を集めている成分。優れた解毒作用で発がん物質を体外に排出するとされている。

保存方法

スポンジごと冷蔵庫で保存し早めに食べる

できるだけ新鮮さを保つためには、スポンジをつけたままパックごと冷蔵庫に保存。野菜室よりも温度の低い冷蔵庫内がよい。しおれたりヌメリが出たりするので、早めに食べきるように。

調理と食べ合わせのコツ

種があるのでしっかり振り洗いを

細い茎の間に種が入っていることが多いので、逆さ向きに水の中で振り洗いしてから根を切り落とすとよい。生食することが多いが、スープなどに入れても◎。

主な栄養成分

ビタミンB1 …… 0.08mg (1.1mg)
ビタミンC …… 64mg (100mg)
ビタミンE …… 1.9mg (6.0mg)
ビタミンK …… 150μg (150μg)
糖質 …… 0.8g

食べかたのヒント

薬味としても

家庭で育てれば少量ずつ使いやすい。たまねぎやごぼうと組み合わせてサラダにしたり、刻んで豆腐や麺類を食べるときの薬味にしても。

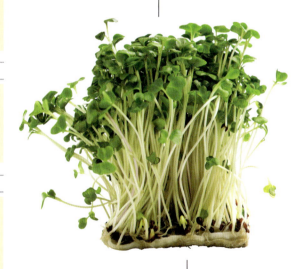

全体に張りがありみずみずしい

スポンジなどが汚れていない

発芽したてのブロッコリーの芽生え部分を食用にするのがブロッコリースプラウト。ブロッコリースプラウトに多く含まれるスルフォラファンは、抗酸化作用を発揮します。強い解毒作用によるがん予防が期待されている成分です。

野菜には珍しくビタミンEが多く含まれているのも特徴で、またビタミンKも豊富です。葉酸やビタミンB1やCは、ブロッコリーそのものよりも少ないものの、比較的多く含まれています。ビタミンEは強い抗酸化力をもっているため「老化抑制ビタミン」とも呼ばれ、内臓などに沈着しようとする過酸化脂質の生成を抑え、がんや動脈硬化、脳の老化などを予防する働きがあります。スルフォラファンの働きと合わせて考えると、健康のために心強い野菜です。

白の野菜

マッシュルーム

豊富なパントテン酸とファイトケミカルで免疫力向上

旬の時期：春

保存方法

水洗いや切るのは使う直前に

ラップに包んで冷蔵庫に保存する。水分がつくと早く傷むため、洗わないように。切り口から酸化するので切って保存するのは避けたい。薄切りにしてレモン汁をかけ、冷凍保存してもよい。

色とファイトケミカルのパワー

β-グルカン

- 免疫力アップ
- 抗がん作用
- 生活習慣病予防

きのこの主成分。白血球の免疫細胞を活性化させ、免疫力アップに有効。抗がん作用、生活習慣病予防に有効。

調理と食べ合わせのコツ

だしに利用して旨味を生かすのも◎

パントテン酸は熱に弱いので、お酢などで和えてサラダで食べるか、まるごとのソテーやオーブン焼きがおすすめ。グルタミン酸の旨味が出るので、だしにも利用しやすい。

主な栄養成分

パントテン酸	1.54mg (5mg)
カリウム	350mg (2000mg)
銅	0.32mg (0.8mg)
食物繊維	2g (18g)
糖質	0.1g

食べかたのヒント

ゆでると (100g中)

パントテン酸	1.43mg
カリウム	310mg
銅	0.36mg
食物繊維	3.3g
糖質	0.4g

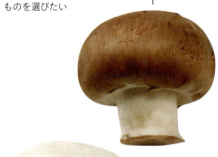

ホワイト種、ブラウン種ともに肉厚で、軸が太く、かさが開きすぎていないものを選びたい

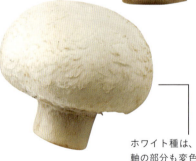

ホワイト種は、裏側や軸の部分も変色していないものを

ヨーロッパ原産の肉厚のきのこで、「シャンピニオン」というフランス名でも知られています。ホワイト種とブラウン種があり、ブラウンマッシュルームは淡白なホワイト種に比べ、より濃厚な風味と旨味があります。

マッシュルームはファイトケミカルであるβ-グルカンが主成分です。免疫力を向上させ、ウイルスなどから身体を守る白血球の働きを助けます。がん予防にも有効な成分です。

また、きのこ類のなかでも、特にパントテン酸の含有量が多いのも特徴。皮膚や粘膜の健康を維持したり、免疫力を高めたり、抗ストレス、善玉コレステロールの増加促進など、さまざまな働きをもちます。また、パントテン酸は副腎皮質ホルモンなど、ホルモンの合成にも欠かせない栄養素です。

もやし

旬の時期：周年

辛味成分アリルイソチオシアネートががんや血栓から体を守る！

緑豆や大豆が原料のもののほか、「ブラックマッペ」という豆を発芽させたもやしも多く流通しています。食物繊維の供給源となるほか、良質な植物性たんぱく質（豆の部分）、ビタミンB_1・B_2、カルシウム、鉄、葉酸などを含みます。ファイトケミカルとしては、含硫化合物のひとつで、野菜がもつ辛味成分、アリルイソチオシアネート（硫化アリル）を含むのも特徴。がん予防のほか、血栓予防に効果があるとして有名で、健康面で広く役立つ野菜と言えます。

また、もやしは発芽することによって、豆本体にはほとんど無かったビタミンCが増えるのが特徴です。加熱することで量を多く摂りやすくなるため、日常の食卓でのよいビタミン補給源になってくれます。

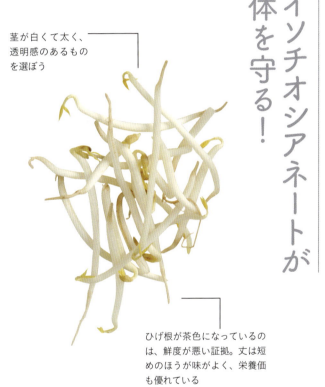

茎が白くて太く、透明感のあるものを選ぼう

ひげ根が茶色になっているのは、鮮度が悪い証拠。丈は短めのほうが味がよく、栄養価も優れている

保存方法

なるべく買った日に食べきりたい

鮮度が落ちやすく、変色しやすいビタミンCの目減りが早いので、使うその日に買って食べきるのがベター。保存するときは野菜室でなく冷蔵室に。保存期間が長いと変色したり臭いが発生したりする。

調理と食べ合わせのコツ

ビタミンEを含む食材と合わせるとよい

ビタミンCの老化防止効果を強化するには、抗酸化力を強めるビタミンEと合わせるとよい。レバニラ炒めに加えれば、にらに含まれるβ-カロテンの健康効果も。

主な栄養成分

ビタミンC	8mg (100mg)
ビタミンE	0.1mg (6.0mg)
葉酸	41μg (240μg)
食物繊維	1.3g (18g)
糖質	1.3g

※緑豆もやしの数値

色とファイトケミカルのパワー

アリルイソチオシアネート

- ●抗菌作用
- ●抗がん作用
- ●血栓予防

植物のもつ辛味成分。がん予防や血栓予防に効果的とされる。また、胃壁を保護するビタミンUも含む。

食べかたのヒント

ゆでると（100g中）

ビタミンC	2mg
ビタミンE	0.1mg
葉酸	33μg
食物繊維	1.5g
糖質	0.8g

白の野菜

ヤーコン

旬の時期：冬

なしのようにみずみずしく低カロリーでダイエットにもよい

保存方法

保存中に糖の分解が進み甘みが増していく

新聞紙に包み、冷暗所か冷蔵庫へ。フラクトオリゴ糖は貯蔵しておくと分解が進み甘みが強くなる。使いかけのものは切り口をぴったりとラップで包み、冷蔵庫で保存。ただし早めに消費しよう。

色とファイトケミカルのパワー

クロロゲン酸（ポリフェノール）

- コレステロールのコントロール
- 血糖値のコントロール
- 老化防止

ポリフェノールの一種であるクロロゲン酸など抗酸化作用をもつ成分を含むため、がん予防や老化の防止によい。

調理と食べ合わせのコツ

さっと炒めたりきんぴらにもぴったり

食感を生かし、さっと炒めるとよい。切って空気に触れると変色するので、少し水に浸けてアク抜きを。ただし、このアクはポリフェノールなので浸けすぎないように。

主な栄養成分

炭水化物	12.4g
ビタミンB₁	0.04mg (1.1mg)
ビタミンB₆	0.08mg (1.2mg)
葉酸	25μg (240μg)
カリウム	240mg (2000mg)
糖質	11.3g

食べかたのヒント

水煮にすると(100g中)

炭水化物	9.9g
ビタミンB₁	0.03mg
ビタミンB₆	0.06mg
葉酸	28μg
カリウム	190mg
糖質	8.7g

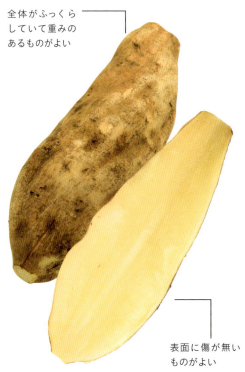

- 全体がふっくらしていて重みのあるものがよい
- 表面に傷が無いものがよい

ヤーコンは、キク科の根菜。見た目の色や形はさつまいもに似ていますが、食感と味はまったくの別物で、なしのようなみずみずしさとシャキシャキとした食感があります。

含まれるポリフェノールのひとつクロロゲン酸には、活性酸素を抑制する働きがあります。多く含むほかのポリフェノールにも同様の働きがあり、これらの成分が、がん予防や老化防止に役立ちます。また、クロロゲン酸はがんの原因となる細胞の突然変異を防ぐ効果もあるとされています。

腸内でビフィズス菌を増やし、腸の調子を整えるフラクトオリゴ糖を多く含んでいることも特徴のひとつ。虫歯菌の栄養源にならない、吸収されにくいなどの性質も持ち、整腸作用と合わせてこちらもダイエットによさそうです。

やまうど【山独活】

アクの元となる機能性成分 クロロゲン酸を豊富に含む

旬の時期：春

保存方法
光が当たるのを避けて冷暗所で保存
茎の斑点の赤さも鮮度の目印なので、茶色く変色していないものを選ぶとよい。光に当てると固くなりやすいという特徴があり、新聞紙などに包んで冷暗所で保存すれば数日は日持ちする。

調理と食べ合わせのコツ
アクを抜いたら酢水につけて変色を防ぐ
やまうどに含まれるクロロゲン酸は、強いアクをもつほか、空気に触れると変色しやすい性質がある。このため、皮をむいたらすぐに酢水につけて、必ずアク抜きをしよう。

主な栄養成分
パントテン酸 …… 0.13mg (5mg)
カリウム ……… 270mg (2000mg)
食物繊維 ……… 1.8g (18g)
糖質 …………… 2.5g

食べかたのヒント
揚げ物で食べよう
アク抜きをしたら、水気をよくふいて衣をつけて揚げるのもよい。白い茎の部分だけでなく、穂先や葉、剥いた皮もすべて食べられる。

色とファイトケミカルのパワー

クロロゲン酸（ポリフェノール）
- 抗酸化作用
- 抗がん作用
- 老化防止

ポリフェノールの一種。抗酸化作用により、老化防止に効く成分。がんの予防、抑制効果も期待されている。

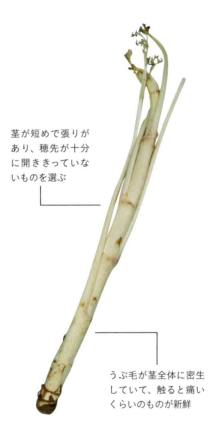

茎が短めで張りがあり、穂先が十分に開ききっていないものを選ぶ

うぶ毛が茎全体に密生していて、触ると痛いくらいのものが新鮮

春が旬の代表的な山菜で、緑の葉にはアクの成分クロロゲン酸を含みます。クロロゲン酸は抗酸化作用があるとされ、老化防止やがん細胞の活動を弱める働きでも注目されています。また、漢方では発汗・鎮痛などの作用があるとされ、リウマチや関節炎の治療に使われます。

光を当てずに軟化栽培したものを「うど」と呼ぶのに対し、山野で自生した野草を「やまうど」と呼びます。ただし、軟化栽培したうどに後から光を当て、色をつけてから「山うど」として出荷するケースも見られます。いずれにしても、軟化栽培のうどと比べ野性的な香りと風味にまさり、アクやえぐみも強いのが特徴。そのぶん、クロロゲン酸の含有量も、軟化栽培のうどを上回るといった特徴をもっています。

白の野菜

やまといも【大和芋】

胃の粘膜を保護し酸素が消化を助ける

旬の時期：秋

保存方法

空気との接触を避け野菜室へ入れて

白皮のいもなら皮が薄く、表面がなめらかで白っぽいものが美味。湿らせたおがくずのなかに入れて箱詰めしておくか、ポリ袋や保存袋に入れて空気をしっかり抜き、冷蔵庫の野菜室で保存を。

調理と食べ合わせのコツ

ネバネバ系食材と一緒に調理しよう

すりおろしてとろろいもとして使われることが多い。ネバネバ系のモロヘイヤやなめこ、オクラや納豆と合わせれば、水溶性の食物繊維が含まれるので、腸の働きが活発に。

主な栄養成分

たんぱく質	4.5g (50g)
ビタミンB₁	0.13mg (1.1mg)
カリウム	590mg (2000mg)
食物繊維	2.5g (18g)
糖質	24.6g

食べかたのヒント

とろろにして温度は40℃以上に保つ

酵素の働きを生かすには40℃を超えないように。とろろ汁として食べるほか、みそ汁に入れたりご飯にかけても。

色とファイトケミカルのパワー

ムチン
- 胃粘膜の保護
- 疲労回復
- 免疫力アップ

胃の粘膜を保護することで消化を促進。また疲労回復効果も。でんぷん分解酵素のアミラーゼも含まれる。

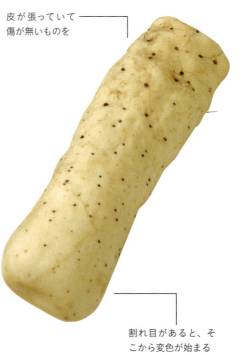

- 皮が張っていて傷が無いものを
- 割れ目があると、そこから変色が始まる

やまといもには黒皮と白皮の品種があり、前者では大分の「豊後いも」や兵庫の「丹波いも」、後者では三重の「伊勢いも」が有名です。粘りが強く、とろろに最適な高級品種ですが、関東では扇状の形をしたちょういもや、ながいもを除くやまいも類全般を「やまといも」と総称することが多いようです。

ぬめり成分であるムチン、マンナンなどの水溶性食物繊維を豊富に含んでおり、胃粘膜を保護し、胃潰瘍や胃炎から体を守るほか、糖尿病や高血圧の予防、コレステロールの上昇抑制に役立ちます。疲労回復に役立つ成分を多く含むため、昔から滋養強壮によい野菜とされてきました。やまといもに含まれる酵素のジアスターゼ（アミラーゼ）は、でんぷんを分解して、消化を助けます。

ゆりね【百合根】

旬の時期：冬

豊富な水溶性食物繊維で便秘改善にも有効な野菜

保存方法

おがくずとポリ袋に入れて野菜室へ

おがくずに詰めた状態で売られていることが多い。おかくずがついたままポリ袋に入れ、冷蔵庫で1～2カ月は保存可能。おがくずが無ければ新聞紙に包む。水気に弱いので濡らさないように。

調理と食べ合わせのコツ

梅肉と合わせるとイライラ解消に効果的

クエン酸を多く含む梅肉との食べ合わせは、イライラ解消にさらなる効果が期待できる。特有のほろ苦さが苦手なら、軽く下ゆでをして含め煮※などにするとおいしい。

主な栄養成分

- ビタミンB6 …… 0.12mg (1.2mg)
- 葉酸 …………… 77μg (240μg)
- カリウム ……… 740mg (2,000mg)
- 鉄 ……………… 1mg (10.5mg)
- 食物繊維 ……… 5.4g (18g)
- 糖質 …………… 22.9g

食べかたのヒント

ゆでると (100g中)
- ビタミンB6 …… 0.12mg
- 葉酸 …………… 92μg
- カリウム ……… 690mg
- 鉄 ……………… 0.9mg
- 食物繊維 ……… 6g
- 糖質 …………… 22.7g

色とファイトケミカルのパワー

水溶性食物繊維

- ●整腸作用
- ●コレステロールのコントロール
- ●生活習慣病予防

水溶性の食物繊維は、整腸作用のほか、コレステロール値の抑制、糖尿病などの生活習慣病予防にも有効。

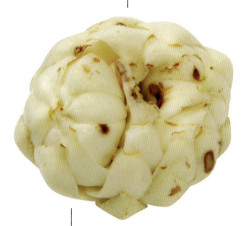

色が白く、実がしまったものを選ぼう

紫色がかったものには苦味が強い傾向があり、片鱗が大きいものほど、特有のホクホクした甘味が味わえる

でんぷんが主成分で、かすかな甘味とほろ苦さ、ほっくりとした食感がもち味です。昔から滋養強壮の薬としても重用され、中国や韓国でもその薬用効果が知られてきました。

食物繊維では不溶性を上回る量の水溶性食物繊維を含みます。水溶性の食物繊維は、ゼリー状の壁でコレステロールや糖を吸着して排泄し、糖尿病を予防します。

栄養素ではミネラルの豊富さが際立っており、特にカリウムは100g中に740mgも含んでいます。カリウムは、ナトリウムとともに細胞の機能を支える大事な栄養素で、塩分が多すぎた場合はナトリウムを排出するなどして、体内の水分バランスを整えます。このため、カリウムをしっかり摂取することで、利尿作用が高まり、高血圧予防にも有効に働くとされています。

※含め煮：材料をたっぷりのだしで、ゆっくりと煮て、味をしみこませる煮方。煮あがっても煮汁はひたひたとし、冷めるまで置いてだしの味を芯まで含ませる。

白の野菜

らっきょう

アリシンがビタミンB₁の吸収を促進

旬の時期：夏

保存方法

甘酢や塩に漬けて長期保存できる

うす皮をむいてひげ根を落とし、甘酢漬けや塩漬け、しょうゆ漬けやみそ漬けにしておくと便利。風味の移った漬け汁は、捨てずに肉などの下味をつけるのに使ってもおいしく無駄なく楽しめる。

色とファイトケミカルのパワー

アリシン（硫化アリル）

- ●風邪予防
- ●疲労回復
- ●生活習慣病予防

アリシンには疲労回復効果、生活習慣病の予防、食欲増進、風邪の予防などさまざまな役割が期待されている。

調理と食べ合わせのコツ

豚肉と食べれば疲労回復に効果的

ビタミンB₁を多く含む食材と相性がよく、たとえば豚肉との組み合わせは筋肉痛や疲労の回復に効果的。細かく刻んだものをしゃぶしゃぶなどの薬味にするとよいだろう。

主な栄養成分

ビタミンC	23mg (100mg)
ビタミンE	0.8mg (6.0mg)
ナイアシン	2.1mg (12mg)
カリウム	230mg (2000mg)
食物繊維	20.7g (1g)
糖質	8.6g

食べかたのヒント

甘酢漬けにすると (100g中)

ビタミンC	0mg
ビタミンE	0.2mg
ナイアシン	0.2mg
カリウム	38mg
食物繊維	3.3g
糖質	25.7g

芽が伸びるのが早いので、調理や漬物に使う直前に購入すること

色が白くて大粒で、根元にふっくらと厚みがあり、先端に向けてよく締まっているものを選ぼう

初夏になると出回るらっきょうは、ユリ科ネギ属の野菜。ツンと鼻を刺す強い刺激臭が特徴。匂いの正体は、たまねぎやにんにくにも含まれる硫化アリルです。

その仲間のアリシンには、ビタミンB₁の吸収を助ける働きがあり、これによって血行をよくしたり、乳酸を分解して疲労回復を早めたり、脳や神経を健康に保つなどのさまざまな効果が期待されます。

ほかも、胃もたれの解消や食欲の増進、風邪予防にも有効とされ、最近ではがん予防効果についても報告されています。

また、豊富な食物繊維を含み、その多くが、水溶性の食物繊維です。血糖値やコレステロールの上昇を抑える働きをもつとされており、糖尿病の予防・改善に有効とされています。

れんこん【蓮根】

各種ポリフェノールが体を若く健康に保つ

旬の時期：冬

色とファイトケミカルのパワー

ポリフェノール

- 抗酸化作用
- 生活習慣病予防
- 老化防止

皮に多いカテキンには抗酸化作用が。同じくポリフェノール類のタンニンも含まれ、生活習慣病予防が期待される。

保存方法

ラップで包むか酢水※に浸す

まるごと保存するなら濡れた新聞紙で包み、冷暗所で保存。切り口がさらされた状態であれば、ラップできっちり包み冷蔵庫へ。料理の前には変色を防ぐため、酢水に浸した状態での保存も可。

調理と食べ合わせのコツ

にんじんやかぼちゃと煮物にしよう

ビタミンCや食物繊維、ポリフェノールを多く含み、ビタミンA・C・Eの多い食材を合わせることで、そのパワーを強化できる。にんじん、かぼちゃなどと煮物にしよう。

主な栄養成分

- ビタミンB_1 …… 0.1mg (1.1mg)
- ビタミンC …… 48mg (100mg)
- パントテン酸 …… 0.89mg (5mg)
- カリウム …… 440mg (2000mg)
- 食物繊維 …… 2g (18g)
- 糖質 …… 13.5g

食べかたのヒント

ゆでると(100g中)

- ビタミンB_1 …… 0.06mg
- ビタミンC …… 18mg
- パントテン酸 …… 0.49mg
- カリウム …… 240mg
- 食物繊維 …… 2.3g
- 糖質 …… 13.8g

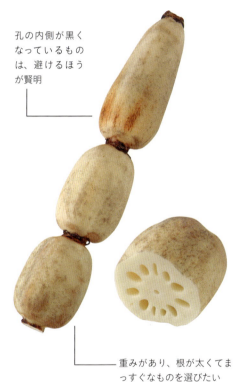

孔の内側が黒くなっているものは、避けるほうが賢明

重みがあり、根が太くてまっすぐなものを選びたい

栄養素

栄養素ではビタミンCが多く、不足しがちなビタミンB_1も含まれています。ミネラルではカリウムが、また、食物繊維も多く含まれています。れんこんのビタミンCは、でんぷんに守られているため、加熱しても損失しにくいのが特徴です。メラニン色素の沈着を防ぐため、美白効果も期待できます。

また、各種のポリフェノール類を含みます。特に皮や節に多く含まれるカテキンは、老化の抑制やがんの予防に有効とされます。止血、消炎の作用に優れることから、胃潰瘍や胃炎、十二指腸潰瘍などの症状を緩和します。

切ったときに糸を引くのは、ムチンという粘性物質によるもの。胃の粘膜を強化して胃炎や胃潰瘍を予防したり、風邪予防、スタミナ強化にも役立つとされる成分です。

※酢水（すみず）：野菜のアクを抜いたり白く仕上げたいときにつける、酢を加えた水。分量は水5カップに酢大さじ1～2。

茶・黒

色の野菜・果物は免疫力をアップさせて

タンニン

タンニンはカテキン類の総称で、お茶の渋み成分が有名です。抗酸化作用、抗がん作用、殺菌作用、抗ウイルス作用などさまざまな薬効を持ち、身体を病気から守ります。またコレステロール値を下げるので、動脈硬化・高血圧の予防にも効果的。脂肪を分解してエネルギーに変えることから、ダイエット効果も期待ができます。

β-グルカン

β-グルカンは、主にきのこ類に多く含まれ、強い抗がん作用を持っています。とくに、まいたけに含まれるグルカン"MD-フラクション"については、近年、強力な抗がん作用が認められて研究が進んでいます。すぐれた免疫力アップ効果があるので、がんだけでなく、リウマチやアレルギーなど、幅広い疾患の予防や治療効果が期待できます。

身体を病気から守り抜く!

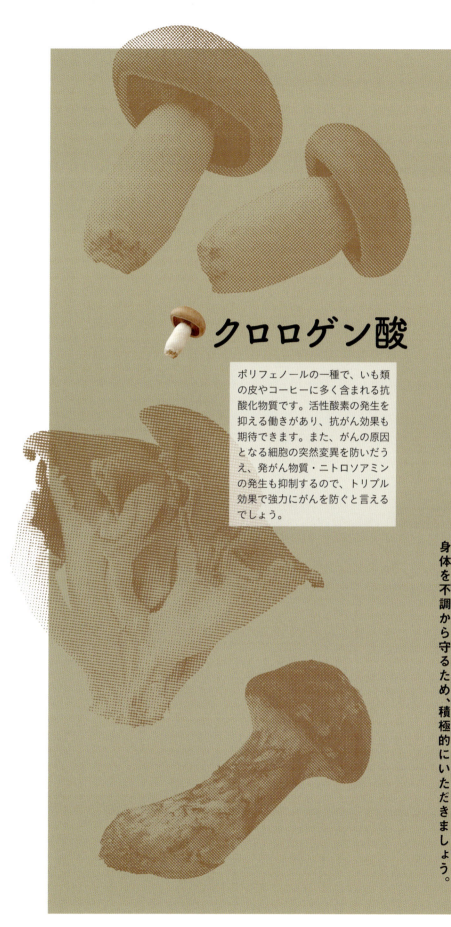

クロロゲン酸

ポリフェノールの一種で、いも類の皮やコーヒーに多く含まれる抗酸化物質です。活性酸素の発生を抑える働きがあり、抗がん効果も期待できます。また、がんの原因となる細胞の突然変異を防いだうえ、発がん物質・ニトロソアミンの発生も抑制するので、トリプル効果で強力にがんを防ぐと言えるでしょう。

茶色や黒の野菜や果物は、殺菌・免疫力アップに効果的。くりや広くは紅茶に含まれるタンニンは、抗酸化作用、抗がん作用、殺菌作用など、多くの病気を予防する効果があります。きのこに豊富なβ-グルカン、いも類に豊富なクロロゲン酸も、すぐれた免疫効果が期待できる注目の成分。身体を不調から守るため、積極的にいただきましょう。

茶・黒の野菜

きくいも【菊芋】

旬の時期：冬

血糖値と腸内を整える成分が見逃せないいも

きくいもはキク科ヒマワリ属の多年草の根茎。地上で咲く花が菊に似ているのでこの名はついたそうです。イヌリンという水溶性の食物繊維が豊富に含まれていることで、近年注目されている食材です。

イヌリンは腸内で分解されるとフラクトオリゴ糖として働き、腸内の善玉菌を増やす役割を担います。また腸内で水分を含むとゲル状になり、糖の吸収を抑制して血糖値の上昇を抑える働きもあります。またナトリウムと結合してその吸収を抑える働きもあると言われます。イヌリンそのものは消化吸収されず、腸の働きを整えたり、腸内の有害物質を排出するのに役立つというわけです。

さつまいもに比べると糖質は控えめ。でんぷんが少ないので生でも食べられるいもです。

保存方法

保存するときに土を落とさない

土をつけたまま新聞紙で包み、冷暗所で保存する。水洗いすると日持ちが悪くなってしまうので注意しよう。また天日干しして乾燥させてもよい。

色とファイトケミカルのパワー

イヌリン
- 糖尿病予防
- 整腸作用
- 肥満予防

血糖値の上昇抑制効果があり、糖尿病予防に有効な成分。腸内環境を整えるため便秘解消にもよいとされる。

調理と食べ合わせのコツ

食感がよいので千切りにしてサラダに

でんぷんが少なく、クセが無いので生でも食べられる。シャキシャキした食感を生かすなら、千切りにしてサラダや和え物に。炒め物や煮物など加熱してもよい。

主な栄養成分

炭水化物	14.7g
カリウム	610mg (2000mg)
リン	66mg (800mg)
パントテン酸	0.37mg (5mg)
糖質	12.8g

食べかたのヒント

水煮にすると(100g中)

炭水化物	11.3g
カリウム	470mg
リン	56mg
パントテン酸	0.29mg
糖質	9.2g

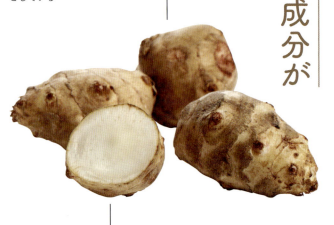

丸みがありふっくらとしている

硬くしまっているものがよい

きくらげ【木耳】

旬の時期：秋

がんの予防だけでなく増殖を抑える働きにも期待

華料理に多く登場するきのこの一種で、淡白な風味と、コリコリした歯ざわりが特徴です。主に乾燥品が出回っていますが、夏から秋にかけては生のものも見かけます。

きくらげはβ-グルカンの免疫力向上効果が注目されています。きのこの主成分で、多糖類の不溶性食物繊維の一種です。また、がんや生活習慣病の予防にも効果があるとされており、特にがんは予防だけでなく、がん細胞の増殖を抑える働きも期待されています。

ほかのきのこ類と同様、食物繊維はほぼ不溶性のもの。全般的に不溶性食物繊維は腸の蠕動運動を活発にし、便の排泄を促します。なお上記の栄養成分は乾物のものですが、水で戻して摂取量が減っても食物繊維の供給源になります。

色とファイトケミカルのパワー

β-グルカン

- 免疫力アップ
- 抗がん作用
- コレステロールのコントロール

免疫力を高める働きをもつβ-グルカンはがんにも効果的。予防のみならず増殖抑制の効果も期待されている。

保存方法

乾燥きくらげは保存用に便利

湿気を嫌うので、キッチンペーパーなどで挟むようにして密閉容器に入れ、冷蔵庫へ。保存して使うのなら乾燥きくらげを求め、手元に置いておくと便利。また乾燥のままで冷凍保存も可能。

調理と食べ合わせのコツ

柔らかい食材と組み合わせて調理を

乾燥きくらげは、水に浸して戻す。戻し時間は15分程度と短めに。歯ごたえのある食感が特徴。石づきを取り、お湯でもみ洗いしたあと、よく洗おう。

主な栄養成分

ビタミンD	85.4μg (5.5μg)
カリウム	1000mg (2000mg)
カルシウム	310mg (650mg)
鉄	35.2mg (10.5mg)
食物繊維	57.4g (18g)
糖質	13.7g

※乾燥きくらげの数値

食べかたのヒント

ゆでると(100g中)

ビタミンD	8.8μg
カリウム	37mg
カルシウム	25mg
鉄	0.7mg
食物繊維	5.2g
糖質	0g

白きくらげと黒きくらげがある

黒きくらげはミネラルに富み、コレステロール値の改善や老化抑制により高い効果が

茶・黒の野菜

くり【栗】

渋皮も食べれば タンニンも摂取できる

旬の時期：秋

保存方法

低温下で保存すれば長期間品質を維持

低温下であれば長期間品質が変わらないので、おがくずと一緒にポリ袋に入れて冷蔵庫へ入れておくとよい。また、塩水に皮ごと浸してしばらくおき、冷蔵庫で保存する方法もある。

色とファイトケミカルのパワー

タンニン（ポリフェノール）

- 抗酸化作用
- 炎症抑制作用
- 抗菌作用

抗酸化作用をもつ、くりの渋味成分。脂肪や糖の吸収に働き、コレステロールや血糖値をコントロールする。

調理と食べ合わせのコツ

渋味が気にならない料理がおすすめ

タンニンを摂取するなら、みりんの甘味を加えた渋皮煮がおすすめ。渋味が気になるのであれば、オイスターソースで中華風に炒めよう。料理やお菓子の材料としてもよい。

主な栄養成分

ビタミンB₁	0.21mg (1.1mg)
ビタミンB₆	0.27mg (1.2mg)
ビタミンC	33mg (100mg)
カリウム	420mg (2000mg)
食物繊維	4.2g (18g)
糖質	32.7g

※日本ぐりの数値

食べかたのヒント

ゆでると (100g中)

ビタミンB₁	0.17mg
ビタミンB₆	0.26mg
ビタミンC	26mg
カリウム	460mg
食物繊維	6.6g
糖質	30.1g

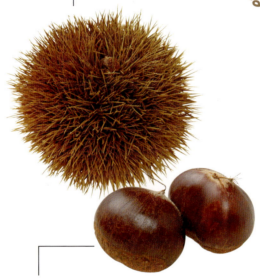

皮の色艶がよく、かたちがしっかりしたものを選ぼう

古くなると光沢が無くなり、凹みやシワが現れる

食用になる木の実の代表品種として、世界各国で栽培されています。主成分は炭水化物で、特にでんぷんを多く含みます。

渋皮に含まれるポリフェノールのタンニンは強い抗酸化作用をもち、がんや動脈硬化の予防に効果があります。老化の原因である活性酸素の働きを抑え、コレステロールや血糖値をコントロールする効果も期待できるでしょう。渋皮煮など、渋皮を生かした料理がおすすめです。

そのほか、たんぱく質や脂質も多く、ビタミンB₁・B₆・C、カリウムなどの栄養素も充実。くりは昔から「栗の能、腎補うて気をば増し、胃腸腰脚骨を強うす※」と、その栄養効果がたたえられてきました。ちなみに、くりに含まれるビタミンCは、加熱しても損失しにくいという特徴があります。

※江戸時代、大津賀仲安（おおつがなかやす）が著した「食品国歌（しょくひんやまとうた）」より。

くわい【慈姑】

旬の時期：秋

食物繊維とカリウムで体の中からすっきり暮らす

芽らの形が鍬に似ていることから「鍬芋（くわいも）」の名前がつき、縮めて「くわい」と呼ばれるように。にょっきりと生えた芽を「芽が出る」めでたさになぞらえ、縁起物の野菜として正月のおせちに使われます。

主成分は炭水化物（糖質）ですが、良質なたんぱく質も含まれます。ミネラルではカリウムが多く、過剰なナトリウムの排泄を促す働きを担います。また、食物繊維も含まれるので、コレステロールや老廃物を排出し、身体の中からきれいになれそうです。

炭水化物が多い分だけカロリーも高めですが、炭水化物の代謝に必要なビタミンB₁も比較的多く含んでいるのが特徴です。B₁は不足すると疲れやすくなったり、イライラしたり、食欲不振を招いたりするので、重要な栄養素です。

保存方法

冷蔵のほか水に浸しておくとよい

数日で使い切るならポリ袋に入れ、冷蔵庫の野菜室で保存する。さっと水洗いをしたあと、水に浸した状態で冷蔵庫に入れておくと日持ちしやすい。なお、水は適度に取り替えよう。

調理と食べ合わせのコツ

ビタミンB₁を含む食材と組み合わせる

炭水化物をエネルギーに変えるビタミンB₁を一緒に摂れる豚肉やうなぎ、ナッツ類などとの組み合わせがおすすめ。豚肉であれば、角煮風に煮込んでみるのもおいしい。

主な栄養成分

ビタミンB₁	0.12mg (1.1mg)
ビタミンB₆	0.34mg (1.2mg)
ビタミンE	3mg (6.0mg)
ナイアシン	1.9mg (12mg)
カリウム	600mg (2000mg)
糖質	24.2g

食べかたのヒント

ゆでると(100g中)

ビタミンB₁	0.1mg
ビタミンB₆	0.3mg
ビタミンE	3.1mg
ナイアシン	1.6mg
カリウム	550mg
糖質	24.4g

色とファイトケミカルのパワー

食物繊維

- ●整腸作用
- ●生活習慣病予防
- ●コレステロールのコントロール

腸内環境を整える食物繊維を含む。動脈硬化、糖尿病などの予防や、コレステロールの調整作用がある。

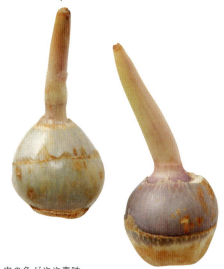

芽がすっと伸びていて、軸がしっかりしていることもポイント

外皮の色がやや青味を帯びているもの、傷が無いもの

茶・黒の野菜

ごぼう【牛蒡】

旬の時期：春

水溶性食物繊維の働きで糖尿病など生活習慣病を防ぐ

保存方法

気温が高いと痛みやすいので注意

保存は、土つきなら新聞紙に包んで冷暗所へ。長期保存の場合は土に活けておくとよい。洗いごぼうは乾燥を防ぐためにラップで包んで冷蔵庫の野菜室に入れ、なるべく早く食べきるように。

色とファイトケミカルのパワー

食物繊維

- ●整腸作用（不溶性、水溶性）
- ●血糖値のコントロール（水溶性）
- ●生活習慣病予防（水溶性）

不溶性（リグニン）と水溶性（イヌリン）、2種類の食物繊維が豊富。皮付近に多いアクの素はポリフェノール。

調理と食べ合わせのコツ

魚や肉の風味を引き立たせる

ビタミンなど、ごぼうに不足している栄養素を含む食材を組み合わせた調理法を工夫したい。ごぼうの香りは魚や肉の風味を引き立てるので、豚汁などにも合う。

主な栄養成分

葉酸	68μg（240μg）
カリウム	320mg（2000mg）
カルシウム	46mg（650mg）
マグネシウム	54mg（290mg）
食物繊維	5.7g（18g）
糖質	9.7g

食べかたのヒント

ゆでると（100g中）

葉酸	61μg
カリウム	210mg
カルシウム	48mg
マグネシウム	40mg
食物繊維	6.1g
糖質	7.6g

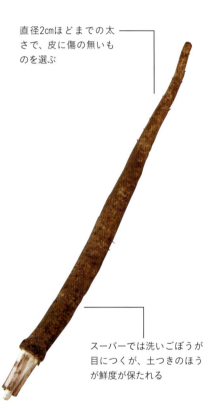

直径2cmほどまでの太さで、皮に傷の無いものを選ぶ

スーパーでは洗いごぼうが目につくが、土つきのほうが鮮度が保たれる

ごぼうの栄養効果といえば、食物繊維が特徴的です。野菜に含まれる食物繊維は、その多くが水に溶けない不溶性に偏っていますが、ごぼうの場合は不溶性（リグニン）と水溶性（イヌリン）の食物繊維をともに多く含んでいる点に大きな特徴があります。

水溶性食物繊維の働きとして知られるのは、血糖値の上昇を抑えたり、コレステロールを吸着して体外に排出する作用です。この食物繊維の働きにより、糖尿病をはじめとする生活習慣病全般の予防に効果が期待されます。

ごぼうの皮には活性酸素を抑制する働きがあるポリフェノールが含まれています。老化防止やコレステロール値の上昇抑制などに作用し、心臓病の予防効果も期待されています。そのため、ごぼうは皮もしっかり食べたいものです。

緑の野菜 ｜ 赤・紫色の野菜 ｜ オレンジ・黄色の野菜 ｜ 白の野菜 ｜ 茶・黒の野菜

ごま【胡麻】

旬の時期：周年

抗酸化力と豊富な栄養成分で若々しさを保つ

色とファイトケミカルのパワー

セサミン（リグナン）
- ●抗酸化作用
- ●生活習慣病予防
- ●老化防止

セサミンを豊富に含む。抗酸化物質で、老化防止や抗がん作用、循環器系疾患の抑制作用などが期待されている。

保存方法

特に夏場は冷蔵保存がベター

保存は密閉容器に入れ、冷暗所で。湿ってしまった場合は、炒り直せばある程度の香ばしさが戻る。常温保存してしまいがちだが、夏場は虫の発生や酸化の原因にもなるので冷蔵保存がベター。

調理と食べ合わせのコツ

炒ったものを砕いて使用する

そのまま食べるとほとんど消化されずに排泄されるため、必ず炒ったものを、砕いた状態で使うように。含有成分に欠けるビタミンA・Cが豊富な緑黄色野菜と合わせて。

主な栄養成分

ビタミンB₁ …… 0.95mg (1.1mg)
ビタミンB₆ …… 0.6mg (1.2mg)
カルシウム …… 1200mg (650mg)
鉄 …………… 9.6mg (10.5mg)
食物繊維 …… 10.8g (18g)
糖質 ………… 7.6g

食べかたのヒント

炒ると(100g中)

ビタミンB₁ …………… 0.49mg
ビタミンB₆ …………… 0.64mg
カルシウム …………… 1200mg
鉄 …………………… 9.9mg
食物繊維 …………… 12.6g
糖質 ………………… 5.9g

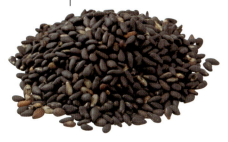

むきごまより、皮付きのほうが栄養面では優れている

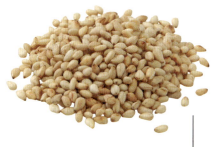

もっとも香りに優れるのは金ごまで、白ごまは油脂が多く、黒ごまは鉄やカルシウムが多め

良質なたんぱく質と脂質を主成分とすることから、世界中で貴重な栄養源として親しまれています。

ごまに含まれる抗酸化物質のセサミンは、老化抑制や肝機能の改善、抗アレルギーに効果的な成分として注目されています。また、抗酸化作用をもつビタミンEも含まれ、相乗効果が期待できます。成分の半分以上を占める脂質には、コレステロールの上昇を抑える働きがあるなど、生活習慣病予防に有効とされるリノール酸やオレイン酸など、不飽和脂肪酸が多く含まれています。ビタミンB群・E、カルシウム、鉄など、女性の美容と健康に欠かせない栄養素もそろって豊富です。ほかにも、不溶性食物繊維が多く、腸の蠕動運動を促して便秘予防に効果を発揮し、腸内環境を良好にします。

茶・黒の野菜

こんにゃく【蒟蒻】

グルコマンナンが腸の余分な物質を一掃！

旬の時期：**周年**

保存方法

使わず余った分は水と一緒に冷蔵保存

市販品のこんにゃくの袋に入っている水は石灰水で、この水と一緒に保存すると細菌の混入を防ぐことができる。使った残りを冷蔵保存する場合はなるべく早く使い切るのが望ましい。

調理と食べ合わせのコツ

ほかの食材の旨味を吸収させよう

ほかの食材の味を吸収する特徴があり、おでんや煮物などに用いると、さまざまな旨味も楽しめる。また、ひじきや切干しだいこんと組み合わせれば便秘の予防に有効。

主な栄養成分

エネルギー	7kcal
カルシウム	68mg (650mg)
食物繊維	3g (18g)
糖質	0.3g

食べかたのヒント

和え物や炒め物で

ダイエット向きの低カロリー食品。豊富な食物繊維は有害物質を排出する。ぷりぷりとした食感を生かして、和え物や炒め物などのアクセントに。

色とファイトケミカルのパワー

グルコマンナン

- 便秘改善
- 生活習慣病予防
- 肥満予防

大腸を刺激し便通を改善すると言われている。またこんにゃくは低カロリーであることからダイエットにもよい。

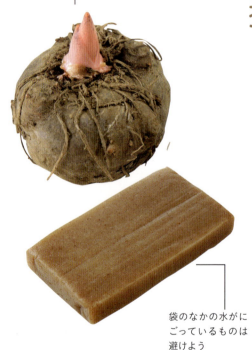

適度な弾力性があり、柔らかすぎないものを選ぼう

袋のなかの水がにごっているものは避けよう

成分の96～97％が水分です。原料となるこんにゃくいもは、「いも」として利用することはほとんどありません。生いものが粉末に、水や水酸化カルシウム※を加えて成形したものが、一般の市販品です。生いもから直接作られるものは風味が良好です。

こんにゃくいもや粉に含まれるグルコマンナンは、腸内でゼリー状の物質に変化し、コレステロールや糖分などを取り込み、体外に排出させる役割を果たします。その結果、コレステロール値や血糖値の上昇抑制に働き、糖尿病や脂質異常症（高脂血症）の予防に効果が得られます。

ダイエット食品にこんにゃくを使ったものが多く登場していますが、100g当たり7kcalと、極めて低カロリーであることと、満腹感が得られることが理由です。

※こんにゃくの凝固剤には、このほか炭酸ナトリウム、精製ソーダ、重曹、（草木）灰などがある。

ザーサイ（漬物）【搾菜】

旬の時期：**周年**

特有の辛味成分シニグリン効果でがんを予防、食欲増進！

中国四川省の代表的な漬物で、「青菜頭（ちんさいとう）」と呼ばれるアブラナ科の植物の太い茎を塩漬けにし、ういきょう、とうがらし、しょうが粉、肉桂（にっけい）などを加えて発酵・熟成させたものです。味と歯ごたえを楽しみ、中国では料理にも使われます。

ピリリとした辛味は、シニグリンの分解生成物によるもの。食欲を増進させるほか、胃もたれの解消にも効力を発揮します。抗酸化作用により、がんや老化、認知症の予防のほか美肌効果にも期待ができます。ちなみに、漬物にする際に加えるとうがらしの辛味成分はカプサイシン。こちらは脂肪の燃焼を促進する働きがあり、美容面に有効に働いてくれます。カルシウムも多く、骨への吸収を促すビタミンKとの相互作用で、骨密度アップにも効果的です。

色とファイトケミカルのパワー

シニグリン
- 抗がん作用
- 食欲増進
- 免疫力アップ

辛味成分の一種で、活性酸素（かっせいさんそ）を除去する抗酸化作用をもつ。がんの抑制や老化防止に加えて美肌効果も。

保存方法

塩抜きしてから冷凍保存することも

開封前は直射日光が当たらない冷暗所で保存を。開封後は密閉容器やジップ付きの保存袋に入れて冷蔵庫へ。薄くスライスして塩抜きしたものを、冷凍保存することも可能となっている。

調理と食べ合わせのコツ

スライスなどにし旨味とコクを味わう

塩気が強いので、調理をする前にしっかり塩抜きをしてから使う。スライスや細切りにしてスープに加えると、熟成の旨味と独特のコクが染み出てだし代わりになる。

主な栄養成分

ビタミンK	24μg（150μg）
カリウム	680mg（2000mg）
カルシウム	140mg（650mg）
鉄	2.9mg（10.5mg）
食物繊維	4.6g（18g）
糖質	0g

※ザーサイ漬けの数値

食べかたのヒント

緑黄色野菜と合わせて食べよう

ザーサイに乏しいビタミンを補うためには、ほうれんそうやこまつな、にんじんなどの野菜を組み合わせるとよい。

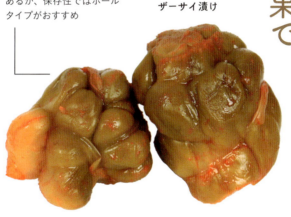

ザーサイ漬け

青菜類（あおな）。その漬け物のザーサイは、薄切りにして油や調味料で味付けしたものもあるが、保存性ではホールタイプがおすすめ

茶・黒の野菜

しいたけ【椎茸】

旬の時期：秋

しいたけ特有の成分ががんや動脈硬化を予防

色とファイトケミカルのパワー

エリタデニン

- ●動脈硬化の予防
- ●高血圧予防
- ●コレステロールのコントロール

しいたけ特有の成分エリタデニンを豊富に含む。コレステロール値を調整し、動脈硬化や高血圧予防に効果的。

保存方法

使わない分は積極的に冷凍しよう

生しいたけは鮮度が落ちるスピードが速いので、使わない分は軸を取って冷凍保存を。冷凍により香気成分が増えるので、旨味が増して味がよくなる。

調理と食べ合わせのコツ

日光に当てることでビタミンDが増える

使う前に天日干しすれば、エルゴステロールがビタミンDに変化。カルシウムの豊富な小魚やチーズなどと一緒に食べることで、カルシウムの吸収率を高めることができる。

主な栄養成分

ビタミンB_1	0.13mg (1.1mg)
ビタミンB_2	0.20mg (1.2mg)
ビタミンD	0.4μg (5.5μg)
ナイアシン	3.1mg (12mg)
食物繊維	4.2g (18g)
糖質	1.5g

※菌床栽培の数値

食べかたのヒント

ゆでると(100g中)

ビタミンB_1	0.08mg
ビタミンB_2	0.11mg
ビタミンD	0.5μg
ナイアシン	2.0mg
食物繊維	4.4g
糖質	0.7g

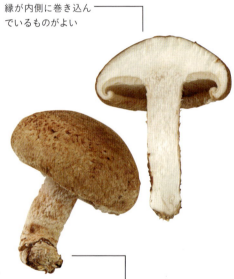

縁が内側に巻き込んでいるものがよい

軸が太くて短く、かさにも丸みがある

マッシュルーム、ふくろたけと並んで、世界三大栽培きのこのひとつに数えられます。400年近く前に日本で栽培法が開発され、ヘルシーな食材として最近では海外でも不動の人気を誇っています。

エルゴステロールという成分は日光に当てるとビタミンDに変化し、カルシウムの吸収を助ける働きをします。また、しいたけ特有の成分エリタデニンはコレステロール値の上昇を抑える働きがあり、動脈硬化や高血圧を防ぐ有効成分として注目されています。

そのほか、しいたけ特有の成分で抗がん剤にも使われているレンチナンや、抗ウイルス性物質のβ-グルカン、老化抑制によいとされる旨味成分のグアニル酸やグルタミン酸など、多くの効果をもつ機能性成分が含まれます。

じねんじょ【自然薯】

山のうなぎとも言われるスタミナ食材

旬の時期：冬

色とファイトケミカルのパワー

ムチン
- 胃粘膜の保護
- 疲労回復
- 免疫力アップ

じねんじょのネバネバはムチンによるもので、胃粘膜を保護することで消化を促進する。疲労回復にもよい。

保存方法

ラップは切り口に貼り付けるように包む

使いかけのものは切り口にラップを貼り付けるように包み、冷蔵庫の野菜室へ。すりおろしてとろろの状態にし、冷凍保存も可能。解凍後は再びすりおろすことでねばりが復活する。

調理と食べ合わせのコツ

生と加熱調理で異なる食感を楽しめる

生で食べるとシャキシャキとした歯ごたえがあるので千切りにしてそのまま食べるとおいしい。加熱するとホクホクした食感が楽しめるので、焼いたり煮物などにも。

主な栄養成分

ビタミンB1 …… 0.11mg (1.1mg)
ビタミンB6 …… 0.18mg (1.2mg)
パントテン酸 …… 0.67mg (5mg)
カリウム …… 550mg (2000mg)
食物繊維 …… 2.0g (18g)
糖質 …… 24.7g

食べかたのヒント

だしなどでのばす

じねんじょはねばりが強いので、すりおろしたあとにだしなどでのばすと食べやすい。アクが強いときは、酢を少し加えると多少抑えられる。

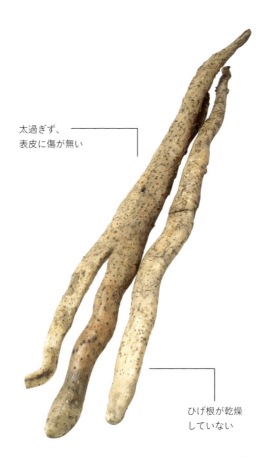

太過ぎず、表皮に傷が無い

ひげ根が乾燥していない

じねんじょには、ビタミンB群、ビタミンC、ミネラル、食物繊維など各種含まれていますが、そのほかにも有効な成分が多く、古くから疲労回復、食欲増進、免疫力向上などに効果があるとされてきました。

そのひとつがねばり成分のムチン。免疫力アップやたんぱく質の吸収を助け疲労回復効果があり、また血糖値の上昇を抑えたりコレステロールをコントロールするなどの作用もあります。またでんぷん分解酵素であるアミラーゼを含んでいるので、消化を促進し栄養の吸収率を高めます。

ちなみに、じねんじょは日本が原産のいもで、60cm〜1mもの長さになります。国内に広く自生していますが、現在は栽培されたものが多く出回っているようです。むかごはじねんじょにつく実です。

茶・黒の野菜

しめじ【占地】

しめじに豊富な成分が免疫力をアップさせる

旬の時期：秋

保存方法

風味が抜けるので早めに食べる

袋やパックに入ったものはそのまま冷蔵庫で保存できるが、風味は損なわれるので早めに食べよう。水分に弱いので洗わないように。塩を加えたお湯にくぐらせたものを冷凍で保存してもよい。

色とファイトケミカルのパワー

β-グルカン

- ●免疫力アップ
- ●抗がん作用
- ●コレステロールのコントロール

しめじに含まれるβ-グルカンは免疫力を高める効果があり、風邪予防やがんの予防などに役立つ。

調理と食べ合わせのコツ

グラタンやシチューの具材に

ビタミンDの効力を生かすため、カルシウムを多く含む食品との組み合わせを工夫したい。クリーミーなグラタンやシチューは、しめじの旨味と相性がよい。

主な栄養成分

ビタミンB_2	0.28mg (1.2mg)
ビタミンB_6	0.19mg (1.2mg)
ビタミンD	0.6μg (5.5μg)
カリウム	310mg (2000mg)
食物繊維	1.9g (18g)
糖質	0.9g

食べかたのヒント

肉料理と好相性

しめじはクセが少なく、風味もよい。煮物や汁物、炒め物など幅広く利用できる。水溶性のビタミンを摂るなら、煮汁も食べられる料理がおすすめ。

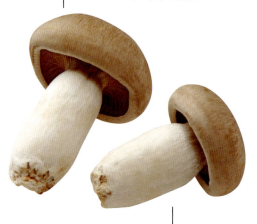

- かさが開きすぎておらず、小ぶりでしまっているものを選ぶ
- 軸は固めで、しなびていないものを

本来、ほんしめじは広葉樹やアカマツの混交林に自生する野生種のことで、市販品の主流を占める「ぶなしめじ」とは別品種です。また、スーパーなどで「しめじ」の名前で売られているもののほとんどは、ひらたけの一種である「しろたもぎたけ」の栽培種。天然ものは年々少なくなり、その野趣あふれる味わいを楽しめなくなっているのが現状です。

栄養面では、β-グルカンという成分が豊富で、免疫力を高める効果があります。風邪予防によいほか、がんの予防・抑制も期待されている成分です。また、β-グルカンにはコレステロール値を調整する働きもあります。

そのほか、カルシウムの吸収を助けるビタミンDも豊富。カルシウムは元々吸収率が高くないので、積極的に食べるとよいでしょう。

じゃがいも

実はダイエットにも効く
別名「畑のりんご」

旬の時期：夏

保存方法

りんごと一緒に保存するとよい

保存は紙袋や段ボールなどに入れ、冷暗所に置いておく。長期保存する場合は、りんごを一緒に入れると、りんごから発生するエチレンガスが有害成分のソラニンを含む発芽を抑えてくれる。

調理と食べ合わせのコツ

**淡白な味なので
どんな食材とも合う**

味が淡白で、どんな素材とも合う野菜。含有されるビタミンCには鉄の吸収を助ける働きがあるため、レバーソテーの付け合わせや、ひじきと炊き合わせるのがおすすめ。

主な栄養成分

炭水化物	17.6g
ビタミンB_6	0.18mg（1.2mg）
ビタミンC	35mg（100mg）
ナイアシン	1.3mg（12mg）
カリウム	410mg（2000mg）
糖質	16.3g

食べかたのヒント

蒸すと（100g中）

炭水化物	19.7g
ビタミンB_6	0.18mg
ビタミンC	15mg
ナイアシン	0.8mg
カリウム	330mg
糖質	17.9g

色とファイトケミカルのパワー

クロロゲン酸
（ポリフェノール）

- 抗酸化作用
- コレステロールのコントロール
- 老化防止

クロロゲン酸は、抗酸化作用により老化防止効果がある。また、コレステロール値を調整する働きも。

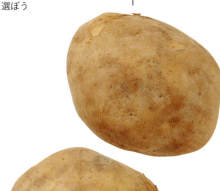

皮が青緑色に変色していないものを選ぼう

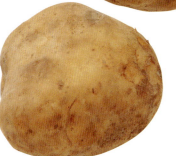

表面に張りがあり、シワが無いもの

じゃがいもは加熱してもビタミンCを損失しにくいのが特徴。ビタミンCはコラーゲンの合成に必要な栄養素なので、美肌効果も見込まれます。また、皮に含まれるクロロゲン酸には血糖値を抑える効果があります。そのほか、老化防止にも有用です。ただし、青い皮や発芽部分にはソラニンという有害物質があるため、取り除きましょう。

炭水化物のでんぷんが主成分ですが、いも類では糖分やカロリーが少なくても満腹感を得やすいため、実はダイエットに適した野菜でもあります。豊富なカリウムには、体内のナトリウムとバランスをとって、血圧を安定させ、むくみを改善するなどの働きがあります。その栄養価値の高さからフランスでは、「畑のりんご」の呼び名で親しまれています。

茶・黒の野菜

ずいき【芋茎】

旬の時期：夏

たっぷりの食物繊維が便秘の改善などに有効

保存方法

冷蔵庫での保存は傷みやすいのでさける

保存は、新聞紙などに包み、日の当たらない風通しのよい場所に。乾燥や低温に弱いため、冷蔵庫での保存は禁物。アク抜きなどの下ごしらえをしたものを、冷凍保存することもできる。

色とファイトケミカルのパワー

不溶性食物繊維
- 整腸作用
- 便秘の改善
- 生活習慣病予防

腸内環境を整え、便秘の改善に効果的。また余分なコレステロールなどの排泄を促し、生活習慣病を予防する。

調理と食べ合わせのコツ

煮汁に流れ出た栄養も摂取したい

生のずいきは強いアクをもつため、調理前にアク抜きが必要。皮をむいて食べやすい大きさに切り、30分ほど塩水にさらし、酢少々を加えた湯でさっとゆがこう。

主な栄養成分

ビタミンK	9μg (150μg)
亜鉛	1mg (8mg)
カリウム	390mg (2000mg)
マンガン	2.24mg (3.5mg)
食物繊維	1.6g (18g)
糖質	2.5g

※生のずいきのもの

食べかたのヒント

ゆでると(100g中)

ビタミンK	14μg
亜鉛	0.9mg
カリウム	76mg
マンガン	1.69mg
食物繊維	2.1g
糖質	1.0g

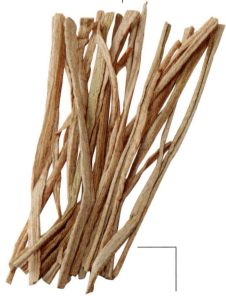

生のものは泥付きのほうが鮮度が長持ちしやすい

緑色に変色しているものはアクが強いので避けよう

さといもの一品種の葉柄を食用にするもので、乾燥品の「いもがら」をもどして使う食べ方が一般的です。夏から秋にかけては、ずいきの専用種である「はすいも」をはじめとした生鮮品も出回り、酢漬けや酢みそ和えなどで味わいます。

不溶性食物繊維が比較的多く含まれ、腸の蠕動作用を促進させます。それによって便の排泄を促して腸内環境を改善し、便秘の改善などに役立ちます。またコレステロールなどの物質を排泄して調整し、生活習慣病を予防します。

そのほか、カリウム、カルシウム、マンガン、亜鉛などのミネラル類を多く含んでいるのも特徴です。マンガンは、糖質や脂質の代謝にかかわる酵素の成分になるほか、骨の形成を促す作用があります。

たけのこ【筍】

脳が活性化することで老化防止に効果的

旬の時期：春

色とファイトケミカルのパワー

チロシン
- ●新陳代謝を促進
- ●脳の活性化
- ●老化防止

白い粒の成分。新陳代謝(たいしゃ)を高める作用をもつ。神経伝達物質の原料となり、集中力を高める働きが期待できる。

保存方法

苦みの出ないうちにすぐゆでてアク抜きを

鮮度が落ちると甘味が減り、渋味が出てくるため、すぐにゆでてアク抜きを。水に浸けたまま冷蔵庫に入れれば1週間はもつが、なるべく早く使いきりたい。なお漬けている水は毎日しよう。

調理と食べ合わせのコツ

穂先から根本まで部分に合った調理を

穂先や姫皮(ひめかわ)は和え物や薄味の若竹煮(わかたけに)や吸い物に。中間はもっとも調理法が多い部分で、炊(た)き込みご飯や天ぷらにできる。根元の固い部分は細切りにして、煮物や炒め物に。

主な栄養成分

ビタミンB6	0.13mg	(1.2mg)
ビタミンE	0.7mg	(6.0mg)
カリウム	520mg	(2000mg)
マンガン	0.68mg	(3.5mg)
食物繊維	2.8g	(18g)
糖質	1.5g	

食べかたのヒント

ゆでると(100g中)

ビタミンB6	0.06mg
ビタミンE	1.0mg
カリウム	470mg
マンガン	0.55mg
食物繊維	3.3g
糖質	2.2g

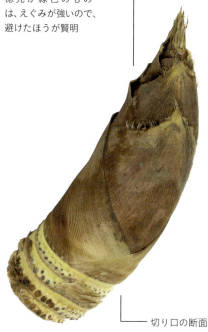

穂先が緑色のものは、えぐみが強いので、避けたほうが賢明

切り口の断面が白く、頭の部分が黄色がかってしまっているものが新鮮

旬を感じる代表的な春の野菜。生のたけのこが出回るのは、3月末頃から5月初旬にかけての、ごく限られた時期。主に孟宗竹(もうそうちく)の地下茎から伸びた幼い茎の部分を食用とするもので、「朝掘り」と呼ばれる新鮮で掘りたてのたけのこは生食もできます。

たけのこをゆでたときに出てくる白い粒はチロシンという成分。やる気を高めるドーパミンや、皮膚や髪の黒色色素であるメラニンなどの原料に体内で変換され、老化防止に役立ちます。

さらに、アスパラガスと同様に旨味成分のアスパラギン酸を多く含んでおり、これが体の代謝(たいしゃ)を高め、疲労回復やスタミナ増強に効果をもつと言われています。

ビタミン類は少なめですが、カリウムやマンガンなどのミネラル、食物繊維の供給源となります。

茶・黒の野菜

たけのこいも

さといもの一種で ファイトケミカルはぬめり成分

旬の時期：秋

色とファイトケミカルのパワー

ガラクタン（食物繊維）
- ●整腸作用
- ●コレステロールのコントロール
- ●生活習慣病予防

特有のぬめりはガラクタンとムチンによるもの。食物繊維の一種で、血糖値やコレステロール値を調整する。

保存方法

寒さの厳しい時期は段ボールに入れる

長く貯蔵する場合は土がついたまま新聞紙に包み、冷暗所で保存。湿り気がある場合は、天日で少し乾燥させてから保存するとよい。また寒さに弱いので、冬場は段ボールに入れるとよい。

調理と食べ合わせのコツ

ぬめりが少なく煮崩れしにくい

さといもに比べるとぬめりが少なく調理しやすい。いものでんぷんは加熱すると糊化して消化しやすくなる。また煮崩れしにくいので、煮物などに。

主な栄養成分

炭水化物	23.5g
脂質	0.4g
ビタミンB6	0.21mg (1.2mg)
葉酸	41μg (240μg)
カリウム	520mg (2000mg)
糖質	20.7g

食べかたのヒント

水煮にすると（100g中）

炭水化物	21.8g
脂質	0.4g
ビタミンB6	0.14mg
葉酸	39μg
カリウム	410mg
糖質	19.4g

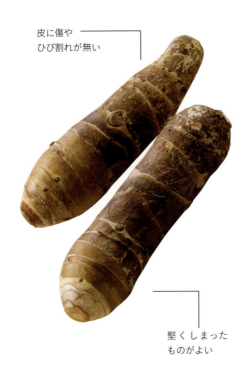

- 皮に傷やひび割れが無い
- 堅くしまったものがよい

たけのこいもは「京芋」とも呼ばれるさといもの一種です。さといもは、親いものまわりを囲むように子いもや孫いもができますが、たけのこいもは子いもはつけず親いもが肥大して大きくなる品種で、これを食用にします。

ぬめり成分はガラクタンやムチン。ガラクタンは動脈硬化を防いだり、コレステロール値を整える効果があると言われます。ムチンは肝臓や腎臓の機能を助けたり、胃腸の働きを活発にします。

主成分はでんぷんです。たんぱく質、ビタミンB群、ビタミンCなどを含み、食物繊維も豊富です。ほかのいも類と同様にカリウムが多いので、過剰に摂取したナトリウムを排出する効果が期待できます。またカリウムは、筋肉の収縮や弛緩の働きを正常に保つための重要な栄養素のひとつです。

たまねぎ【玉葱】

旬の時期：春

多くのファイトケミカルを含む予防医学の注目の的

たまねぎは、予防医学の観点から特に注目を浴びている野菜です。ポリフェノールの一種のケルセチンという成分には抗酸化作用があり、コレステロールをコントロールする働きのほか、動脈硬化の予防や抗がん作用なども期待されています。

ほかには、鼻や目にツンとした刺激を与える香味成分の硫化アリルも要注目。その一種のアリシンが体内でビタミンB_1と結合しアリチアミンになると、吸収が高まります。ビタミンB_1は代謝や神経機能の働きを正常に保つ役割をもつので、不足すると疲労が溜まり、食欲不振やイライラの原因に。また、硫化アリルには胃の働きを活発にする作用があります。民間療法では、古くから抗菌鎮静作用をもつ薬草として、広く利用されてきた歴史があります。

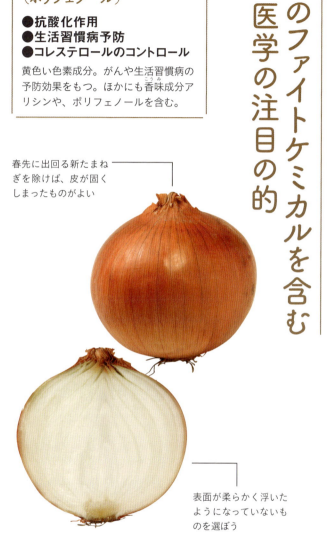

春先に出回る新たまねぎを除けば、皮が固くしまったものがよい

表面が柔らかく浮いたようになっていないものを選ぼう

保存方法

常温保存の場合はネットに入れて吊るす

芽が出ているものや、ひげ根が長く伸びているものは避けたい。湿気に弱いので、ネットなどに入れて風通しのよい場所に吊るして保存しよう。野菜室に入れるならポリ袋で包むように。

調理と食べ合わせのコツ

切った後はしばらく放置して薬効アップ

切ったり刻んだりした後、空気に触れさせるにつれて薬効成分が増加するので、加熱調理する場合は切ってから、しばらく時間を置いてから使うのもよい。

主な栄養成分

ビタミンB_6	0.16mg (1.2mg)
ビタミンC	8mg (100mg)
カリウム	150mg (2000mg)
リン	33mg (800mg)
食物繊維	1.6g (18g)
糖質	7.2g

食べかたのヒント

水にさらすと (100g中)

ビタミンB_6	0.09mg
ビタミンC	5mg
カリウム	88mg
リン	20mg
食物繊維	1.5g
糖質	4.6g

色とファイトケミカルのパワー

ケルセチン（ポリフェノール）

- 抗酸化作用
- 生活習慣病予防
- コレステロールのコントロール

黄色い色素成分。がんや生活習慣病の予防効果をもつ。ほかにも香味成分アリシンや、ポリフェノールを含む。

茶・黒の野菜

つくし【土筆】

山野に行けば自生している風味豊かな野菜

旬の時期：春

色とファイトケミカルのパワー

ツクシフラボノイド（ポリフェノール）

- ●抗酸化作用
- ●抗がん作用
- ●老化防止

光合成で作られるフラボノイド系ポリフェノールの一種。がんや生活習慣病予防、老化防止などが期待される。

保存方法

食べるまでは水に浸け置きしよう

長さ10cmくらいまでのサイズで、かさがしっかりと閉じており、胞子が付いていないものを選びたい。基本的に日持ちはせず、使うまで水に浸けておくとよい。佃煮であれば冷凍保存も可能。

調理と食べ合わせのコツ

アク抜きを怠るとえぐみが残る

茎は「はかま」と呼ばれる固い部分を落として、頭をつけたままさっとゆでて水にさらし、アクを抜く。おひたしや卵とじなど、シンプルな料理に向いている。

主な栄養成分

- ビタミンA …… 88μg（700μg）
- ビタミンC …… 33mg（100mg）
- ビタミンE …… 4.9mg（6.0mg）
- カリウム …… 640mg（2000mg）
- 食物繊維 …… 8.1g（18g）
- 糖質 …… 0g

食べかたのヒント

ゆでると（100g中）

- ビタミンA …… 96μg
- ビタミンC …… 15mg
- ビタミンE …… 3.6mg
- カリウム …… 340mg
- 食物繊維 …… 6.7g
- 糖質 …… 0g

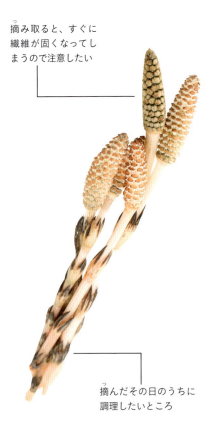

摘み取ると、すぐに繊維が固くなってしまうので注意したい

摘んだその日のうちに調理したいところ

古くから親しまれてきた春の摘み草で、正しくは「スギナ」の胞子茎。山野に行けば自生しているのをよく見かける野菜で、頭部と茎の部分を食用にします。手に入りにくい食材ですが、独特の風味が季節を楽しませてくれ、見た目からは想像もつかないほど多種類の栄養素を含みます。

ポリフェノールの一種ツクシフラボノイドは、抗酸化作用をもつファイトケミカル。がんや生活習慣病などの予防によいと言われています。また、抗アレルギー作用もあり、花粉症を予防する効果も期待されています。

また、ビタミンEも含まれ、Aの効力と併せて、老化抑制や生活習慣病予防に高い効果を期待できます。含まれるβ–カロテンは体内でビタミンAに変換され、免疫力の向上などに作用します。

とんぶり

血糖値コントロールに効果的な「畑のキャビア」

旬の時期：秋

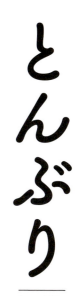

色とファイトケミカルのパワー

サポニン
- 抗酸化作用
- 血糖値のコントロール
- 悪酔い防止

えぐみや苦味の成分。血糖値をコントロールする働きをもつ。アルコールの吸収を抑え、悪酔いを防ぐ効果も。

保存方法

基本は冷蔵だが冷凍保存も可能

保存袋や密閉容器に移し替えて、冷蔵庫に入れておく。瓶詰めのものなど、開封前なら常温でも可。また、冷凍保存も可能で、いったん冷凍したものを使用するときは自然解凍して使う。

調理と食べ合わせのコツ

白米に乗せるだけでもおいしい

特産地の秋田では、やまいもや納豆、大根おろしなどと混ぜて酒の肴にするのがポピュラーな食べ方。精白米のご飯とも相性がよく、栄養素を補えるのでおすすめ。

主な栄養成分

ビタミンE	4.6mg (6.0mg)
ビタミンK	120μg (150μg)
カリウム	190mg (2000mg)
鉄	2.8mg (10.5mg)
食物繊維	7.1g (18g)
糖質	5.8g

食べかたのヒント

酒の肴にぴったり

最大の特徴はそのプチプチとした食感なので、それを生かした料理にするとよい。千切りにしたやまいもや大根と混ぜれば酒の肴にぴったり。

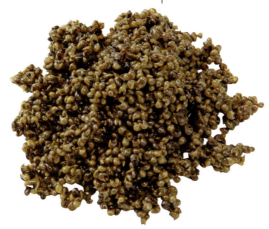

真空パックやびん詰めのものを選べば、開封前であれば常温保存が可能

秋田県北部の特産品として知られるとんぶりは、「ホウキギ」「ホウキグサ」などと呼ばれるアカザ科の野草の種を乾燥し、加熱してから果皮を取り除いたもの。プチプチと口のなかではじける食感がキャビアを思わせることから、「畑のキャビア」とも呼ばれます。

とんぶりに含まれるサポニンは血糖値の上昇を抑えるのに効果的です。高血圧の予防にも効果があり、またアルコールの吸収を抑えて悪酔いを防ぐ作用もあると言われています。

血圧を安定させるカリウムを比較的多く含むほか、血液中で酸素を運搬する鉄や、骨の形成を助けるビタミンKの含有量も多いです。また、β−カロテンの抗酸化作用により、がん予防や免疫力の向上といった効果も期待できます。

茶・黒の野菜

なめこ【滑子】

食物繊維の一種β-グルカンががん予防に効果的

旬の時期：秋

保存方法

日持ちしないので早めに使い切ろう

水分が多く日持ちしないので、冷蔵庫での保存は2日を限度に。さっと湯通しして冷凍保存もできるが、風味は落ちてしまう。調理で余った分はラップに包むか、密閉して冷蔵庫へ。

色とファイトケミカルのパワー

β-グルカン

- 免疫力アップ
- 抗がん作用
- コレステロールのコントロール

免疫力を高めることでがんを抑制する作用があり、β-グルカンを利用した抗がん剤も開発されているほど。

調理と食べ合わせのコツ

ぬめりは洗い流さない

ぬめりの部分に有効成分が多く含まれているので、洗わずに調理することがポイント。さっと湯通しする程度にとどめよう。雑炊、そば、鍋、めん類などによく使われる。

主な栄養成分

ビタミンB_2	0.12mg (1.2mg)
ナイアシン	5.1mg (12mg)
パントテン酸	1.25mg (5mg)
カリウム	230mg (2000mg)
食物繊維	3.3g (18g)
糖質	1.9g

食べかたのヒント

ゆでると(100g中)

ビタミンB_2	0.11mg
ナイアシン	4.7mg
パントテン酸	1.24mg
カリウム	210mg
食物繊維	2.7g
糖質	2.4g

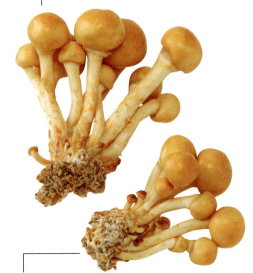

かさが小粒で大きさがそろい、表面のぬめりが強いものが上質

茎、かさともに肉厚で、ピンと立っているものを選ぶ

日本特産のきのこで、市販品のきのこ類の多くは、おがくず栽培によるものです。

きのこ類のなかでは、パントテン酸やナイアシンを比較的多く含むこともと特徴のひとつ。抗ストレス作用や美肌効果などの働きがあります。また、食物繊維の一種β-グルカンには免疫力の向上、がんの予防などの作用があります。特に抗がん作用については、β-グルカンを用いた抗がん剤も開発されており、今後ますます注目されるでしょう。

独特のぬめりは食物繊維のペクチンや、やまいも類やオクラにも含まれる糖たんぱく質のムチンによるもの。ムチンは食物繊維の一種で、高血圧や糖尿病など、生活習慣病の予防から便秘症の改善、二日酔いの解消まで、さまざまな効果をもつとされています。

ぶなしめじ

旬の時期：秋

風邪やインフルエンザを予防するきのこの代表格

色とファイトケミカルのパワー

β-グルカン
- 免疫力アップ
- 抗がん作用
- コレステロールのコントロール

ぶなしめじもほかのきのこと同様、β-グルカンが豊富。また、免疫力向上に役立つレクチンなども含む。

保存方法

水気に注意しつつ冷蔵庫で保存
袋やパックに入っているものは、そのまま冷蔵庫へ。水気がついていると傷みやすいので注意しよう。冷凍の場合は1カ月程度保存可能。使う際は自然解凍、もしくは凍ったまま炒めてもよい。

調理と食べ合わせのコツ

カルシウムを含む食材と合わせる
カルシウムの吸収を助けるビタミンDが含まれるので、小魚などカルシウムを多く含む食材と合わせるとよい。炊き込みご飯や汁物、おろし和えにも合う。

主な栄養成分

- ビタミンD ……… 0.6µg (5.5µg)
- ナイアシン ……… 6.6mg (12mg)
- カリウム ………… 380mg (2000mg)
- リン ……………… 100mg (800mg)
- 食物繊維 ………… 3.7g (18g)
- 糖質 ……………… 1.3g

食べかたのヒント

ゆでると(100g中)
- ビタミンD ……… 1.1µg
- ナイアシン ……… 5.2mg
- カリウム ………… 340mg
- リン ……………… 110mg
- 食物繊維 ………… 4.8g
- 糖質 ……………… 1.7g

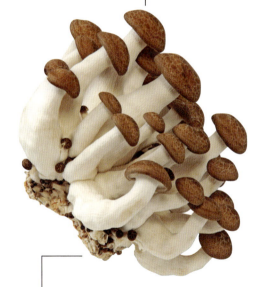

かさは小ぶりで開きすぎず、色が濃いものが新鮮

寄せ集めではなく、1株になっているものを選びたい

本来は、にれやぶなの倒木に自生しますが、現在では栽培種がもっぱらの主流で、しめじの仲間を代表するきのことなっています。

ぶなしめじに含まれるβ-グルカンには、がんの抑制以外にも免疫力の向上、生活習慣病の予防、動脈硬化の予防などさまざまな働きが期待されています。また、紫外線に当たることでビタミンDに変化するエルゴステロールも含まれています。カルシウムの吸収をサポートする役割があり、骨や歯の健康にも効果的です。

そのほか、きのこ類全般に豊富なビタミンB₁・B₂、ナイアシン、パントテン酸などのビタミンB群を含みます。ビタミンB群は三大栄養素の代謝を助ける働きをするため、体や神経の働きを正常に保ち、疲労回復に役立ちます。

茶・黒の野菜

ホースラディッシュ

辛味成分が食欲増進に効く薬味に欠かせない西洋わさび

旬の時期：周年

色とファイトケミカルのパワー

アリルイソチオシアネート
- 食欲増進
- 抗菌作用
- 血栓予防

アリルイソチオシアネートは辛味の素となる成分。食欲増進が期待できるほか、血栓予防などにも有効とされる。

保存方法

繊維が増えるので早めに使い切ろう

乾燥しないようポリ袋などに入れ、冷蔵庫で保存する。日が経つにつれて繊維が固くなってくるので、できるだけ早めに使うこと。すりおろしたものをラップに包めば、冷凍保存もできる。

調理と食べ合わせのコツ

すりおろすのは食べる直前に

すりおろしたそばから辛味も香りもとんでいくため、食べる直前におろすとよい。アリルイソチオシアネートは、すったり刻んだりすることで初めて薬効が現れる。

主な栄養成分

ビタミンB$_1$	0.1mg (1.1mg)
ビタミンB$_2$	0.1mg (1.2mg)
ビタミンC	73mg (100mg)
カリウム	510mg (2000mg)
カルシウム	110mg (650mg)
糖質	9.5g

食べかたのヒント

すりおろして薬味に

辛味成分はイソチオシアネート。ツンとくる辛さが食欲を増進するので薬味として使用する。しょうゆやみそなど、調味料とも相性がよい。

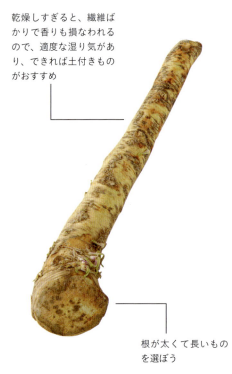

乾燥しすぎると、繊維ばかりで香りも損なわれるので、適度な湿り気があり、できれば土付きものがおすすめ

根が太くて長いものを選ぼう

西洋わさび、わさびだいこんとも呼ばれます。たんぱく質分解酵素をもち、すりおろしたものは、イギリスの名物料理であるローストビーフの薬味としておなじみです。

わさびより辛味は控えめですが、同じ辛味成分のアリルイソチオシアネートを含み、独特の香りとツンとくる辛さが胃液の分泌を促し、食欲を高めてくれます。また、アリルイソチオシアネートは健康に対する作用も非常に優秀な成分です。血栓予防や消化促進、高血圧予防にも有効とされており、また高い抗菌作用により食中毒を防ぐ効果も期待されています。

栄養素としては、抗酸化性の高いビタミンCのほか、三大栄養素の代謝に働くビタミンB$_1$・B$_2$・B$_6$、高血圧を予防するカリウムなどを含みます。

まいたけ

豊富な機能性成分が免疫機能を活性化させる

旬の時期：秋

数あるきのこのなかでも、しめじと並んで旨味の多いきのこです。多糖体のβ-グルカンをほかのきのこに比べて多く含むのが特徴。β-グルカンは食物繊維の一種で、抗がん作用があるとされています。免疫機能を正常に保つ作用に加え、腸の蠕動活動を活発にし、腸内をきれいに掃除する役割も果たすため、大腸がんをはじめとするがん、脂質異常症（高脂血症）などの予防効果でも注目されています。

たんぱく質、脂質、炭水化物の三大栄養素の代謝に不可欠なビタミンB_1・B_2の含有量は、きのこのなかではトップ。B_1は神経機能を正常に維持するのに欠かせず、B_2は皮膚や粘膜の健康維持に役立ちます。B_1・B_2以外のビタミンB群では、ナイアシンが炭水化物、脂質の代謝をサポートします。

保存方法

水分量が少なくやや日持ちする

保存はポリ袋に入れ、冷蔵庫の野菜室で。水分があまり多くないため、きのこのなかでは比較的日持ちがするほうだ。

調理と食べ合わせのコツ

食感を生かして炒め物にするのがよい

まいたけの特徴は、豊かな風味とシャキシャキした歯ざわり。β-グルカンは水溶性なので、汁の出ない炒め物や天ぷらなどに適する。手早く調理することがポイント。

主な栄養成分

ビタミンB_1	0.09mg（1.1mg）
ビタミンB_2	0.19mg（1.2mg）
ビタミンD	4.9μg（5.5μg）
ナイアシン	5.0mg（12mg）
カリウム	230mg（2000mg）
糖質	0.9g

食べかたのヒント

ゆでると（100g中）

ビタミンB_1	0.04mg
ビタミンB_2	0.07mg
ビタミンD	5.9μg
ナイアシン	1.8mg
カリウム	110mg
糖質	2.1g

色とファイトケミカルのパワー

β-グルカン

- 免疫力アップ
- 抗がん作用
- コレステロールのコントロール

まいたけのβ-グルカン含有量はきのこ類でも多く含まれる。免疫力を高めるサプリメントにも使われる。

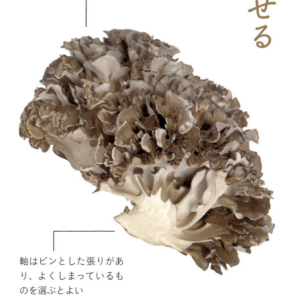

- かさが肉厚でしっかりしているもの
- 軸はピンとした張りがあり、よくしまっているものを選ぶとよい

茶・黒の野菜

まつたけ【松茸】

旬の時期：秋

芳醇な香りだけではなく抗がん作用にも注目

保存方法

風味を楽しむには早めに食べよう

保存するときは、水気をよく拭き取ってからキッチンペーパーに包みポリ袋に入れて冷蔵庫の野菜室に入れる。鮮度が落ちると香りがとんでしまうので、なるべく早く食べるようにしよう。

調理と食べ合わせのコツ

香りを生かすには加熱を控えめに

まつたけばかりは栄養効率よりも香りを楽しむことが第一。香りを生かすには加熱のしすぎは禁物。まつたけご飯にするときも、炊き上がる直前にまつたけを加える。

主な栄養成分

ビタミンB_1	0.1mg（1.1mg）
ビタミンB_2	0.1mg（1.2mg）
ナイアシン	8mg（12mg）
食物繊維	4.7g（18g）
糖質	3.5g

食べかたのヒント

状態に合わせて料理

かさの開ききっていないものはどびん蒸しに、開いたものは焼きものにするとよい。素焼きなら、手で裂いてしょうゆやすだちをかけて。

色とファイトケミカルのパワー

β-グルカン

- ●免疫力アップ
- ●抗がん作用
- ●コレステロールのコントロール

がん細胞に働きかけ、がんの増殖を抑える働きをもつ。また、香り成分マツタケオールがかぐわしく一番の特徴。

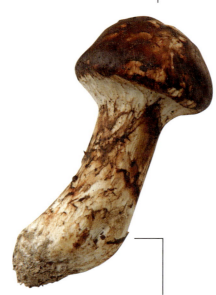

かさ・軸ともに汚れが少なく、かさが開ききっていないもの

軸の太さが均一で弾力のあるものが上等

香りまつたけ、味しめじのたとえどおり、芳醇な香気がまつたけの魅力です。その香りの主成分は、ケイ皮酸メチルやマツタケオールと呼ばれるもの。特有の香りで食欲を刺激し、消化酵素の分泌を促すとともに、がん予防にも有効に働くとされています。

まつたけもほかのきのこの例に漏れずβ-グルカンを含んでおり、免疫力の向上作用による風邪予防、がん予防といった効果が期待されています。芳醇な香りにばかり目がいきがちですが、こうした効能にも注目したいところです。

エネルギー代謝を助けるナイアシン、パントテン酸などのビタミン類は、いずれもほかのきのこに劣りません。高血圧予防に働くカリウム、カルシウムの吸収を高めるビタミンDの前駆体エルゴステロールなども含まれます。

むかご

懐石料理に多く使われ糖尿病の予防に効く

旬の時期：秋

色とファイトケミカルのパワー

水溶性食物繊維

- 整腸作用
- コレステロールのコントロール
- 生活習慣病予防

水溶性食物繊維はゼリー状の壁でコレステロールや糖を吸着して排泄し、糖尿病などの生活習慣病を予防する。

保存方法

湿度に気を付ければ比較的長持ちする

水分が少ないため、日持ちが比較的よい食材。適度な湿度を保てば、常温保存も可能。また、冷蔵庫の野菜室でも数週間は鮮度を保てる。

調理と食べ合わせのコツ

さまざまな調理方法が可能

ゆでたり、蒸したり、炒ったりするほか、生で刻んでもシャキシャキとした歯ざわりのよさが楽しめる。そのまま塩で食べるのが一般的だが、塩分の摂りすぎには注意。

主な栄養成分

ビタミンB₁	0.11mg (1.1mg)
パントテン酸	0.6mg (5mg)
カリウム	570mg (2000mg)
リン	64mg (800mg)
食物繊維	4.2g (18g)
糖質	16.4g

食べかたのヒント

加熱して食べよう

簡単においしく調理するなら、ゆでるか電子レンジで加熱、あるいは素揚げして塩をふるのがおすすめ。しっかりゆでればホクホクした食感に。

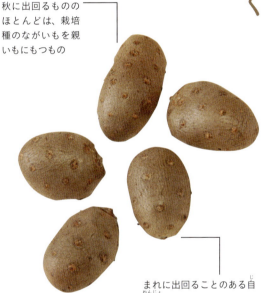

秋に出回るもののほとんどは、栽培種のながいもを親いもにもつもの

まれに出回ることのある自然薯のむかごは、皮が薄くてまるごと食べられ、風味も格段にまさる

丸くてつるりとした外見ですが、ヤマノイモ科に属するいもの一種で、ながいもや自然薯の葉の付け根にできる5〜10mm程度の小さな球芽を指します。やまいも類にしては粘り、水分が少なめで、さといもに近い食感。一般的に、塩ゆでにしたり、蒸してそのまま食べるほか、炊きこみご飯にも使われます。

三大栄養素の代謝に必要で、抗ストレス作用をもつパントテン酸や、血糖値の上昇を抑制する水溶性食物繊維なども比較的多く含んでいます。

また、むかごに含まれるミネラルの一種であるカリウムには、血圧を安定させる働きがあり、高血圧の改善に効果的です。また、利尿作用により体の水分バランスを整える役割ももちます。そのほか疲労回復効果も期待されています。

茶・黒の野菜

やまごぼう

食物繊維で便秘改善や糖尿病の予防にも

旬の時期：冬

色とファイトケミカルのパワー

食物繊維

- ●整腸作用（不溶性、水溶性）
- ●血糖値のコントロール（水溶性）
- ●生活習慣病予防（水溶性）

栄養成分は非常にごぼうと似ている。不溶性と水溶性の食物繊維を含み、便秘改善や生活習慣病予防に効果的。

保存方法

土がついたまま冷暗所で保存

やまごぼう（もりあざみ）は土がついたままの状態のほうが鮮度を保つことができる。洗わずにキッチンペーパーなどに包んで、冷暗所に保存するとよい。洗ったあとはなるべく早く食べよう。

調理と食べ合わせのコツ

好みのたれに漬けて箸休めの一品に

生のやまごぼうは、よく洗いさっとゆで、好みのたれなどに漬ければ箸休めの一品に。カリウムを含むにんじんなどを合わせると、塩分の摂り過ぎを予防しやすい。

主な栄養成分

食物繊維	7.0g（18g）
カリウム	200mg（2000mg）
マグネシウム	24mg（290mg）
リン	49mg（800mg）
マンガン	0.28mg（3.5mg）
糖質	8.6g

※みそ漬けの数値

注意

名前が似ているだけ

ヨウシュヤマゴボウというよく似た名前の植物があるが、やまごぼうとは無関係。根などはごぼうに似ているが、有毒なので食べられない。

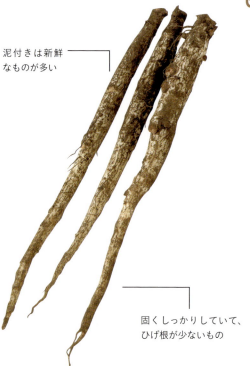

泥付きは新鮮なものが多い

固くしっかりしていて、ひげ根が少ないもの

一般にやまごぼうの名前で知られているのは、本州中南部の山野に自生するキク科のもりあざみ。「ごぼうあざみ」「きくごぼう」とも呼ばれ、利用されているものの大半は栽培品です。

成分はごぼうとよく似ており、不溶性と水溶性の食物繊維の両方を含みます。不溶性食物繊維は便秘解消に効果的。また水溶性食物繊維は血糖値やコレステロール値をコントロールし、糖尿病などの生活習慣病を予防します。

食物繊維が多く、ごぼうと同じようによく噛みごたえがあります。よく噛むことで食欲を増進したり、だ液がたくさん出るので消化を助けるなどの効果も期待できます。

ちなみに、山地に自生するヤマゴボウ科のヤマゴボウという植物は別種で、こちらの根は有毒なので食用にしません。

レンズ豆

旬の時期：周年

整腸作用のある食物繊維をはじめ豊富な栄養素を含む

西アジアから地中海沿岸地域が原産地。「レンズ豆」という呼称は、凸型の実のかたちがカメラなどのレンズに似ているため。豆の色は緑色や緑がかった褐色のものが一般的。オレンジ色のレンズ豆は皮をむいた状態のものです。

含まれる不溶性食物繊維は腸内環境を改善し、便秘を解消。大腸がん予防にも期待できます。生活習慣病を予防する水溶性食物繊維も含みますが、不溶性食物繊維のほうが多く含まれます。主成分は炭水化物で、その一部のでんぷんが体内で分解されると、脳、神経系、赤血球、筋肉などのエネルギー源であるブドウ糖に変わります。また、レンズ豆には炭水化物にたんぱく質、脂質を加えた三大栄養素や、それらの代謝に重要な役割を果たすビタミンB群をはじめ各種の栄養成分が含まれます。

色とファイトケミカルのパワー

食物繊維

- 整腸作用
- 便秘解消
- 大腸がん予防

不溶性と水溶性、両方の食物繊維を含むが、不溶性食物繊維のほうが多い。腸内環境を改善し、便秘解消に効果的。

保存方法

高温・多湿を避け冷暗所で保存

レンズ豆は高温と湿度に弱く、常温保存には向いていない。そのため、冷暗所で保存するとよい。また袋入りのものを購入した場合、開封後は密閉容器に移し替え、早めに食べきるとよい。

調理と食べ合わせのコツ

スープやカレーに使われることが多い

スープや煮込み料理、カレーなどに使われることが多い。2〜3時間ほど水に浸してから使用するが、圧力鍋を使う煮込み料理なら、浸さずにそのまま使ってもよい。

主な栄養成分

たんぱく質	23.2g (50g)
ビタミンB_1	0.52mg (1.1mg)
ビタミンB_2	0.17mg (1.2mg)
カリウム	1000mg (2000mg)
食物繊維	16.7mg (18mg)
糖質	44.0g

食べかたのヒント

煮込み料理で食べよう

ソーセージやトマトなどと一緒に煮込んでもおいしい。脂質が少ないので、ダイエット中にもおすすめしたい。

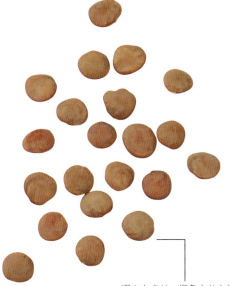

乾燥品と缶入りタイプとがあるが、乾燥品のほうが風味がよく、経済的

選ぶときは、褐色よりも緑色、または緑色がかっていて、表面に艶のあるものを

Koo HJ, Sung YY, Kim HK. (2013) "Inhibitory effects of Akebia quinata ethanol extract on TNF-α-mediated vascular inflammation in human aortic smooth muscle cells." Mol Med Rep. 2013 Feb;7(2):379-83.

Costa A, Lindmark L, Arruda LH, Assumpcao EC, Ota FS, Pereira Mde O, Langen SS. (2012) "Clinical, biometric and ultrasound assessment of the effects of daily use of a nutraceutical composed of lycopene, acerola extract, grape seed extract and Biomarine Complex in photoaged human skin." An Bras Dermatol.2012 Jan-Feb;87(1):52-61.
・Uchida E, Kondo Y, Amano A, Aizawa S, Hanamura T, Aoki H, Nagamine K, Koizumi T, Maruyama N, Ishigami A. (2011) "Absorption and excretion of ascorbic acid alone and in acerola (Malpighia emarginata) juice:comparison in healthy Japanese subjects." Biol Pharm Bull.2011;34(11):1744-7.
・Davis CC, Anderson WR. (2010) "A complete generic phylogeny of Malpighiaceae inferred from nucleotide sequence data and morphology." Am J Bot. 2010 Dec;97(12):2031-48.

・Panchal SK, Poudyal H, Arumugam TV, Brown L. (2011) "Rutin attenuates metabolic changes, nonalcoholic steatohepatitis, and cardiovascular remodeling in high-carbohydrate, high-fat diet-fed rats." J Nutr. 2011 Jun;141(6):1062-9. Epub 2011 Apr 20.
・Fernandes AA, Novelli EL, Okoshi K, Okoshi MP, Di Muzio BP, Guimarães JF, Fernandes Junior A. (2010) "Influence of rutin treatment on biochemical alterations in experimental diabetes." Biomed Pharmacother. 2010 Mar;64(3):214-9. Epub 2009 Oct 27.
・Javed H, Khan MM, Ahmad A, Vaibhav K, Ahmad ME, Khan A, Ashafaq M, Islam F, Siddiqui MS, Safhi MM, Islam F. (2012) "Rutin prevents cognitive impairments by ameliorating oxidative stress and neuroinflammation in rat model of sporadic dementia of Alzheimer type." Neuroscience. 2012 May 17;210:340-52. Epub 2012 Mar 6.

・Hansen AS, Marckmann P, Dragsted LO, Finné Nielsen IL, Nielsen SE, Grønbaek M. 2005 "Effect of red wine and red grape extract on blood lipids, haemostatic factors, and other risk factors for cardiovascular disease." Eur J Clin Nutr. 2005 Mar;59(3):449-55.
・Sivaprakasapillai B, Edirisinghe I, Randolph J, Steinberg F, Kappagoda T. 2009 "Effect of grape seed extract on blood pressure in subjects with the metabolic syndrome." Metabolism. 2009 Dec;58(12):1743-6.

・Igarashi K. (2006) "Physiological functions of polyamines and regulation of polyamine content in cells" Yakugaku Zasshi. 2006 Jul;126(7):455-71.
・Nadège Minois, Didac Carmona-Gutierrez, Frank Madeo (2011) "Polyamines in aging and disease" Aging (Albany NY). 2011 August; 3(8): 716–732.
・de la Peña NC, Sosa-Melgarejo JA, Ramos RR, Méndez JD. (2000) "Inhibition of platelet aggregation by putrescine, spermidine, and spermine in hypercholesterolemic rabbits." Arch Med Res. 2000 Nov-Dec;31(6):546-50.

・Wan CW, Wong CN, Pin WK, Wong MH, Kwok CY, Chan RY, Yu PH, Chan SW. 2012 "Chlorogenic Acid Exhibits Cholesterol Lowering and Fatty Liver Attenuating Properties by Up-regulating the Gene Expression of PPAR-α in Hypercholesterolemic Rats Induced with a High-Cholesterol Diet." Phytother Res. 2012 Jun 6. doi: 10.1002/ptr.4751.
・Shi H, Dong L, Jiang J, Zhao J, Zhao G, Dang X, Lu X, Jia M. 2012 "Chlorogenic acid reduces liver inflammation and fibrosis through inhibition of toll-like receptor 4 signaling pathway." Toxicology. 2012 Nov 9. pii: S0300-483X(12)00381-2.
・Ong KW, Hsu A, Tan BK. 2012 "Chlorogenic acid stimulates glucose transport in skeletal muscle via AMPK activation: a contributor to the beneficial effects of coffee on diabetes." PLoS One. 2012;7(3):e32718. Epub 2012 Mar 7.
・Pari L, Karthikesan K, Menon VP. 2010 "Comparative and combined effect of chlorogenic acid and tetrahydrocurcumin on antioxidant disparities in chemical induced experimental diabetes." Mol Cell Biochem. 2010 Aug;341(1-2):109-17.

・Wan CW, Wong CN, Pin WK, Wong MH, Kwok CY, Chan RY, Yu PH, Chan SW. 2012 "Chlorogenic Acid Exhibits Cholesterol Lowering and Fatty Liver Attenuating Properties by Up-regulating the Gene Expression of PPAR-α in Hypercholesterolemic Rats Induced with a High-Cholesterol Diet." Phytother Res. 2012 Jun 6. doi: 10.1002/ptr.4751.
・Shi H, Dong L, Jiang J, Zhao J, Zhao G, Dang X, Lu X, Jia M. 2012 "Chlorogenic acid reduces liver inflammation and fibrosis through inhibition of toll-like receptor 4 signaling pathway." Toxicology. 2012 Nov 9. pii: S0300-483X(12)00381-2.
・Ong KW, Hsu A, Tan BK. 2012 "Chlorogenic acid stimulates glucose transport in skeletal muscle via AMPK activation: a contributor to the beneficial effects of coffee on diabetes." PLoS One. 2012;7(3):e32718. Epub 2012 Mar 7.
・Pari L, Karthikesan K, Menon VP. 2010 "Comparative and combined effect of chlorogenic acid and tetrahydrocurcumin on antioxidant disparities in chemical induced experimental diabetes." Mol Cell Biochem. 2010 Aug;341(1-2):109-17.

参考文献

「野菜作型別 生育ステージ総覧」農林水産省統計情報部編／(財)農林統計協会、1992
「野菜の科学」高宮和彦編／朝倉書店、1993
「食材図典」／小学館、1995
「ビタミンの事典」日本ビタミン学会編／朝倉書店、1996
「野菜の色には理由がある―緑黄色野菜＆トマトの効用」石黒幸雄・坂本 秀樹著／毎日新聞社、1996
「続・野菜の色には理由がある―トマト＆緑黄食野菜の効用」
石黒幸雄・坂本 秀樹・稲熊 隆博著／毎日新聞社、1999
「食の医学館」本多京子／小学館、2002
「食の医学館―体に効く食品を全網羅」本多京子／小学館、2002
「ひえ、あわ、きびの精白によるミネラル及びポリフェノール含量の変動」／
国立研究開発法人 農業・食品産業技術総合研究機構、2002
「ブルーベリー百科Q&A」、日本ブルーベリー協会編／創森社、2002
「新版 食材図典 生鮮食材篇」、成瀬宇平監・武田正倫・飯塚宗夫・芦澤正和監修／小学館、2003
「フルーツ薬効学―がんからダイエットまで」、川鍋亮著／中央公論新社、2003
「ミネラルの事典」糸川嘉則編／朝倉書店、2003
「野菜のビタミンとミネラル」辻村卓編著／女子栄養大学出版部、2003
「あなたに必要な栄養成分と食べ物」、則岡孝子著／河出書房、2004
「イキイキ!食材図鑑」佐藤秀美監修／日本文芸社、2004
「最新・最強のサプリメント大事典」、原山建郎著、久郷晴彦監修／、2004
「四季の果物（旬の食材）」／講談社、2004
「栄養学レビュー第17巻第1号通巻第62号」木村修一編／
女子栄養大学出版部、2008
「春・夏の野菜（旬の食材）」／講談社、2004
「秋・冬の野菜（旬の食材）」／講談社、2004
「食品成分のはたらき」山田耕路編著／朝倉書店、2004
「栄養機能化学 第2版」栄養機能化学研究会編／朝倉書店、2005
「食材健康大辞典」五明紀春監修／時事通信出版局、2005
「食品薬学ハンドブック」北川勲・吉川雅之編／講談社、2005
「食品図鑑」芹澤正和ほか監／女子栄養大学出版部、2006
「ビタミン・ミネラルの安全性第2版」ジョン・ハズコック著／第一出版、2007
「健康・栄養食品事典 2008改訂新版―機能性食品・特定保健用食品」、
漢方医薬新聞編集部編／東洋医学舎、2008
「健康食品のすべて―ナチュラルメディシン・データベース」、田中平三著、門脇孝著／
同文書院、2008
「原色食品図鑑」、菅原龍幸編、井上四郎編／建帛社、2008
「花図鑑 野菜（草土 花図鑑シリーズ）」、芦沢正和著、内田正宏監修／星雲社、2008
「病気にならない魔法の7色野菜」、中村丁次監修／法研、2008
「ブルーベリー生産の基礎」、玉田孝人著／養賢堂、2008
「医療従事者のためのサプリメント・機能性食品事典」、吉川敏一著、岸田康史著／講談社、2009
「おいしく食べて健康に効く 目で見る食材便利ノート」、池上保子著・監修／永岡書店、2009
「完全図解版 食べ物栄養事典―この症状・病気に効くこの食品、この成分」、
中嶋洋子著・監修、阿部芳子監修、蒲原聖可監修／主婦の友社、2009
「もっとからだにおいしい野菜の便利帳」白鳥早奈英著・監修、板木利隆監修／高橋書店、2009
「カラダを元気にするハーブ＆野菜」林 真一郎・池田 明子著／日東書院本社、2010
「基礎栄養学」五明紀春ほか編、2010
「サプリメント事典」、日経ヘルス編／日経BP社、2011
「植物油の事典 ～料理に、美容に、植物油を自分で楽しむ～」、
山田豊文監修、青木 敦子監修、登石 麻恭子監修／毎日コミュニケーションズ、2011
「野菜まるごと大図鑑―知る!食べる!育てる」、荻野善之／主婦の友社、2011
「栄養の教科書 いちばん詳しくて、わかりやすい! すぐに暮らしに役立つ」、
中嶋洋子監修／新星出版社、2012
「データが語る おいしい野菜の健康力」及川 紀久雄・霜多 増雄・丹羽 真澄著／丸善出版、2012
「ベジブロスをはじめよう。タカコ・ナカムラ ホールフードスクール著、
白澤卓二監修／角川マガジンズ、2013
「Ⅱ 攻めの農林水産業 ～東北における先進事例」農林水産省、2013
「栄養の基本がわかる図解事典」、中村丁次監修／成美堂出版、2015
「日本食品標準成分表2015年度版（七訂）」
文部科学省 科学技術・学術審議会 資源調査分科会編／全国官報販売協同組合、2016
「栄養素の通になる」上西一弘著／女子栄養大学出版部、2016
「サプリメント健康バイブル」、桑原弘樹著／学研プラス、2016
「野菜とくだもののパワー ファイトケミカルスできれいになる本」、宮澤陽夫監修／祥伝社、2016

監修者略歴

吉田企世子［よしだきよこ］

日本女子大学大学院修了。農学博士（東京大学）。2005年、女子栄養大学定年退職。同大学名誉教授。専門は食品学、食品加工学。主な研究分野は、野菜・果実の品質に関するもの、野菜の栄養成分や、収穫後の品質変化など。主な著書・監修書は「おいしく健康をつくる あたらしい栄養学」（松田早苗共著・高橋書店）、「野菜の成分とその変動―土壌環境からのアプローチ」（学文社）など多数。

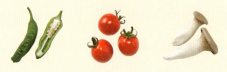

やせる! 若返る! 病を防ぐ!
色の野菜の栄養事典

2017年10月14日　初版第1刷発行
2017年11月１日　第2刷発行
監修：吉田企世子
発行者：澤井聖一
発行所：株式会社エクスナレッジ
　　　　〒106-0032　東京都港区六本木7-2-26
　　　　http://www.xknowledge.co.jp/
問合せ先
編集：Tel 03-3403-6796／Fax 03-3403-1345
　　　info@xknowledge.co.jp
販売：Tel 03-3403-1321／Fax 03-3403-1829

無断転載の禁止
本誌掲載記事（本文、図表、イラスト等）を当社および著作権者の承諾なしに無断で転載（翻訳、複写、データベースへの入力、インターネットでの掲載等）することを禁じます。

> 食品成分値は文部科学省科学技術・学術審議会資源調査分科会報告「日本食品標準成分表2015年版（七訂）」によるものです。食品成分値を複製又は転載する場合の相談窓口は、文部科学省科学技術・学術政策局政策課資源室（kagseis@mext.go.jp）です。